U0193713

内 容 简 介

本书主要从理论上综述近年来国内外有关冠状动脉心肌桥的学术成果。书中展示的病例是作者近4年来所搜集的约3 000例冠状动脉心肌桥病例中精选出的综合影像病例，本书作者主要来自上海健康医学院附属周浦医院的放射科和心内科医生，并有其他国内相关专家加盟撰写。全书内容以CTA、DSA、IVUS影像诊断学为主，涉及冠状动脉心肌桥的正常解剖、病理解剖、病理生理、发病机制、影像诊断、临床表现和治疗、预防和预后多方面的内容。

本书可供心内科、放射科、超声诊断科、心外科等多学科医生和相关课题研究生参考使用。

图书在版编目（CIP）数据

冠状动脉心肌桥：基础与临床影像诊断 / 袁明远，
李新明，王培军主编. — 北京：科学出版社，2018.6
　ISBN 978-7-03-057492-3

Ⅰ. ①冠… Ⅱ. ①袁… ②李… ③王… Ⅲ. ①冠状血
管－动脉疾病－影像诊断 Ⅳ. ①R543.304

中国版本图书馆CIP数据核字（2018）第094202号

责任编辑：闵　捷
责任印制：谭宏宇 / 封面设计：殷　靓

科 学 出 版 社 出版
北京东黄城根北街16号
邮政编码：100717
http: // www. sciencep. com
南京展望文化发展有限公司排版
当纳利（上海）信息技术有限公司印刷
科学出版社发行　各地新华书店经销
*
2018年6月第　一　版　开本：787×1092　1/16
2019年5月第三次印刷　印张：10 3/4　插页 10
字数：250 000
定价：158.00元
（如有印装质量问题，我社负责调换）

冠状动脉心肌桥：
基础与临床影像诊断

袁明远　李新明　王培军　主编

科学出版社

北京

《冠状动脉心肌桥：基础与临床影像诊断》
编 委 会

主 编

袁明远　李新明　王培军

副主编

宁忠平　张　湘　席　芊　马　瑛

编 委

（按姓氏笔画排序）

马　瑛　王　伟　王培军　方　明

宁忠平　刑忠莹　朱徐青　李　炜

李荣先　李新明　张　湘　张慧群

陈　琦　林　涛　庞茂华　袁明远

贾　雷　席　芊　崔　丽　鞠志国

序

  冠状动脉心肌桥，在临床上经常遇到，大多数肌桥无症状、无心肌缺血，部分无症状、有心肌缺血，部分有症状、有心肌缺血，后者可引起晕厥甚至猝死的严重症状，是急性冠状动脉综合征的病因之一，以往确认该病需要冠状动脉造影。笔者早年曾致力于这一领域的研究，并发现了一系列有价值的诊断学表现。尽管如此，冠状动脉心肌桥基础和临床仍有进一步研究的必要。与冠心病的静态狭窄不一样，肌桥的壁冠状动脉是动态狭窄，冠心病的FFR研究方法是否适合冠状动脉心肌桥的血流动力学研究仍然需要大量研究证明。β受体阻滞剂和钙通道阻滞剂的药物治疗仍然是治疗的中流砥柱。对于强化药物治疗无效患者可以考虑外科心肌松解术，常规治疗冠心病的支架来治疗肌桥仍有争议，是否可开发专用支架有待研究。更大规模和样本的随机临床研究有助于找到评价肌桥的最佳诊断和治疗方法。

  上海健康医学院附属周浦医院的放射科和心内科专家致力于较大样本肌桥的影像学与临床对照研究，其在研究过程中阅读和复习了大量的文献。《冠状动脉心肌桥：基础与临床影像诊断》即在此基础上形成。该书主要论述了心肌桥影像学方面的进展和观点，也综述了基础和临床方面的文献，是一本有一定参考价值的心肌桥专著。

  特此为序。

葛均波

教授

复旦大学附属中山医院心内科主任，博士生导师

中华医学会心血管分会主任委员

中国科学院院士

2018年4月5日

前　言

　　作为心血管影像研究领域的初期涉入者，我们并不具备编写此书的资格，但得到了诸多单位专家和同行的支持和鼓励，因此决定作一努力和尝试。冠状动脉心肌桥是冠状动脉疾病中的常见病、多发病，编者在2015年中标了心肌桥影像学系列研究的相关课题，在从事课题研究的4年间，寻找和阅读了大量的国内、外最新研究文献，近10年来国内、外心肌桥的专著很少，因此萌生了编撰一本心肌桥影像学为主专著的想法。

　　不论是冠心病还是心肌桥，其临床诊断在于如何早期准确发现或预判心肌缺血部位和程度，近2年随着后超高端CT机的临床应用，CT负荷心肌灌注技术开始应用于临床，有望成为新的可直接评价心肌缺血的无创、快速和可重复的诊断技术，这一技术在国际上也是刚刚起步，我们与合作单位一起，也处在应用和研究这方面的技术中。基于这一技术，心肌桥形态、临床表现和治疗选择等诸多问题我们也在进一步研究中。

　　在阅读文献的同时，编者收集和整理了本单位从2013年12月～2017年12月的有关心肌桥临床病案和影像资料。重点收集了症状性和孤立性的心肌桥病例，并在临床和影像学上与混合性和无症状性的心肌进行比较研究，在影像学上重点整理和研究CTA、DSA影像病例，结合部分合作单位的病例，形成了本书的基本内容。

　　编者认为本书不足之处有两方面，一方面是冠状动脉心肌桥的诸多临床问题还在研究中，有些论述不一定正确和全面，另一方面我们的部分影像设备检查病例不够典型，且部分病例缺乏，特别是有关基于DSA操作的IVUS、FFR、OCT的病例不全面。这些不足有待日后补充和完善，请阅读者批评和指正。

主编

2017年12月30日

目　录

第二篇　影像诊断

------ 123 ------

第一篇

基础与临床

第1章

正常冠状动脉解剖与影像解剖

一、正常冠状动脉解剖与生理

心脏的血液循环称冠状循环 (coronary circulation)，由冠状动脉、毛细血管及冠状静脉组成。其生理功能是供给心肌氧和营养物质，带走其代谢产物。每次心跳，心脏都要消耗能量，故心脏本身必须有充足的血液供应。虽然心脏只占体重的0.5%，而作为心脏血供唯一来源的冠状动脉的血流量却占心脏总输出量的5%[1]。

1. 冠状动脉的开口位置

正常冠状动脉分左、右两支，起于主动脉窦 (aortic sinuses 或 sinuses of valsalva)。主动脉窦的上界呈弧形隆起，称为主动脉嵴。主动脉在左、右窦有冠状动脉的开口，位于嵴下方者为窦内，位于嵴上方者为窦外。左、右冠状动脉开口绝大多数位于窦内，并且左冠状动脉开口稍高于右冠状动脉开口。营养心脏的动脉有左、右冠状动脉，均发自升主动脉起始部的主动脉窦。主动脉窦在主动脉内壁和主动脉瓣之间，共有三个，通常按其位置命名。在正常体位时，这三个窦一个在前方，两个在后方，分别称为前窦 (anterior sinus)、左后窦 (left posterior sinus) 和右后窦 (right posterior sinus)。例如，室间隔位于矢状方向时，则两个在前方，一个在后方，分别称为右窦 (right sinus)、左窦 (left sinus) 和后窦 (posterior sinus)。通常多采用后一种命名[2]。

冠状动脉开口部位一般位于主动脉窦，根据我国心脏统计资料：左冠状动脉开口于主动脉左窦的窦内者占92%，开口于窦外者为8%；右冠状动脉开口于主动脉右窦的窦内者占94%，开口于窦外者为6%。冠状动脉口在横向上的位置时，如果将主动脉窦分为左、中、右三等份作为标志，左冠状动脉开口于主动脉左窦的中1/3者占88%，开口于左1/3者占7%，开口于右1/3者占5%；右冠状动脉开口于主动脉右窦的中1/3者占90%，开口于右1/3者占10%，未见有开口于左1/3者。左冠状动脉口比右冠状动脉口高2～4 mm[3]。

2. 冠状动脉的分布类型

左、右冠状动脉在心脏胸肋面的分布范围变化不大，但在心脏膈面的分布范围因左、右冠状动脉的发育程度不同而出现较明显差异。根据CT显示，左、右冠状动脉在膈面分布区域的大小可分为3型[4]，见表1-1。

（1）左优势型：左冠状动脉较粗大，除发出分支供应左心室膈面外，分支还越过房室交点，供应右心室膈面的一部分或全部，包括后室间支和房室结动脉均发自左冠状动脉。此型约占28.7%，若左冠状动脉主干发生阻塞或前降支与旋支均同时受累，可发生广泛性左心室心肌梗死，且窦房结、房室结及左右束支均可被累及，发生严重的心律失常，预后往往不佳。

（2）均衡型：左、右心室的膈面各由本侧的冠状动脉供应，左、右冠状动脉的分布区互不越过房室交点。后室间支为左或右冠状动脉的末梢支，或同时来自左、右冠状动脉。此型约占5.6%。

（3）右优势型：右冠状动脉在心室膈面的分布范围较大，除右心室膈面外，还越过房室交点及后室间沟，分布于左心室膈面的一部分或全部。后室间支来自右冠状动脉。此型最多见，约占65.7%，故膈面心肌梗死多由右冠状动脉阻塞引起。

表1-1 文献报道的冠状动脉分布类型[4]

	正常心脏 （中国1 150例）	正常心脏 （英国1 000例）	室间隔缺损 （日本61例）	法洛四联症 （日本73例）
左优势型	28.7%	73%	63%	30.05%
右优势型	65.7%	17%	19.7%	67.2%
均衡型	5.6%	10%	16.4%	2.74%

3. 副冠状动脉

除左、右冠状动脉开口于主动脉窦外，有时还可有小的动脉直接起源于主动脉窦，称为副冠状动脉（accessory coronary artery），出现率约44%。副冠状动脉多数起源于右冠状动脉口附近的主动脉右窦，一般较细小，可分布于动脉圆锥附近，代替右圆锥支，也可分布于右心房前壁或右心室前壁代替右房前支或右室前支[6]。

4. 左冠状动脉及其分支

（1）左冠状动脉主干：绝大多数开口于主动脉左窦内的中1/3，开口距窦底约15 mm。左主干的长度在2～40 mm，变化较大。直径在距起点2 mm处为4.0～5.0 mm者占48%，5.1～6.0 mm者占29%，最粗可达7.5 mm。左冠状动脉主干通常与左冠状动脉窦形成45°夹角，发出后向左前下方走行于左心耳与肺动脉干之间，然后分为前室间支（前降支）或旋支（左旋支）。主干及其主要分支位于心包脏层下，较细小的分支传入心肌内，再逐级分支供应心肌细胞等组织。

（2）前室间支（anterior interventricular branch）：也称前降支（anterior descending branch），是左冠状动脉的直接延续，绕肺动脉左缘沿心脏的前室间沟下行，远侧绕过心尖切迹，大部分止于后室间沟的下 1/3，小部分止于中 1/3 或心尖切迹，末梢可与后室间支末梢吻合。前室间支起始部的直径为 3.0～5.0 mm，平均为 4.0 mm。有时前室间支左缘或右缘发出一支动脉，与前室间支主干平行下行，称副前室间支（accessory anterior interventricular branch）。前降支供应左心室前壁、前乳头肌、心尖、部分右心室前壁、室间隔的前 2/3 及心传导系的右束支和左束支的前半。如前室间支发生阻塞，可发生左心室前壁和室间隔前部心肌梗死，并可发生束支传导阻滞[7]。

前室间支的分支：

A. 对角支/斜角支（diagonal branch）：起于左冠状动脉主干末端前降支与左旋支之间的夹角内，向左下斜行，分布于左心室左前壁，对角支出现率约 43%，直径为 1.0～3.5 mm，平均为 2.2 mm。

B. 左室前支（left anterior ventricular branch）：以锐角起自前降支，分布于左心室胸肋面，可有 2～9 支，粗细不均。一般近侧分支直径大、分支长，远侧分支直径小、分支短，向左下行，分布于左心室前壁、左心室前乳头肌和心尖部。

C. 左圆锥支（left conus branch）：常自前降支的近端约平肺动脉口水平处起始，向右绕过动脉圆锥，分布于动脉圆锥，并与右冠状动脉的同名分支吻合形成 Vieussens 环。

D. 右室前支（right anterior ventricular branch）：多为较细小的分支，起自前降支的上、中 1/3，向右分布于右心室前壁近前室间沟的部分。

E. 前室间隔支（anterior septal branches）：起自前降支的深面，穿入室间隔内，分布于室间隔的前 2/3，可有 8～22 支，但大小、长短不一致。前、后隔支在室间隔内有丰富的吻合，是左、右冠状动脉吻合的重要途径[8]。

（3）左旋支（left circumflex branch）：是左冠状动脉的两大终末分支之一，沿左冠状沟向左行，绕心左缘至膈面，大多数止于心左缘与房室交点之间。起始部直径为 2.5～4.5 mm，平均为 3.5 mm。分布于左心房、左心室前壁的一小部分、左心室后壁的一部或大部，甚至可达左心室后乳头肌。根据其行径的变异可分为：①回旋支相对细小，仅供应左心室的钝缘，多见粗大的对角支直接起源于左主干时；②回旋支较粗大，且贯穿整个左房室沟，沿途分出心房支和钝缘支分别供应左心房和左心室，该类约占 10%；③回旋支发出多个钝缘支供应左心室游离壁。如旋支发生阻塞，常引起左心室侧壁或后壁心肌梗死[9]。

左旋支的分支：

A. 左室前支（left anterior ventricular branch）：有 1～3 支，通常较细小，多以锐角起于旋支，分布于左心室前壁的上部。

B. 钝缘支 (obtuse marginal branch)：也称左缘支 (left marginal branch)，是较恒定的分支，于心左缘处起于旋支，亦可于旋支起始后不远就发出，沿钝缘向下斜行至心尖，分布于钝缘及相邻的左心室壁。可有 1～3 支。

C. 左室后支 (posterior branch of left branch)：以 1 支多见，也可有 3 支。分布于左心室膈面的外侧部。

D. 窦房结支 (branch of sinuatrial node) 或窦房结动脉 (sinus node artery)：约 40% 的人窦房结支起于旋支的起始段。直径为 1～3 mm，平均为 1.5 mm。单独起始或与左房前支共干。起始后向上经左心耳内侧壁，再经左房前壁向右至上腔静脉口，可以顺时针、逆时针或分叉状包绕上腔静脉口[10]。

E. 心房支：是由旋支上缘发出的一些较细小的分支，可分为左房前支、左房中间支和左房后支，分别供应左房前壁、外侧壁和后壁。

F. 左房前支 (left anterior atrial branches)：起自左旋支的近段，分布到左房前壁及左心耳，多为 1～3 支，口径为 0.2～2 mm。约有 45% 的人左房前支可经升主动脉后方、左右心房前方到达上腔静脉根部成为窦房结动脉。左房中间支 (left intermedian atrial branches) 起自左旋支，出现并不恒定，偶尔可发育强大，远达上腔静脉口附近、成为窦房结动脉，当左房中间支缺如时，其分布区可被左房前支或左房旋支替代。左房后支起自左或右冠状动脉，多为 1 支，常被左房旋支替代[11]。

G. 左房旋支 (left atrial circumflex branch)：起于旋支近侧段，与旋支平行，向左后行于旋支的上方，分布于左房后壁。

5. 右冠状动脉及其分支

右冠状动脉绝大多数开口于主动脉右窦内、中 1/3 处，起点距窦底 15～20 mm，起始处口径为 3.0～5.0 mm，最粗可达 7.0 mm。右冠状动脉口径多较左冠状动脉口径小。右冠状动脉起始后行于右心耳与肺动脉干之间，再沿冠状沟右行，绕心锐缘至心脏膈面，一般在房室交点区或于该区的右侧分出两个终支：后降支和右旋支。右冠状动脉分布于右心房、右心室、室间隔的后 1/3（其中有房室束左脚的后支通过）及左心室后壁。若右冠状动脉发生阻塞，可发生后壁心肌梗死和房室传导阻滞。

右冠状动脉的主要分支：

（1）窦房结支 (branch of sinuatrial node)：约 60% 的人窦房结支起于右冠状动脉起始段 10～20 mm 以内，口径为 1.2～2.2 mm，靠近右心房前壁向内上行，直达上腔静脉口，并包绕上腔静脉口[12]。

（2）右圆锥支：又称圆锥动脉 (conus artery)、漏斗支 (infundibular branch)、脂肪垫动脉 (adipose artery)，分布于动脉圆锥前方，常为 1 支，并与左圆锥支吻合。其起点多有变化，可起自主动脉右前窦,则属于副冠状动脉,也可起自右室前支。

(3) **右室前支**:以 2～4 支多见,粗细不均,分支与主干约成直角,并略弓形向上继而向下弯向右心室,主要分布于右心室胸肋面。

(4) **锐缘支**(acute marginal branch):也称右缘支(right marginal branch),以 1 支多见,2 支较少,有时可缺如。其为右冠状动脉行经右心室锐缘处或锐缘前方的分支,分布到附近心室壁。

(5) **右室后支**:可有 1～4 支,细小,分布于右心室后壁。

(6) **后室间支**:亦称后降支(posterior descending branch),绝大多数起源于右冠状动脉,少数起于左旋支,于房室交点或其右侧起始后,沿后室间沟下行,多止于后室间沟下 1/3 或心尖区,可与前室间支的末梢吻合。多为 1 支,少数为 2 支。除分支滋养邻近的左、右心室外,还发出多支室间隔后支,穿入室间隔深部,滋养室间隔后 1/3,起始部直径为 0.35～0.50 mm。

(7) **右旋支**(right circumflex branch):为右冠状动脉的一个终支,起始后向左行越过房室交点,止于房室交点与左缘之间,可与左旋支吻合。

(8) **左室后支**(posterior branch of left ventricle):右冠状动脉的左室后支大多为右旋支的延续,向下分布于左心室后壁的右侧部分和后乳头肌。

(9) **房室结支**(branch of atrioventricular node):是左或右冠状动脉行经到房室交点区的分支,约 94% 起源于右冠状动脉,其余起自左冠状动脉,或有两支分别起于左、右冠状动脉,直径为 1.0～3.0 mm。右冠状动脉的右旋支经过房室交点时,常形成倒“U”形弯曲(心中静脉上端多经“U”形弯曲的凹面上行注入冠状窦,可利用心中静脉寻找“U”形弯曲),房室结支多起于弯曲的顶端,向深部进入 Koch 三角的深面,末端穿入房室结,滋养房室结和房室束的近侧段。房室结支起始处的动脉也可无“U”形弯曲,而呈平直状。冠状动脉为均衡型或左优势型者多无“U”形弯曲[13]。

(10) **右房支**:分为右房前支、右房中间支和右房后支,分布于右房壁。右房前支起自右冠状动脉的近侧端,分布到右房前壁及心耳,多为 1～3 支,口径 0.2～2 mm,可与窦房结支共干。右房中间支起于心脏锐缘附近的右冠状动脉,多为 1 支,口径 0.4～1.5 mm,沿右心房上行,分布到右心房外侧壁及后壁。右房后支多起自右冠状动脉,常为 1 支,口径在 1 mm 以内,分布到右房后壁。

6. 心壁内动脉

冠状动脉及其分支均走行于心外膜下。它们再发出分支进入心肌层。在左心室壁,这些心壁内动脉基本上可分为三种类型。一类为丛状型动脉,短小,仅分布于心外膜下脂肪组织和浅表心肌层;另一类为树枝型动脉(Estes 称为“Class A 动脉”)[14],主干较短,穿入心肌后,述即发出树枝状分支,长短不一,主要分布于心肌的外 1/3 或 1/4,也有到达心内膜侧的;再有一类为主干型动脉 (Estes 称为"Class B 动脉")，这类动脉有一较长的主干，由心外膜侧走向心内膜侧，管径变化幅度较小，有利于心内膜侧心肌的血供，穿经整个心肌壁时只发出少数分支，主要分布至心肌内层、乳头肌和肉柱。

这些动脉在心内膜下互相吻合，形成心内膜下丛 (subendocardial plexus)。在右心室壁，心肌内动脉同样具有三种类型，但树枝型动脉终末多数到达心肌内层；主干型动脉所占比例小于左心室壁。右心室心肌内动脉从心外膜下动脉发出后，又陆续发出各级分支，在分出 4～6 级分支后，续为毛细血管。大多数毛细血管与心肌纤维平行，排列成层。毛细血管间以"Y"或"H"形互相连接成网。网眼呈长短不一的窄长方形、椭圆形或多边形。心肌纤维与毛细血管的数目随年龄变化存在一定比例。在婴儿时期，每 4～6 根心肌纤维有一根毛细血管，其心肌纤维的直径为 6～9 μm。当心肌纤维随年龄增加时，心肌内毛细血管的数目亦增加 4 倍。因此，每根心肌纤维有一根毛细血管，这时心肌纤维的直径为 12～15 μm。

7. 一些特殊区域的动脉 [15]

（1）左室乳头肌的动脉：前外乳头肌由左冠状动脉的前降支及左缘支供血。后内乳头肌通常由右冠状动脉的终支——左室后支及左冠状动脉的旋支分支供应，少数还由左冠状动脉前降支绕至心膈面的终支分支供血。乳头肌动脉一般在该乳头肌附着部分的相应位置，由心外膜下的冠状动脉支大约以直角的方向发出主干型动脉，穿过心室壁进入乳头肌。在乳头肌内的分支状态，与乳头肌形态有密切的关系。分支有以下三种类型。

1）附着型乳头肌：此类乳头肌几乎完全附着于心室壁，只有很少一部分突出于心室壁，动脉呈节段分布。此类乳头肌往往有数支节段动脉，横向进入乳头肌，动脉主干走行方向基本与乳头肌垂直，分别到达乳头肌的上部、中部或下部。每支节段动脉分布范围不一。

2）游离型乳头肌：此型乳头肌呈指状游离，即乳头肌近一半突入心腔。主要由一支中央动脉 (或称轴型动脉) 分布，该动脉的主干走行方向与乳头肌的长轴一致。从乳头肌基部至尖端的行程中，向周围发出分支，分布范围大，占乳头肌大部分 (3/4 以上)。此类乳头肌的基部或周边，可由数支细小的补充动脉供应。

3）中间型乳头肌：此类乳头肌为中间型，介于前两种形态之间。其动脉分布兼有节段动脉和中央动脉。一般该乳头肌的游离部分由中央动脉分布，附着部分由节段动脉分布。

冠状动脉阻塞性疾病时，由于乳头肌分布类型的差别，乳头肌病理损害的结果就有不同。附着型和中间型乳头肌由于有多个来源的动脉供应，当单个冠状动脉支阻塞时，很少使乳头肌的血供完全阻断。但在游离型乳头肌，主要由一个大的中央动脉供血，其血管阻塞就会引起整个乳头肌的严重损伤。

（2）右室乳头肌的动脉：其来源有三种类型。一是由左、右冠状动脉双重供应者，此类型最为多见。二是由右冠状动脉单独供应和左冠状动脉单独供应者。左冠状动脉对右室前乳头肌的血供有重要作用,当左冠状动脉阻塞时,应注意有造成右室前乳头肌缺血、梗死的可能。右室后乳头肌由右冠状动脉单独供应者最为多见。三是由左冠状动脉单独供应和左、右冠状动脉双重供应者。由于右室后乳头肌也具有由左冠状动脉单独供应者,一旦阻塞,也可产生缺血、梗死。

右室乳头肌与左室乳头肌相似,也具有附着型、游离型与中间型乳头肌。但以游离型乳头肌最为多见[16]。

(3) 室间隔的动脉:主要由前降支发出,室间隔支供应室间隔前上 2/3 ～ 3/4 部分。这些室间隔支发自前降支的上、中、下段,长短不一。在室间隔内,偏于右侧行走。发自中段的室间隔支,呈水平位由前向后走行;来自前降支下段的室间隔支,向后上斜行;在心尖的室间隔支,呈垂直位向上行。若前降支绕到心尖后面循后室间隔上行者,它发出的室间隔支则向前上方斜行。室间隔后下 1/3 ～ 1/4 部分,主要由后降支发出的后室间隔支供应。前、后室间隔支在室间隔内互相吻合,也是冠状动脉侧支循环重要路径之一。多数心脏由后室间隔动脉分布到室间隔。

(4) 心传导系的动脉:心传导系的各组成部分由其不同的血液供应。

1) 窦房结:血液供应来自窦房结动脉 (sinatrial node artery),此动脉的末端环绕上腔静脉口,故又称上腔静脉口支。窦房结动脉多数起自右冠状动脉 (60.9%),其次起自左冠状动脉 (39.1%)。窦房结动脉多为一支,亦有少数为双支窦房结动脉,分别起自左、右冠状动脉或同时起自一侧冠状动脉[17]。

2) 房室结:主要由房室结动脉 (atrioventricular node artery,又称中隔纤维支) 供应。当冠状动脉越过心膈面房室交点区时,向深部发出房室结动脉,大多数起自右冠状动脉 (约93.1%),少数起自旋支 (约6.9%)。房室结动脉一般为一支,也有少数为双支房室结动脉,分别起自右冠状动脉和旋支或同时起自右冠状动脉。一般右冠状动脉发出房室结动脉处多呈"U"形弯曲,房室结动脉则起自"U"形弯曲的顶部。在动脉X线造影时,"U"形弯曲是一个有用的解剖标志[18],它表示心膈面房间隔与室间隔的交界处,恰在冠状窦口下方。"U"形弯曲顶至主动脉无冠状动脉窦的连续,即为左、右房室口的分界及房间隔与室间隔的分界。

房室结动脉由后向前进入房室结,发出帚状细支分布于房室结,并延入房室束。动脉主干在房室结的中部以直角转向下行,穿中心纤维体而入室间隔上部。

3) 房室束:由房室结动脉和前降支共同分布。

4) 左、右束支:左束支系统的血液供应有多个动脉来源。左束支主干前半部及它的前组、间隔组分支,均由前降支发出的前室间隔支供应;左束支主干后半部以及它的后组分支,由后降支发出的后室间隔支和方式动脉共同供应。右束支上部多由前降支发出的前室间隔支和房室结动脉共同供应;中部和下部大多数仅由前降支发出的前室间隔支供应;在下部接近乳头肌处,另有右冠状动脉的右室前支参与供应。

从上述传导系统的血液供应可知,窦房结、房室结等多数由右冠状动脉分布,因此右冠状动脉的病变,特别是起始段有阻塞,对传导系统功能将有严重影响。左、右束支大部分由左冠状动脉的前降支分布,因此前降支的病变将影响左、右束支的功能。但房室束及左束支后组的血液供应有多个来源,因此仅一血管阻塞,另一血管有一定的代偿作用。

8. 冠状动脉分支间的吻合

人类冠状动脉分支间普遍存在吻合交通。在同一冠状动脉小分支间,有内径为 $0.5 \sim 1$ mm 的血管支相吻合,多在心肌的深部,在左心室和室间隔较多,右心室和心房较少。在不同冠状动脉之间,内径有 40 μm 以下的小血窦管,有普遍的吻合支;在内径 $40 \sim 350$ μm 之间的功能吻合亦有存在,以室间隔、心尖、窦房结等部位较多。吻合支在心外膜较多,心内膜较少。

正常情况下,这些小动脉之间的吻合不具有重要性,患某些疾病时,这些吻合可起一定的代偿作用。例如,由于冠状动脉粥样硬化所致的右冠状动脉或左冠状动脉前降支的狭窄或闭塞,右心室前面来自左、右冠状动脉的右室前间的吻合,可起代偿作用[19]。

9. 冠状动脉与心脏外动脉的吻合

冠状动脉通过心包动脉网与心脏外的多支动脉相连。它们是发自主动脉弓(锁骨下动脉到胸廓内动脉)的心包膈动脉、前纵隔动脉,来自胸主动脉的支气管动脉、食管动脉和来自腹主动脉的膈下动脉。这些侧支循环也给予冠状动脉循环相当的储备能力。促进这些侧支循环,对防治冠心病有重要意义。

10. 冠状动脉的组织学特征

冠状动脉属于肌性动脉。管壁由内膜、中膜和外膜三层组成。其中内膜层分为内皮和内皮下层。内皮为衬于冠状动脉管壁内面的单层扁平上皮,与一般血管的扁平上皮细胞相似。内皮下层较薄,其中含少量疏松结缔组织、胶原纤维和一些纵行的平滑肌细胞。内弹力膜明显。在冠状动脉的分支处,内膜凸入管腔内形成内膜垫(intimal cushions)。内膜垫是否为起调节作用的正常结构,尚有不同见解。中膜主要由平滑肌构成。靠近内膜侧的平滑肌呈同心圆状排列,靠近外膜侧的呈纵行排列。这一点与一般肌性动脉不同。在平滑肌细胞之间有少许弹力纤维。因为中膜内没有成纤维细胞,此层中的结缔组织纤维和黏多糖是由平滑肌产生的。外膜较厚,外膜的外侧部分较疏松,内侧部分较致密,其中含胶原纤维和弹力纤维,大多呈螺旋形。有作者观察到有些心肌内的小动脉外膜中的胶原纤维,在近中膜侧为环形排列,此层之外为纵行排列,这种构筑形式,可以防止心脏舒缩过程中对血管的过度拉长和扩张。也有散在的成纤维细胞、脂肪细胞和少许纵行平滑肌,弹性较明显。外膜内有营养血管、淋巴管和神经。有实验证明,猪冠状动脉损伤后,外膜中的成纤维细胞出现凋亡和增殖,细胞外基质沉积,引起外膜增厚,说明外膜参与血管损伤后的结构重塑[20]。

11.冠状动脉的生理

心脏是人体内重要生命脏器,冠状动脉血液循环在各器官循环中各有突出地位。心脏由左右两条冠状动脉供血,左冠状动脉主要供应左心室,右冠状动脉主要供应右心室,但有一部分左心室接受来自右冠状动脉的血液。

(1)冠状动脉血流的时相变化:在一个心动周期内,左心室冠状动脉血流具有明显的时相变化,在心收缩期间暂停或大为减少,在心舒张期间则明显增多。心舒张期间冠状动脉血流量大约是心收缩期间的2倍,舒张期增加的冠状动脉血流量随着主动脉根部压力的降低而降低。心肌收缩时对冠状动脉循环血管床的挤压使冠状动脉血流量明显降低,心动周期中心肌收缩力的变化是引起上述冠状动脉血流时相变化的主要原因。心肌收缩对冠状动脉的挤压力在心脏等容收缩期及射血初期迅速增高,然后很快达到顶点,在等容舒张期时迅速降低。另外,冠状动脉开口处的解剖特点也影响心动周期中冠状动脉血流量的变化,冠状动脉开口于升主动脉根部的Valsalva窦内。心脏收缩期主动脉瓣开放,瓣叶贴近Valsalva窦使之部分闭塞,阻碍冠状动脉灌注,心舒张期内主动脉瓣闭合,其Valsalva窦内冠状动脉开口充分暴露,有利于冠状动脉灌注。

右心室壁薄,收缩力弱,对其冠状动脉血管床的挤压力低,因此右心室的冠状动脉血流没有明显的时相变化,其收缩期血流略大于或等于舒张期血流[21]。

(2)心内膜下心肌灌流特点:心肌收缩力对冠状动脉血管床的挤压力是影响冠状动脉血流的重要因素,心肌收缩力越强,这种挤压力越大,冠状动脉血流就越少。在左心室,当心肌收缩时,从外层心肌到内层心肌形成了一个由大到小的张力梯度。在狗的心脏,当左心室壁平均张力为130 mmHg*时,外膜下、中层及内膜下心肌的压力分别是6 mmHg、60 mmHg和140 mmHg。因此,心收缩期时,心内膜下冠状动脉灌注阻力最大,冠状动脉血流最少,当心室壁对冠状动脉的挤压力大于其灌注压时,内膜下心肌冠状动脉灌注甚至可完全停止。当心肌舒张时,这种从外到内、由小到大的室壁张力梯度逐渐变小,在舒张期末,这种张力梯度可以翻转,在大的左心室心肌,此时的内膜下心肌和外膜下心肌室壁张力分别是5 mmHg和20 mmHg,同时内膜下心肌灌流明显高于外膜下心肌灌流[22]。

分配于内膜下心肌的冠状动脉为直进型血管,其从外膜到内膜下走行的过程中,管腔直径几乎不变化。因此,冠状动脉内灌注压变化梯度不明显,即在外膜冠状动脉内灌注压相对恒定时,心内膜下心肌灌注主要受心室壁张力的影响。

在一个心动周期中,左心室外膜下心肌和内膜下心肌冠状动脉流量大致相等,但外膜下

---

* 注:1 mmHg = 133.3 Pa

心肌冠状动脉血流变化相对平稳，内膜下心肌冠状动脉血流变化则较大，内膜下心肌几乎完全依赖于舒张期冠状动脉灌流。左心室内膜下心肌对缺血、缺氧十分敏感，易于发生缺血、缺氧性损伤，这和该部位的冠状动脉灌注特点密切相关。

（3）冠状动脉循环和心肌耗氧：心肌由于不断地进行节律性收缩，对氧的需要量很大，基础条件下其消耗氧量为 $(8 \sim 15)$ mL/ $(100 \, g \cdot min)$。为了保证心肌摄取足够的氧，其毛细血管分布非常广泛，与骨骼肌相比较，骨骼肌的横切面每平方毫米只有400个毛细血管，而心肌内每平方毫米有4 000个毛细血管。

心肌对血流中氧的摄取率远比其他组织器官为高，全身各组织的平均摄氧率在安静情况下只占动脉血氧含量的22%，对氧特别敏感的脑组织的摄氧率也只有25%，而心肌在安静时即可从冠状动脉中摄取70%～90%的氧。心肌动脉血和静脉血中氧浓度差最大，为全身之首，100 mL冠状动脉血与冠状窦中血间的氧差为8～15 mL，而全身动脉血和混合静脉血的氧差仅为4.5～5.0 mL。因此，当心肌耗氧量增高时，进一步提高摄氧率的能力有限，只能通过提高冠状动脉血流量来增加供氧，所以冠状动脉血流量的调节对于保证心肌供氧十分重要。和全身其他血管床的血流变化不同，冠状动脉血流的变化具有巨大的潜力，安静时进入左心室冠状动脉流量为 $(60 \sim 80)$ mL/ $(100 \, g \cdot min)$，当心肌对氧需要量增加时，冠状动脉血流量可在短时间内增加4～5倍[23]。

心脏活动的供能物质主要是葡萄糖和脂肪酸，以此为底物依靠氧进行分解代谢，心脏活动的能力几乎全部从有氧代谢获得，不能耐受无氧状态。在心脏总的耗氧量中，用于机械功所占比例最大，即心脏的张力、心率和收缩所消耗的氧量为60%，20%的氧为心脏基础代谢所消耗，15%的氧为纤维缩短（Penn效应）所消耗，其余少量的氧用于心脏除极化及激活等过程。因此，心肌张力及其作用时间的增加，心率较快及心肌收缩力加强是使心脏耗氧量增加的决定因素。

心室肌张力和心室内压及心室腔半径呈正相关，和心室壁厚度呈反相关（Laplace定律）。心室肌张力又与心室内压呈正相关，心室内压与动脉血压关系较大；心室肌张力与心室容积亦呈正相关，心室容积与心血量关系较大；心室肌张力和心室壁厚度呈反相关，心室壁厚度增加而不伴心室腔扩大者，心肌耗氧反而适当。

（4）冠状动脉血流的调节：冠状动脉血流量在生理情况下主要受冠状动脉口径的大小和冠状动脉系统灌注压的影响，冠状动脉扩张时口径扩大，则冠状动脉血流量明显增多。在运动时，心脏活动加强，做功增加，均是通过冠状动脉扩张增加冠状动脉血流量，以保证心肌氧和营养供应。

冠状动脉血流的力学公式如下：

$$CBF=BP/CVR$$

即冠状动脉血流 (CBF) 与冠状动脉灌注压 (BP=主动脉压−右房压) 呈正相关, 与血管阻力 (CVR) 呈反相关。根据 Poiseuille 公式, $CVR=8\eta l/\pi r^4$, r 为冠状动脉血管管道半径, l 为冠状动脉血管长度, η 为血液黏滞度, 即 CBF 与血管管道半径之 4 次方呈正相关, 和冠状动脉血管长度及血液黏滞度呈反相关, 其中血管长度和血液黏滞度在短时间内基本上无变化。因此, 冠状动脉血流量主要受冠状动脉灌注压迹冠状动脉口径的影响, 而且冠状动脉口径与冠状动脉血流是 4 次方的关系, 冠状动脉口径稍有扩大, 冠状动脉血流即明显增加, 所以冠状动脉平滑肌的紧张性是冠状动脉血流的决定因素, 其受下列因素的调节 [24]。

1) 神经因素: 现已证明, 在冠状动脉血管上广泛分布着交感肾上腺素能神经末梢, 较少分布着副交感迷走神经, 不存在交感胆碱神经支配。冠状动脉血管主要受交感肾上腺能神经的调节, 副支感迷走神经的生理意义可能不大。

交感肾上腺素能神经兴奋时, 对冠状动脉血流有直接和间接两种影响。直接影响是交感神经递质直接作用于冠状动脉血管本身; 间接影响是通过增加心率和心肺张力, 使心肌代谢增强, 从而使冠状动脉扩张, 冠状动脉血流增加。冠状动脉血管上有 α 和 β_2 两种受体, 心外膜较大的冠状动脉血管上拥有较多的 α 受体, 心肌内较小的冠状动脉阻力血管上拥有较多的 β_2 受体。α 受体被激活, 冠状动脉血管收缩, β_2 受体被激活则冠状动脉血管扩张。实验证明, 心交感神经兴奋时冠状动脉血管的直接作用是刺激 α 受体, 使冠状动脉收缩, 降低冠状动脉血流量; 冠状动脉上的受 β_2 体轻度激活, 但其生理意义可能不大。

从颈动脉窦的压力感受器到冠状动脉血管存在一个神经反射弧, 这一反射弧的传出部位是交感神经。当颈动脉窦部位的血压降低时, 除使心率和血压反射性增高外, 还引起冠状动脉舒张, 但此时应用普萘洛尔 (心得安) 降低心率及心肌收缩力, 则会引起冠状动脉收缩, 在切断心交感神经后, 又引起冠状动脉舒张。这说明心交感神经兴奋, 对冠状动脉的直接效应是激活 α 受体, 使冠状动脉收缩, 间接效应是心肌代谢增强引起的冠状动脉扩张。

交感肾上腺素能神经纤维释放的神经递质主要是去甲肾上腺素。近年发现, 在人及哺乳动物的冠状动脉壁中有大量的神经肽 Y (neuropeptide Y, NPY) 阻性神经纤维, 又发现 NPY 往往和去甲肾上腺素共存于交感肾上腺素神经纤维中, 是交感神经去甲肾上腺素的辅助递质。

NPY 是冠状动脉循环强烈调节物, 应用 NPY 灌流冠状动脉, 可使冠状动脉激烈收缩甚至痉挛, 致使心肌血流量减少, 这种作用不能为阿托品, α、β 受体阻滞剂, 5-羟色胺阻滞剂及前列腺素合成抑制剂所遏制。NPY 可能的作用机制: ① 直接收缩冠状动脉, 依赖细胞外钙离子。② 加强去甲肾上腺素及组胺的收缩冠状动脉作用。③ 抑制冠状动脉对腺苷、乙酰胆碱及 β 受体兴奋剂等舒血管物质的舒张反应。生理状态下, NPY 具有调节交感肾上腺素能神经活动的功能；病理情况下，NPY收缩冠状动脉的作用可能是导致冠状动脉痉挛、心肌缺血的因素之一。

近年发现，体内神经系统中广泛存在另外一种调节肽，即降钙素基因相关肽（calcitonin gene related peptide，CGRP），在冠状动脉的神经纤维内也存在大量的CGRP。它是迄今所知最强的舒张血管物质，对冠状动脉的舒张作用为硝普钠的240倍，其舒张作用不受预先使用肾上腺素受体阻滞剂、胆碱受体和组织受体阻滞剂、利血平耗竭儿茶酚胺、切除迷走神经或前列腺素合成抑制剂的影响。以上提示CGRP对血管平滑肌有直接舒张作用，其作用于靶细胞受体后，可激活腺苷酸环化酶，促使细胞内cAMP水平升高，从而发挥其生物学效应。CGRP对冠状动脉的作用并不依赖于内皮，对粥样硬化的冠状动脉仍有舒张作用。

2）体液因素

A. 肾上腺素能物质

a. 去甲肾上腺素：是肾上腺素能神经末梢释放的递质，肾上腺髓质也能少量释放。主要作用是兴奋α受体，对β受体的作用较弱，对冠状动脉的直接作用是收缩，间接作用则是通过血压上升、心肌代谢加强而引起冠状动脉扩张，其间接作用常常大于直接作用。

b. 肾上腺素：主要存在于肾上腺髓质嗜铬细胞中，由去甲肾上腺素甲基化后形成，是肾上腺髓质的主要激素。主要作用是兴奋β受体，对α受体的作用较弱，前者使冠状动脉扩张，后者使冠状动脉收缩，总的效果是扩张冠状动脉，使冠状动脉血流增加。

c. 多巴胺：是去甲肾上腺素生物合成的前体，也是中枢及外周神经系统某些部位化学传导的递质。主要作用是兴奋β受体，对α受体的作用较弱，扩张其他脏器血管与冠状动脉。

B. 血管加压素（vasopressin）：主要由下丘脑视上区神经元合成，经神经轴质流动运送到垂体后叶储存，并经常少量地释放入血液循环。较大剂量，如血浆中浓度为500～1 000 μU/mL时，即可以引起冠状动脉强烈收缩。正常时血浆中血管加压素浓度很低，但在低血压、麻醉、胸腹手术时血管加压素浓度可达100～400 μU/mL，在病理情况下，其可能是冠状动脉血流减少、心功能降低的一个因素。

C. 血管紧张素（angiotensin）：是由肾小球旁细胞释放的肾素水解血液中血管紧张素原而生成，其是内源性非交感多肽，有较强的收缩冠状动脉和外周血管的作用。

3）肌源性因素：血管内灌注压升高，可使血管平滑肌受到牵张，从而诱发其收缩，引起血管阻力增加，血流量减少；反之，当血管内灌注压降低时，管壁平滑肌受牵张程度减小，血管发生舒张，血流阻力减小，因而血流量增加。这种肌源性机制，通常称为Bayliss效应。一般认为，是血管平滑肌受牵张后发生的收缩反应，是否由于牵张刺激能诱发平滑肌起搏活动增强，或激发血管壁内的张力感受器及其他机制，目前尚未确定。Bayliss效应在冠状动脉血流总的调节中是次要的。

4) 血管内皮因素: 近年来,血管内皮细胞功能受到日益广泛的重视。血管内皮细胞不仅是血液与组织之间被动的生理性屏障,并为血液运行提供光洁平整的表面,而且还是一个内分泌器官。它可产生和分泌多种生物活性物质,通过自分泌、旁分泌和细胞内分泌的方式,作用于血管内皮本身,血管平滑肌嵴血液中多种细胞成分,对血管的舒缩、生长起着极为重要的调控作用。

A. 前列环素 (PGI$_2$): 主要在血管内皮合成,是由磷脂酶 A$_2$ 催化内皮细胞膜磷脂生成花生四烯酸,经环氧酶 (cyclo-oxygenase) 途径而生成。内皮细胞还能利用血小板经同一途径产生的内过氧化物 (endoperoxides) PGG$_2$ 和 PGH$_2$ 合成 PGI$_2$。切应力 (shear stress) 和缺氧可直接引起内皮细胞释放 PGI$_2$,局部或循环激素等还可通过受体作用刺激内皮释放 PGI$_2$。PGI$_2$ 是冠状动脉等大多数血管的扩张剂,除了可直接供血管平滑肌细胞内 cAMP 含量增多、引起平滑肌松弛外,还可通过抑制血小板的黏附及聚集,从而抑制血小板释放血栓素 A$_2$ (thrombaxane A$_2$,TXA$_2$) 引起的血管收缩。

B. 内皮衍生舒血管因子: 现已确定内皮细胞可产生内皮衍生舒血管因子 (endothelium derived relaxing factor, EDRF),EDRF 的化学本质是一氧化氮 (NO),NO 是在 NO 合成酶的作用下,催化 *L*-精氨酸脱胍基而产生。EDRF 可激活血管平滑肌细胞内可溶性鸟苷酸环化酶,使 cGMP 含量增加并由其介导平滑肌的舒张。乙酰胆碱、缓解肽、P 物质、组胺、5-羟色胺、血管升压素、凝血酶、二磷酸腺苷 (ADP)、A23187、硝基类化学物质及电刺激,均可通过刺激 EDRF 的释放而发挥其扩血管的功能。除此之外,EDRF 亦有抗血小板黏附和聚集作用。搏动性血流及血流速度加快和血管内压增高所致的切应力 (shear stress),则是刺激内皮细胞合成和释放 NO 的主要生理因素。就冠状动脉而言,心脏舒缩的机械活动是冠状动脉内皮细胞不断释放 NO 的重要原因。内皮细胞释放的 NO 作用于所在部位的血管平滑肌,引起血管舒张、血流增加。在冠状动脉粥样硬化等病理条件下,内皮细胞依赖性血管舒张机制发生障碍,常引起冠状动脉血管痉挛和心肌缺血。

目前,研究最具重要性的是内皮素 (endothelin, ET),这是由 21 个氨基酸构成的生物活性物质,是从血管内皮细胞分离纯化出来的。人体 ET 由三种基因表达,即 ET-1、ET-2 和 ET-3,其中以 ET-1 活性最高。ET 是迄今所知作用最强的缩血管物质,对冠状动脉有强大的收缩作用。转化生长因子、缺血、缺氧、凝血酶、肾上腺素等可以刺激前 ET 原的转录。血管紧张素和佛波醇酯可促进 ET 的释放。但在生理状态下,血浆 ET 的浓度极低,在体内释放较慢。ET 除了在血管平滑肌内降解外,肺组织可能是其降解的主要器官。

冠状动脉对 ET 最为敏感,ET 的缩血管作用持续时间长且不易清除和消退,亦不能为 α 受体、H$_1$ 受体、5-羟色胺受体阻滞剂或前列腺素合成抑制剂所拮抗,但可为异丙肾上腺素、硝酸甘油、心房钠尿或 CGRP 等部分抑制,因此 ET 是一种内源性长效强烈血管收缩调节剂。ET 引起冠状动脉收缩的机制，在于血管平滑肌细胞内游离钙水平增高，可归因于细胞内肌质网释放钙和细胞外钙内流增加[25]。

上述血管内皮分泌的生物活性物质，在冠状动脉血管上对冠状动脉的舒缩起重要的调节作用。PGI_2和EDRF直接松弛冠状动脉血管平滑肌，还可抑制血小板的黏附与聚集，抑制其缩血管物质TXA_2的释放，间接维持冠状动脉血管的扩张状态。ET在正常生理状态下含量很少，可能参与正常冠状动脉血管张力的维持。因此，具有完整内皮的冠状动脉血管在正常情况下，通过内皮释放舒张和缩血管物质，动态地调节冠状动脉的舒缩，从而参与维持冠状动脉血流的动态平衡。当出现冠状动脉粥样硬化、高胆固醇血症或高血压时，内皮细胞依赖性舒血管作用发生障碍，而血管对一些升压物质的反应性增高，会使血管产生强烈收缩以致痉挛。ET在心肌缺血、心肌梗死和心力衰竭的发病中有重要作用。

5) 代谢因素：心肌的代谢活动与冠状动脉血流之间有着极其密切的关系，在冠状动脉血流的诸多调节因素中，代谢因素起着极为重要的作用。

在研究有关心肌代谢冠状动脉血流影响的中介物时表明，氧分压下降，CO_2值增高、乳酸增多，pH降低，K^+、磷酸盐、渗透压增加，组胺、激素和腺嘌呤核苷酸（ATP、ADP和AMP）等，都可引起冠状动脉的扩张，增加冠状动脉血流。进一步研究表明，上述诸多代谢因素对冠状动脉的调节意义不大。虽然氧分压下降的本身对冠状动脉口径的影响很小，但其所引起的心肌代谢改变，对冠状动脉血流则是最迅速、作用最大的调节。经多年研究，许多学者发现腺苷及腺嘌呤核苷酸是强大的冠状动脉扩张剂，心肌缺氧时，心肌内腺苷增多而引起冠状动脉扩张，腺苷是冠状动脉血流自动调节的信使。有实验证明，正常供氧充分的心肌，其腺苷的含量极微，心肌缺氧时腺苷浓度迅速增高$3 \sim 5$倍，引起冠状动脉最大程度的扩张。腺苷（adenosine）由$5'$-核苷酸酶（$5'$-nucleotidase）催化降解ATP生成，$5'$-核苷酸酶存在于心肌膜、闰盘和膜小管上，其可使ATP分解生成$5'$-AMP，$5'$-AMP被$5'$-核苷酸酶进一步分解生成腺苷。正常情况下，心肌有充分的高能磷酸化合物ATP，ATP有抑制$5'$-核苷酸酶的作用，缺氧时ATP生成减少，则$5'$-核苷酸酶的活性相对升高，其对ATP的降解作用也就加强，从而分解生成的$5'$-AMP浓度升高，$5'$-AMP被$5'$-核苷酸酶进一步分解，脱去磷酸，生成大量腺苷，腺苷通过细胞膜弥散到组织间隙，作用于冠状动脉，使冠状动脉扩张，此作用非常迅速有效。

腺苷作用在动脉的血管平滑肌表面细胞，其扩张冠状动脉作用不为肾上腺物质或其他阻断剂所阻断。腺苷扩张冠状动脉作用机制，可能和抑制细胞外钙离子内流有关。

组织间液中的腺苷可以进入血管系统，也可以重新回到心肌细胞内。进入血管系统的腺苷，可以在血管内细胞、外被细胞（pericyte）或红细胞所含的核苷酸磷酸化酶（nucleoside phosphorylase）的作用下，降解为次黄嘌呤（hypoxanthine），心肌细胞能主动摄取腺苷，通

过腺苷激酶 (adenosine kinase) 的作用重新磷酸化成 AMP，或者通过腺苷脱氨酶 (adenosine deaminase) 的作用脱去氨基生成肌苷 (inosine)。因此，心肌缺氧时释出的大量腺苷，大部分又重新到了心肌细胞，被磷酸化为 AMP，提供了大量合成高能磷酸盐的底物。而少量腺苷、肌苷和次黄嘌呤由血液系统代谢掉，故心肌缺氧生成的腺苷，在心肌需氧和供氧达到平衡后又很快消失。

12. 冠状动脉的侧支循环

正常人的心脏有侧支循环存在。冠状动脉侧支血管有两种类型，一种是冠状动脉内侧支，为一根冠状动脉各分支之间的联通；另一种为冠状动脉间侧支，是相邻的各主要冠状动脉分支之间的接通。冠状动脉粥样硬化后，侧支循环的发展相当广泛。较大的侧支血管呈典型的螺旋状，易于识别。但是，除了浅表的心外膜侧支血管外，较深在的侧支几乎只有在心舒张期内有血液流通。正常犬心的侧支血流不受心率和血管活性物质的影响。犬的左前降支冠状动脉闭塞后，主要侧支血流来源于左旋动脉；反之亦然，右冠状动脉闭塞后，主要的血流来自左旋动脉。与股动脉闭塞后侧支血管的发展速度相比，冠状闭塞后的侧支发展要慢得多。

促进冠状动脉侧支血管发展的最强大刺激是一根冠状动脉的渐进性闭塞。这种侧支循环是各主要冠状动脉分支之间微细血管的交通。在一根冠状动脉闭塞造成心脏缺血时，局部释放出扩血管性代谢产物，引起附近的微动脉扩张，致使与之相联系的微细而壁薄的侧支血管内压和壁应力增高。这种增高了的应力，对受牵张的侧支血管壁有损伤作用，导致管壁水肿、细胞浸润和破裂；继而，受损伤的侧支血管出现修复过程，内皮细胞和平滑肌增生，血管呈进行性生长，直径增大，管壁变厚。在此增生期内，血管壁有丝分裂加强，蛋白质和脱氧核糖核酸合成增多。如此发展的结果，使原来壁薄而微细的侧支演变为壁厚、口径大的血管。

13. 人体冠状动脉灌注的限制因素

人体冠状动脉灌注受阻力的影响极大。正常人在从事剧烈运动期间，冠状动脉血管床阻力较其静息值减少 75%～80%。如果有一根近侧冠状动脉口径较正常减少 80% 左右，其远侧冠状动脉阻力血管将发生最大限度的扩张，才能维持安静状态下的心肌血流不至于发生缺血。在近侧冠状动脉已发生这种程度的狭窄后，一旦再受到任何增加心肌耗氧量的刺激（如从事运动或心脏起搏诱发的心动过速），则将因冠状动脉血流不能进一步增加而导致缺血。冠状动脉狭窄程度较轻时，远侧冠状动脉血管在静息条件下并未处于最大限度的扩张，它们还有进一步扩张的余地。因此，当受到某种增加心肌氧需求的刺激后是否会诱发缺血，需视氧需求的增加程度而定。近侧冠状动脉狭窄进一步发展，如其口径已减小到其正常的 20% 以下，远侧阻力血管即使发生了最大程度扩张，也难免在静息状态下不发生缺血。短暂的严重冠状动脉闭塞（如冠状动脉痉挛），可诱发短阵缺血、胸痛、心电图变化和心肌功能失调，持续发展下去，终将导致心肌坏死[26]。

在正常生理情况下，心肌氧的供应和消耗总是处于平衡状态，当心肌需氧量（即耗氧量）增加时，冠状动脉血流通过调节迅速增加，使心肌氧的供应又与其需氧保持平衡，所以冠状动脉血流的调节是保证心肌氧的供需的重要条件。若冠状动脉本身在功能或结构上发生障碍时，将出现冠状动脉血流调节跟不上心肌需氧状况，从而导致心肌供氧或供血不足等病理现象。

二、心脏与冠状动脉的CT横断解剖

1. 左冠状动脉开口层面

升主动脉居中，其前方为右心室流出道（或肺动脉主干），后方为左心房及左心耳，右侧为右心房及右心耳，右后方为上腔静脉。该层面可显示左冠状动脉开口的位置、形态，左冠状动脉主干自主动脉左前窦发出，横向走行于左心房与右心室流出道之间，分为前室间支和旋支。前室间支近段横行向左前方走行至前室间沟处。旋支近段则走行于左心房、室间至心左缘左房室沟处。对角支位于前降支及旋支之间，走行至心左侧缘。降主动脉位于胸椎左前方。

2. 右冠状动脉开口层面

较左冠状动脉开口层面约低10 mm。升主动脉根部仍居中，左侧为左心室，前方为右心室流出道，后方为左心房及肺动脉，右侧为右心房。3个主动脉窦按两前一后的位置关系分别为右前窦、左前窦及无冠窦，一般左前窦位置较高，而右前窦、无冠窦较低。此层面上可见右冠状动脉近段自右前窦发出，走行于右心室流出道及右心房间至右房室沟处。有时可见动脉圆锥支及窦房结支自右冠状动脉发出，动脉圆锥支向前走行，窦房结支向后走行。并可见左前室间支沿前室间沟下行，旋支沿左房室沟下行。

3. 左心室流出道层面

中间位主动脉窦及与其相连的左心室流出道。左侧为左心房、左心室，左心室居前，左心房居后，两者间为二尖瓣。右心房、右心室位于右侧，右心室居前，右心房居后，两者间为三尖瓣。左、右心室间见室间隔，左、右心房间为房间隔。左心室肌壁厚，心腔内可见乳头肌影，右心室肌壁较薄。前室间沟内可见前室间支的断面。左冠状沟内可见旋支和心大静脉的血管断面，旋支的断面较细且密度较高，一般靠外侧；心大静脉则较粗、密度较低，一般靠内侧。贴近左心室缘可见对角支、左室前支及左缘支的断面。右冠状沟内可见右冠状动脉的血管断面,有时可见右缘支自右冠状动脉发出。

4. 左心室体部层面

纵隔内见 4 个心腔:左心房、左心室、右心房及右心室。左心房与左心室间见二尖瓣影,并通过腱索与乳头肌相连。右心房与右心室间见三尖瓣影。前室间沟内可见前室间支的断面。左冠状沟内可见旋支和心大静脉的血管断面,旋支的断面靠前外,较细,且密度较高,心大静脉则靠内,较粗,密度较低。贴近左心室缘可见对角支及左室前支的断面。右冠状沟内可见右冠状动脉的血管断面,有时可见右缘支自右冠状动脉发出。

5. 左心室下部层面

纵隔左侧部可见呈椭圆形的左心室,右侧为右心室,右心室后方可见少许右心房影,并可见与其相连的冠状窦由左后向右前斜行,心大静脉自左向右汇入冠状窦。右房室沟内可见右冠状动脉的远段。

6. 左心室膈面

纵隔内可见较小的左、右心室,两者间的后室间沟内可见密度较高的后室间支及密度较低的心中静脉,左心室下方可见左室后支。

三、心脏的静脉

心脏的静脉可通过 3 条途径回流,包括冠状窦及其属支、心前静脉、心最小静脉。在MSCT 上可清楚显示冠状窦及其属支[27],而心前静脉和心最小静脉一般不能显示。

1. 冠状窦及其属支

冠状窦(coronary sinus)位于左心房与左心室之间的冠状沟后部内,从左房斜静脉注入处汇入右心房的冠状窦口,为心脏最大的静脉干,长 30～40 mm,从起点至冠状窦口,其口径逐渐变粗,中部的直径平均为 8.4 mm。冠状窦口位于下腔静脉口与右房室口之间,约 80% 者有瓣膜,瓣膜多为半月形,冠状窦口的纵径平均为 12.8 mm(7.4～27 mm),横径平均为 7.4 mm(2.5～11.5 mm)。

冠状窦的属支:

(1)心大静脉(great cardiac vein):起于心尖或前室间沟的下 1/3,伴随前降支上行,多位于动脉的浅面,也可位于动脉的深部,于室间沟上 1/3 处斜向左上方,进入冠状沟,绕心左缘至心后面的冠状沟,于左房斜静脉注入处移行为冠状窦。

(2)心中静脉(middle cardiac vein):起于心尖部,伴随右冠状动脉的后室间支上行,注入冠状窦的末端。

（3）心小静脉（small cardiac vein）：起于右心室壁。向上沿冠状沟右行，绕心锐缘向左，多位于右冠状动脉的浅面或上方，注入心中静脉或冠状窦末端。

（4）左房斜静脉：起于左上、下肺静脉口附近，斜向下行，以锐角注入冠状窦的起端。

2. 心前静脉

心前静脉（anterior cardiac vein）起于右心室前壁，可有1～4支，口径多为1.0 mm左右，3.0～4.0mm者少见，向上越过冠状沟直接注入右心房，有些心前静脉与心小静脉吻合。

3. 心最小静脉

心最小静脉（smallest cardiac vein）是位于心壁内的一些小静脉，直接开口于各心腔（主要是右心房）。

参考文献

[1] 于彦铮,左焕琛.心脏冠状动脉解剖.上海：上海科学技术出版社,1992.

[2] 凌凤东,林奇.心脏临床解剖学.西安：陕西科学技术出版社,1996.

[3] 郑思竞.系统解剖学.北京：人民卫生出版社,1995.

[4] 钱家新.64层螺旋CT对冠状动脉解剖形态显示的影像评价.现代医学影像学,2015,24(2)：90-92.

[5] 虞康惠,成官迅,刘国顺,等.心肌桥-壁冠状动脉临床应用解剖的双源CT研究.中国临床解剖学杂志,2012,30(3)：303-307.

[6] 赵俊,孙善全.心肌桥和壁冠状动脉的形态及相关性研究.解剖学杂志,1998,21：443-446.

[7] 毕莉珠,王锡田.先天性冠状动脉畸形的临床研究.心血管病学进展,2003,24：144-148.

[8] 董兰强,潘纪青.少见先天性冠状动脉变异的冠状动脉造影分析.上海医学影像,2001,10：93-94.

[9] 毛定彪,谭德炎,滑炎卿,等.MSCT对冠状动脉变异的诊断价值.放射性实践,2004,19：327-329.

[10] 杨有优,戴汝平,荆宝莲,等.电子束CT在先天性冠状动脉异常诊断中的临床价值.中华放射学杂志,2001,35：41-44.

[11] 姚民,陈珏,吴元,等.成年人冠状动脉造影先天性变异分析.中国循环杂志,1999,14：132-134.

[12] 杨有优,张文肇,戴汝平,等.先天性冠状动脉瘘的电子束CT诊断.中国医学影像学杂志,2001,9：404-405.

[13] 张竹花,金征宇,李冬晶,等.多层螺旋CT冠状动脉成像研究.中华放射学杂志,2003,37(纪念特刊)：147-152.

[14] 洪澄,夏黎明,吕滨,等.冠状动脉解剖和粥样硬化病变的MSCT造影.放射学实践,2004,19：445-448.

[15] Pannu HK, Flohr TG, Corl FM, et al. Current concepts in multi-detector row CT evaluation of the coronary arteries: principles, techniques, and anatomy. Radiographics, 2003, 23: s111-s125.

[16] Eggebrecht H, Mohlenkamp S. Images in clinical medicine: myocardial bridging. N Engl J Med, 2003, 349: 1047.

[17] Mohlenkamp S, Hort W, Ge J, et al. Update on myocardial bridging. Circulation, 2003, 106: 2616-2622.

[18] Yamanaka O, Hobbs RE. Coronary artery anomalies in 126595 patients undergoing coronary arteriography. Cathet Carfiovasc Diagn, 1990, 21: 28-40.

[19] Angelini P, Velasco JA, Flamm S. Coronary anomalies: incidence, pathophysiology andclinical relevance. Circulation, 2002, 105: 2449-2454.

[20] Lipton MJ, Barry WH, Obrez L, et al. Isolated sinhle coronary artery: diagnosis, angiographic classification, and clinical significance. Radiology, 1979, 130: 39-47.

[21] Fallenberg EM, Juergens KU, Wichter T, et al. Coronary artery aneurysm and type-A aortic dissection demonstrated by retrospectively ECG-gated multislice spiral CT. Eur radiol, 2002, 12: 201-204.

[22] Basso C, Maron BJ, Corrado D, et al. Clinical profile of congenial coronary artery anomalies with origin from the wrong aortic sinus leading to sudden death in young competitive athletes. J Am Coll Cardiol, 2000, 35: 1493–1501.

[23] Ropers D, Moshage W, Daniel WG, et al. Visualization of coronary artery anomalies and their anatomic course by contrast-enhanced electron beam tomography and three-dimensional reconstruction. Am J Cardiol, 2001, 87: 193–197.

[24] Hong C, Becker CR, Huber A, et al. ECG-gated reconstructed multi-detector row CT coronary angiography: effect of varying trigger delay on image quality. Radioligy, 2001, 220: 712–717.

[25] Nieman K, Rensing BJ, van Geuns RJ, et al. Non-invasive coronary angiography with multislice spiral computed tomography: impact of heart rate. Heart, 2002, 88: 470–474.

[26] Nakanishi T, Kayashima Y, Inoue R, et al. Pitfalls in 16–detector row CT of the coronary arteries. Radiographics, 2005, 25: 425–440.

[27] 张刚, 成官迅, 刘婷, 等. 冠状动脉正常解剖及变异的双源CT研究. 中国临床解剖学杂志, 2010, 28(3): 291–292.

第2章

先天性冠状动脉变异的临床与影像学诊断

一、冠状动脉变异简述

1. 概述及流行病学

先天性冠状动脉变异 (congenial coronary artery anomalies) 是指由于胚胎时期发育上的原因导致冠状动脉的起止、分布和走行出现异常, 其发病率较低 (0.6% ~ 1.5%)。一般情况下不影响生理功能, 亦无临床症状, 但有时也可引起心肌缺血、心绞痛、心肌梗死或猝死。有文献报道对27例青少年运动员猝死患者进行了尸检, 结果显示左冠状动脉主干右窦起源畸形23例, 右冠状动脉左窦起源畸形4例。15例患者之前无相关临床表现, 部分患者曾做过心电图和超声心动图检查, 结果均为正常[1]。故提高对冠状动脉变异的诊断意识十分重要。据文献报道冠状动脉变异的检出率为0.5% ~ 1.3%。有较大规模的冠状动脉畸形流行病学调查 (126 595例) 发现, 国外人群中冠状动脉畸形的冠状动脉造影检出率为1.3% (1 686例), 其中以冠状动脉起源和分布变异占绝大多数 (87%, 1 461例), 检出率约为1.15%, 还有225例 (13%) 存在冠状动脉瘘, 多数不并发其他心血管畸形[2]。国内流行病学调查显示, 冠状动脉变异的发病率与国外的大体相似。吴瑛等回顾性研究分析了我国成年冠状动脉造影资料发现, 22 636例冠状动脉造影中检出冠状动脉开口起源异常234例, 总检出率为1.03%, 其中右冠状动脉起源异常58.97%, 是涉及起源异常最多见的冠状动脉; 左冠状动脉起源异常38.03%; 左、右冠状动脉开口起源均异常0.43%; 单一冠状动脉起源异常2.57%[3]。沈东等研究48 158例发现冠状动脉起源异常43例, 检出率为0.91%, 其中右冠状动脉开口于左冠窦占41.5% (182/439), 这种开口异常较容易引起心肌缺血, 严重时可致心肌梗死甚至猝死[4]。张永庚等研究3 903例发现冠状动脉起源异常42例, 检出率为1.08%。其中右冠状动脉异常起源26例, 分别起源于左冠窦 (17例)、无冠窦 (3例) 及高位开口于右冠窦上方 (6例); 左冠状动脉异常起源13例, 分别为前降支起源于右冠窦 (1例)、前降支和回旋支分别开口于左冠窦

（9例）、左冠状动脉高位开口（3例）；单支右冠状动脉2例；单支左冠状动脉1例[5]。运用冠状动脉CTA检查对中国成人冠状动脉分布情况进行了研究，发现1 879名检查者中有24例冠状动脉异常起源，发生率为1.3%。其中15例右冠状动脉异常起源（12例右冠状动脉起源于左侧冠窦，3例高位开口）；8例左侧冠状动脉异常起源：3例起源于瓦氏窦后窦，1例左回旋支起源于右冠窦，1例左回旋支起源于右冠状动脉，1例高位开口，1例左冠状动脉起源于右冠窦，1例单一冠状动脉；还有1例双侧冠状动脉异常起源（均为高位开口）[6]。多数文献均显示国人冠状动脉起源异常中右冠状动脉开口变异占大部分，其中右冠状动脉起源于左冠窦为最常见类型，尽管发生率较低，但由于中国人口基数极大，估计会有数百万以上人口存在此类具有潜在临床危险的先天性冠状动脉异常。冠状动脉分支起源异常少见，如窦房结动脉起源于左房旋支或左室后支、左房旋支起源于左主干、圆锥支起源于左旋支或左前降支等[7]。

2. 冠状动脉开口、分支起源异常

　　冠状动脉在正常情况下以直角起源于相应主动脉窦的中部，冠状动脉起源异常表现为冠状动脉起自主动脉窦结合部附近、对侧窦、无名窦或升主动脉较高位置，并常与根窦部成锐角或切线位，多并发分布异常。据国外文献报道，冠状动脉开口起源异常的总检出率为0.6%～1.2%，其中各种左冠状动脉起源异常占73.3%～77.4%，尤以左回旋支起源于右主动脉窦或右冠状动脉最常见。国内有作者等分析了4 173例患者的冠状动脉造影资料，发现冠状动脉开口起源异常的总检出率为1.2%，但其中右冠状动脉起源异常明显多于左冠状动脉起源异常，尤以右冠状动脉起源于左主动脉窦最常见。冠状动脉开口的位置发生异常，是先天性冠状动脉解剖上的变异，临床上较少见，一般是由在胚胎时期冠状动脉的异常发育或是未发育完全而造成的。但冠状动脉起源异常也是最容易导致临床事件，尤其是年轻人猝死的一种冠状动脉变异，并且在冠状动脉介入治疗中有重要的临床意义。冠状动脉开口起源异常主要有以下9种类型[8]。

　　（1）前降支和左旋支自主动脉左前窦单独开口，无左主干形成（并行左主干）。

　　（2）左旋支或左主干起源于右主动脉窦或右冠状动脉（图2-1～图2-3），左旋支发出后，绕过主动脉根部后方进入并沿着左房室沟走行，旋支可受到主动脉根部及左心房的挤压而狭窄或闭塞。

　　（3）冠状动脉起源于对侧主动脉窦或高位开口于主动脉窦上方的主动脉壁（图2-4），以右冠状动脉起源于主动脉左前窦常见（图2-5），右冠状动脉自主动脉左前窦发出后，经右心室圆锥部和主动脉之间走行，可受到两者的挤压而狭窄或闭塞，并引起心肌缺血。左冠状动脉如果开口于主动脉右前窦，经右心室圆锥部和主动脉之间后分为前降支和旋支，也可能受压引起急性狭窄和闭塞。

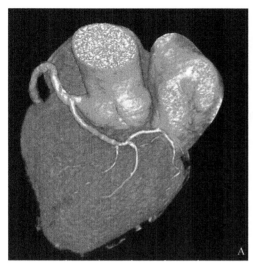 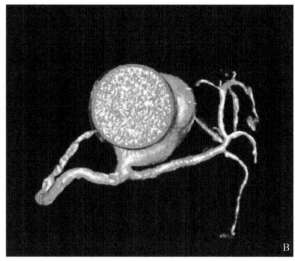

图2-1 冠状动脉发育异常（1）

男，61岁。A. CTA-VR：显示冠状动脉左主干起源右冠状动脉近段；B. CTA-VR冠状动脉树重建：显示左主干起自右冠状动脉近段，走行于右冠窦前方，左冠窦无冠状动脉开口

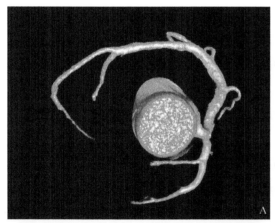 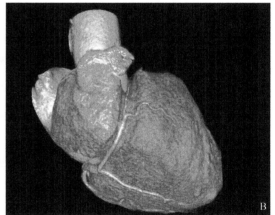

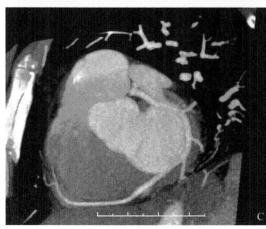

图2-2 冠状动脉发育异常（2）

女，50岁。A. CTA-VR冠状动脉树重建：显示单支冠状动脉起源于左冠窦；B. CTA-VR：显示单支冠状动脉左旋支远端沿后室间沟走行发出后降支，沿右房室沟走行发出锐缘支；C. CTA-MPR：显示单支冠状动脉左旋支粗大，远端延续发出分支替代右冠状动脉供血

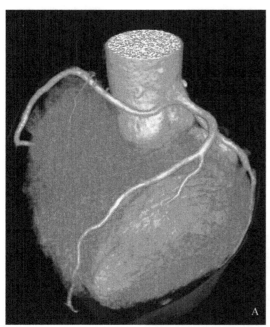
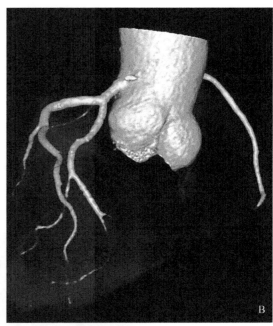

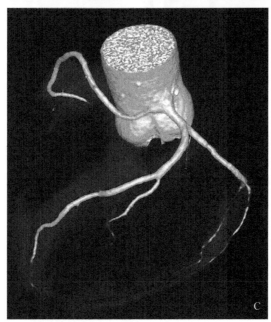

图2-3　冠状动脉发育异常（3）

男，57岁。A. CTA-VR：显示右冠状动脉和冠状动脉左主干共干并高位起源于升主动脉；B. CTA-VR冠状动脉树重建：CTA 冠状动脉树 VR 相显示右冠状动脉高位开口于右冠窦嵴上方升主动脉；C. CTA-VR冠状动脉树重建：显示右冠状动脉和冠状动脉左主干共干并高位起源于升主动脉，冠状动脉分支走行正常

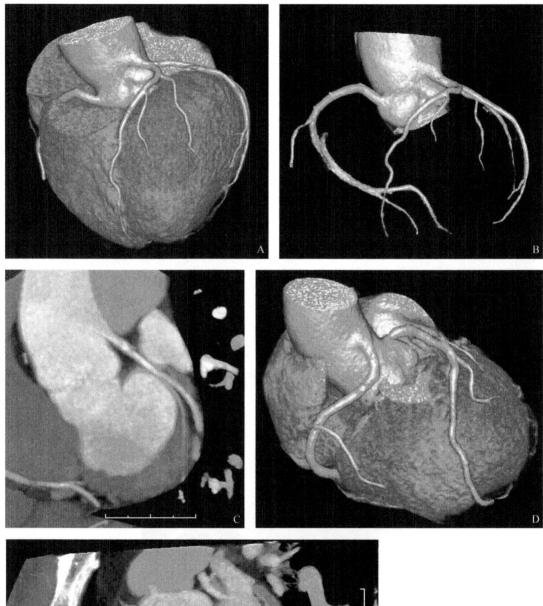

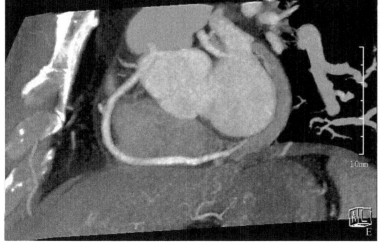

图2-4　冠状动脉发育异常（4）
男，63岁。A. CTA-VR：显示左主
干高位开口于升主动脉；B. CTA-
VR冠状动脉树：显示左主干高位
开口于升主动脉；C. CTA-MPR重
建：显示左主干开口于左冠窦嵴上
方；D. CTA-VR：显示右冠状动脉
高位开口于升主动脉，冠状动脉分
支走行正常；E. CTA-MPR：显示
右冠状动脉起自右冠窦嵴上方升
主动脉

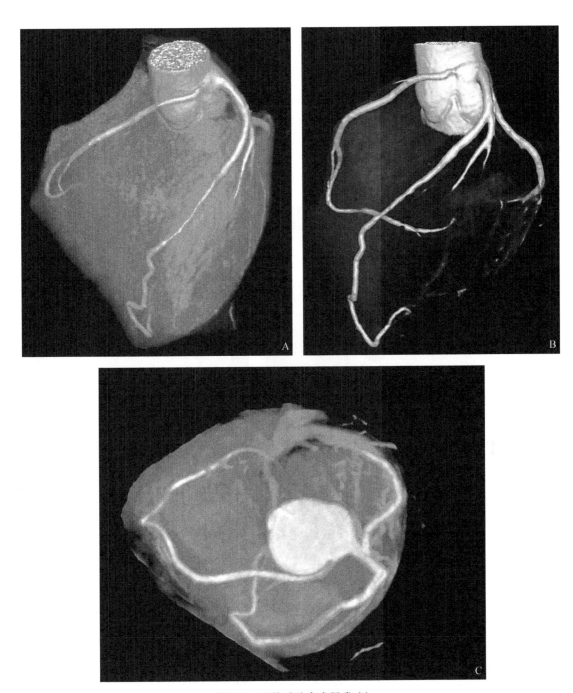

图2-5　冠状动脉发育异常 (5)

男, 36岁。A. CTA-VR: 显示右冠状动脉开口于左冠窦; B. CTA-VR冠状动脉树: 显示右冠状动脉开口于左冠窦;
C. CTA-MIP: 显示右冠状动脉开口于左冠窦, 起始段轻度狭窄

（4）单支冠状动脉，指冠状动脉起自左或右主动脉窦单一开口并为整个心脏供血[9]。

（5）左旋支缺如。

（6）冠状动脉起源于后窦。

（7）冠状动脉起源于肺动脉，被认为是严重的冠状动脉畸形，以左冠状动脉起源于肺动脉较多见（图2-6）。患儿出生后约65%在1年内死于心肌梗死或心力衰竭。

（8）冠状动脉起源于升主动脉，即主动脉窦上嵴的上方，又称冠状动脉高位开口，以右冠状动脉多见。

（9）其他变异较少见，如一支冠状动脉主干起源于另一支冠状动脉（图2-7～图2-9）等。

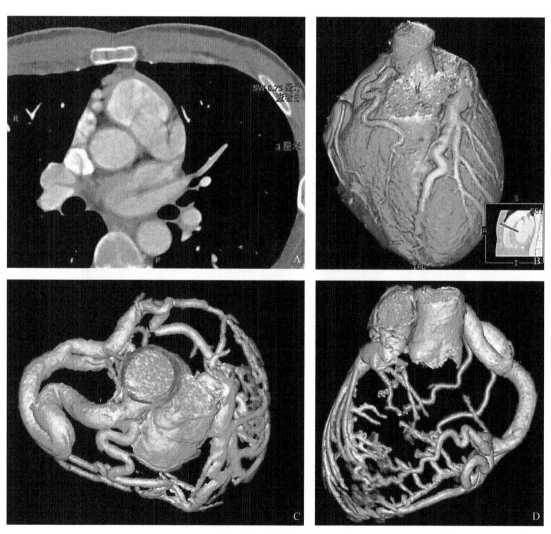

图2-6　冠状动脉起源异常（1）

男，24岁。A. CT轴位像：显示冠状动脉左主干开口于肺动脉主干；B. CTA-VR：显示冠状动脉左前降支起源于肺动脉主干，左右冠状动脉及分支显著粗扭曲；C. CTA-VR：显示左、右冠状动脉及分支显著增粗扭曲，异常连接；D. CTA-VR冠状动脉树：显示左、右冠状动脉分支及吻合支异常增粗扭曲

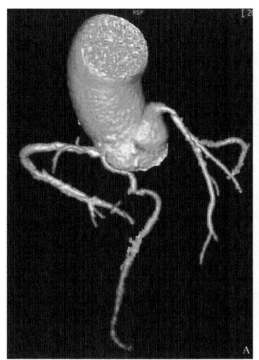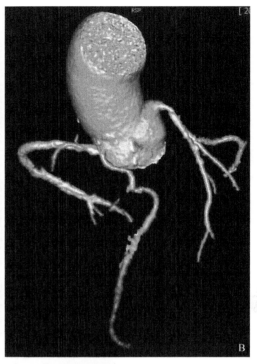

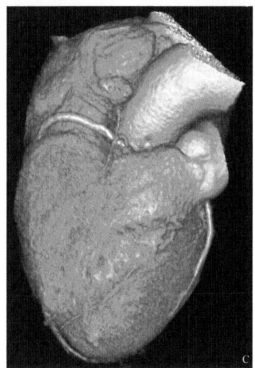

图 2-7　冠状动脉起源异常（2）

男，86 岁。A. CTA-VR 冠状动脉树：显示冠状动脉左前降之起源于右冠状动脉，近段走行扭曲；B. CTA-VR 冠状动脉树重建：旋转角度，显示冠状动脉左前降支开口位置；C. CTA-VR：异位起源冠状动脉左前降支近段走行于肺动脉后方，CTA-VR 相显示肺动脉前缘未见异常血管

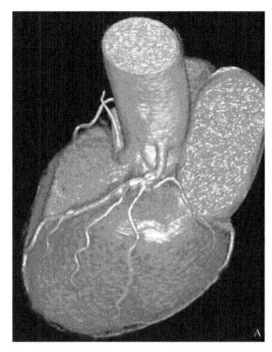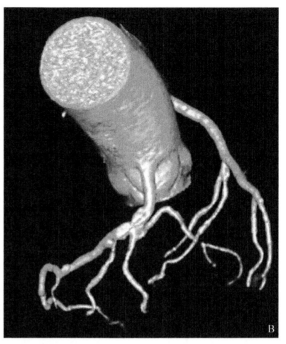

图2-8 冠状动脉起源异常 (3)

男，80岁。A. CTA-VR：显示冠状动脉左旋支起自第1对角支，左前降支多发钙化斑块；B. CTA-VR冠状动脉树：显示冠状动脉左旋支起自第1对角支

3. 单一冠状动脉畸形

单一冠状动脉 (single coronary artery, SCA) 又可称为单冠畸形，属于临床罕见的先天性冠状动脉异常，仅有一支冠状动脉（单左或右冠状动脉）为整个心脏供血，为心肌梗死、猝死的病因之一，通常是胚胎时期冠状动脉的异常发育或不发育造成的，具体原因不详。心血管事件的发生与冠状动脉的畸形无明显相关性，但与冠状动脉粥样硬化关系密切：由于整个心肌为单支血管供血，一旦出现血管狭窄或者闭塞，病情凶险可危及生命，清晰地显示并准确评价冠状动脉畸形具有重要的临床意义。国内外关于SCA的文献多为个例报道。SCA是一个潜在危险的冠状动脉畸形，当异常血管走行于主动脉和肺动脉之间，大血管的搏动挤压异常血管，会对心肌的灌注带来极大影响。在没有冠状动脉病变的情况下，SCA可引起心律失常、心肌梗死、心力衰竭、猝死等，都属于冠状动脉恶性畸形。国外有学者认为先天性SCA是血管的解剖畸形，其发病率约为0.024%，并提出了先天性SCA的分型方法。根据其起始位置和分支分布分为Ⅰ、Ⅱ、Ⅲ三型[10]。Ⅰ型单支冠状动脉主干近中段沿正常左或右冠状动脉途径分布，远段延续为正常情况下对侧冠状动脉的较大分支。依起源于左窦或右窦分为LⅠ和RⅠ两个亚型。LⅠ亚型指冠状动脉起源于左窦，沿正常左冠路径发出前降支和回旋支，远段入右房室沟延续为锐缘支。RⅠ型指

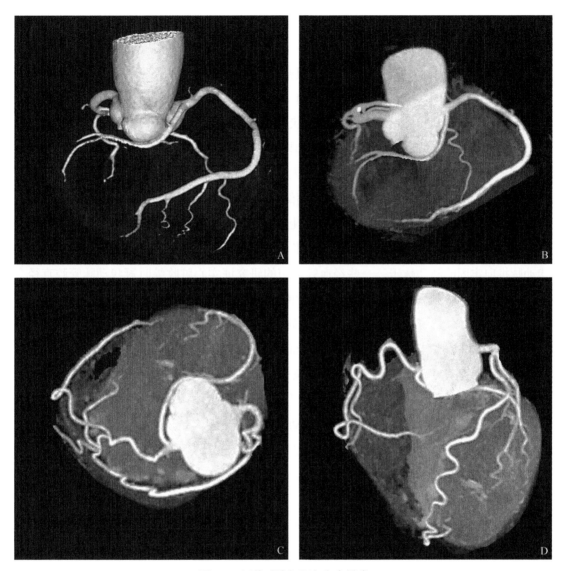

图 2-9　冠状动脉起源与发育异常

女, 66 岁。A. CTA-VR 冠状动脉树重建: 显示左冠窦无冠状动脉开口, 冠状动脉左主干起自无冠窦; B. CTA-MIP 冠状动脉树重建: 显示冠状动脉左主干起自无冠窦; C. CTA-MIP: 显示冠状动脉左旋支起自右冠状动脉近段, 并绕行主动脉后方进入左房室沟; D. CTA-MIP: 显示冠状动脉左旋支起自右冠状动脉近段, 并绕行主动脉后方进入左房室沟

冠状动脉起自右窦, 沿正常右冠路径经房室交点发出后降支, 远段沿左房室沟达心左缘。Ⅱ型指单支冠状动脉自一侧主动脉窦起始后, 即有较大分支经大动脉根部至正常对侧冠状动脉分布区。依起源窦及上述分支位于右心室圆锥部或肺动脉前 (A)、主动脉和肺动脉之间 (B) 或主动脉根部之后 (P), 分为 LⅡA、B、P 及 RⅡA、B、P 六个亚型。Ⅲ型指单支冠状动脉起自右窦, 回旋支和前降支分别起自同一主干, 回旋支绕行于主动脉后, 前降支行于主动脉和肺动脉间[11]。

4. 冠状动脉先天性变异的临床意义

不同类型冠状动脉畸形的临床意义差别巨大。在美国，先天性冠状动脉畸形是年轻人心源性猝死的第二大病因，仅次于肥厚型心肌病。冠状动脉变异中起源于对侧冠窦（ACAOS）被认为是危险性最高的，包括左冠状动脉主干起源于右冠窦（anomalous left main coronary artery arising from the right sinus, ALCA-R）及右冠状动脉异常起源于左冠窦（anomalous right coronary artery arising from the left sinus, ARCA-L），如果存在主肺动脉间走行，则危险性更高[12]。一项大型调查报道，17%的美国年轻运动员猝死与异常起源动脉间走行的冠状动脉有关。同样有研究报道，美军新兵因心血管疾病猝死的病例中，异常起源动脉间走行的冠状动脉是首要原因（约占总数的33%）。由此可见，冠状动脉起源异常且伴有动脉间走行是导致猝死的高危因素[13]，其可能的机制：当运动时，主动脉扩张可能压迫走行于大血管间的畸形冠状动脉，将冠状动脉推向牢固的肺动脉干。一些经血管超声的研究证实心脏收缩时冠状动脉管腔直径会减少30%～50%。通常，变异冠状动脉自对侧冠窦发出后，有一较短的节段走行于主动脉壁内。这种解剖结构可导致机体运动时，主动脉扩张的同时，变异冠状动脉会被拉伸、压扁，并且心脏舒张期主动脉瓣关闭，畸形冠状动脉同样也会被冠状动脉内连接处压迫。有人假设，畸形冠状动脉痉挛可能会周期性发作，会减少分布区心肌的血液供应。畸形冠状动脉自主动脉发出的夹角成锐角（一般冠状动脉开口和主动脉管腔之间夹角＜45°），会导致裂隙样开口及开口瓣状脊（开口狭窄的一种类型，主动脉组织突至冠状动脉开口内）。除外猝死，冠状动脉起源异常还可产生下列临床症状：呼吸困难、心绞痛、头晕、心悸和晕厥等症状。冠状动脉高位开口、多个开口、动脉重复、冠状动脉迂曲多认为是良性冠状动脉瘤（CAA），没有明显异常的血流动力学变化，不会引起临床症状。但心脏导管造影、介入治疗或冠状动脉搭桥术时，可以避免引起插管困难或手术时因操作不当导致急性冠状动脉事件的发生。走行于主、肺动脉间的冠状动脉变异，受其搏动压迫，另一原因是对侧起源的冠状动脉与主动脉壁成切线位，开口处变扁呈裂隙状；在剧烈运动后心脏负荷加重，心肌供血不足，导致猝死。冠状动脉起源于对侧主动脉或右冠开口于对侧冠窦为多，走行于主、肺动脉间，均有开口处管腔的变扁、狭窄，可以解释患者的胸闷、胸痛等症状。单一冠状动脉指冠状动脉起自左或右主动脉窦单一开口并为整个心脏供血，其发生率为0.024%～0.066%。单一冠状动脉患者大部分无症状，若主要的冠状动脉分支走行于肺动脉圆锥和主动脉之间者，因受挤压而影响心肌灌注[14]。

5. 冠状动脉变异的诊断方法

（1）运动试验：运动平板试验可能是预测冠状动脉异常起源于ACAOS最敏感的检查手段，因为该检查会导致心输出量增多及非生理性心动过缓。然而，上述两种状态是猝死的潜在诱因，尤其对于ACAOS患者。因此，一般禁止行运动试验或者必须在院内严密监测下进行。同时如果冠状动脉异常较严重，运动压力测试结果也可能是阴性。因此一般不推荐用运动试验来检查冠状动脉异常。

（2）超声心动图：经胸超声心动图检查可用于临床检测冠状动脉畸形，可以识别大多数有临床意义的冠状动脉变异，但是不能识别直径小于2mm的血管。其优点是可以广泛使用、不会暴露于放射性物质、可描述近端冠状动脉解剖。一项研究对2 388例患者行常规超声心动图检查，发现ACAOS的发生率是0.17%，而另一项研究则通过冠状动脉造影发现冠状动脉异常起源于ACAOS发生率为1.07%，另据报道，6%～10%的经胸超声心动图检查无法清晰描绘双侧冠状动脉起源，以致无法排除冠状动脉异常起源于ACAOS。因此可以推断，超声心动图在诊断冠状动脉变异上的敏感性不够，尤其是检查成年人或并不是特意检查ACAOS时。Davis及其同事对2 388名儿童行经食管超声心动图检查，发现了4例冠状动脉起源异常（0.17%）。但这种方法并不是完全非侵入性，而且费用很高。但本检查组中有一个超声检查阴性的儿童却死于冠状动脉畸形（尸检发现），使得这种检查手段的准确性备受争议。血管内超声（IVUS）在评价CAA患者（尤其是ACAOS患者）可能的缺血机制方面，是首选的检查方法。最近一项研究已经证实每个心缩期，异常冠状动脉的直径会进一步被压缩。

（3）冠状动脉造影：近几十年来，冠状动脉畸形发病前诊断主要通过常规血管造影。当使用常规方法和造影导管未能在通常位置发现相应的冠状动脉开口或显示某一主要冠状动脉分支区域显影缺如时，不能轻易判断冠状动脉病变导致的血管闭塞，可能为冠状动脉起源异常，行左心室或非选择性主动脉根部造影判定冠状动脉开口异常的位置，然而，冠状动脉造影技术主要受限于它的侵入性，而且通过冠状动脉造影来识别冠状动脉畸形很困难，因为冠状动脉造影缺少大血管走行的三维信息。目前，冠状动脉造影已经不是临床诊断冠状动脉畸形的一线检查手段。

（4）CT冠状动脉血管成像（CTA）：多数冠状动脉变异患者没有症状，也可出现心绞痛、急性心肌梗死等症状，甚至猝死。CTA能无创性显示畸形的冠状动脉，以及变异血管与邻近结构间的关系，为临床的诊治提供直观的影像学资料。使用多排螺旋CT扫描仪，CTA用于探查冠状动脉近端狭窄导致血流动力学变化的敏感性为80%～90%。最新的指南和治疗原则倾向于通过CTA评价冠状动脉变异，心脏CTA可以提供优质的空间和时间分辨率，确保可以精确地评价冠状动脉变异的解剖结构。有研究报道，在描述冠状动脉起源方面，多排螺旋CT较传统冠状动脉造影更为优越。随着多层探测器CT（multidetector computed tomography, MDCT）技术的发展[15]，目前已经可以更好地描述冠状动脉的细小分支，如窦房结动脉。相比64层多排螺旋CT，双源CT可提高CTA的精确性，可以动态评估冠状动脉在心动周期中的变化，提高心房颤动患者CTA图像质量，以及满足日常临床工作实施心脏CT的要求。因此当临床患者尤其是年轻患者出现心绞痛、心肌梗死或室性心律失常甚至猝死幸存等情况下，又无法用其他原因解释时，建议做冠状动脉CTA检查,以了解冠状动脉起源、分布及走行,观察有无冠状动脉先天性异常。DSCT能准确显示冠状动脉变异类型及其解剖细节,可作为常规检查技术用于冠状动脉变异的筛查。

(5)心脏MRI:MRI是当前认为最好的检查手段,可以避免放射性物质和过敏性造影剂的使用,并且可以提供优质的成像。在判断冠状动脉起源方面,MRI优于常规血管造影,尤其是检查有先天性缺陷的患者。2010年,美国心脏病学院和美国心脏协会发布了成人先天性心脏病治疗指南,推荐冠状动脉CTA或磁共振血管成像是检查异常起源冠状动脉变异的Ⅰ类选择[16]。

6. 冠状动脉先天性变异的治疗

检查发现并确诊冠状动脉变异后,其治疗方案应个体化,取决于患者的缺血症状、冠状动脉损害相关表现及患者的年龄。当心肌缺血症状出现在50岁以后,猝死的概率会很低,采取的治疗方案应与治疗缺血性心脏病患者的方案一致。如果年轻的冠状动脉异常患者存在主、肺动脉间走行,猝死的概率相对较高,应该采取侵略性的治疗方案。冠状动脉异常起源患者有3种治疗选择:内科处理/观察、冠状动脉血管成形术及支架置入、手术修复。若冠状动脉异常起源患者无临床症状,但心肌灌注扫描阳性,或年龄小于30岁(无论核扫描是否阴性)均建议行手术治疗。

(1)内科治疗/观察:内科治疗主要针对无临床症状或年龄较大(> 50岁)的冠状动脉异常起源患者,包括β受体阻滞剂及活动限制(避免极度劳累)等。

(2)经皮冠状动脉介入治疗(percutaneous coronary intervention, PCI):冠状动脉起源异常,一般来说对心脏供血及心功能无明显影响,然而认识异常起源冠状动脉对于介入医师而言则可在术前、术中做好充分准备。在进行冠状动脉造影时,介入医师应对可能遇到的冠状动脉起源异常类型、发生概率有充分了解,避免术中在正常冠状动脉开口部位未见到血管发出时,误认为是动脉粥样硬化导致的闭塞病变。应能做到选择恰当的体位、投照角度,运用恰当的造影导管,迅速对异常起源的冠状动脉进行判断,特别是在急诊冠状动脉造影时,为尽早对靶血管施行介入治疗争取宝贵时间。冠状动脉畸形介入治疗有几个技术难题。例如,异位开口的冠状动脉,选择合适的导管完成冠状动脉造影和PCI是首位的技术难题,其次,异位冠状动脉或单一冠状动脉等情况下,冠状动脉开口、走行方向不定,且扭曲的角度使得导管插入更为困难。起源异常冠状动脉PCI治疗的另外一个难题是介入设备输送时,缺乏足够的指引导管后备支持,尤其在出现弥漫钙化的扭曲时更为困难。鉴于冠状动脉畸形PCI治疗的上述难题,选择合适的器械显得格外重要。合适的介入器械能成功到达畸形冠状动脉开口,并且可以使造影剂用量降为最低。各种血管造影特征,如主动脉根大小、冠状动脉开口外形、发出角度、畸形血管的最初轨迹等及拟定的介入方案都影响到介入器械的选择。介入治疗前精确识别畸形冠状动脉起源及走行有助于选择介入方案,以及选择合适的导引导管、导丝和气囊。例如,对右冠状动脉起源于左、无冠窦或开口过高者选用 Amplatz 导管,也有报道运用 JL5 指引导管取得成功 PCI 的报道。最近报道了一例对严重扭曲冠状动脉行介入治疗的成功病例,通过使用了 GuideLiner 指引导管,用于球囊和支架的远端输送,这也是首例 GuideLiner 导管用于左冠状动脉主干畸形的介入治疗。GuideLiner 子母导管系统是一种灵活的同轴导管,可与任何标准指引导管联用。而且,该系统可提供足够的后备支持和同轴对齐,能到达冠状动脉系统的不同区域,使介入设备的输送变得简便,并且可快速交换标准长度导丝、球囊或支架。与伙伴导丝技术 ("buddy" wire technique, BWT) 相比,使用 GuideLiner 系统可避免在目标血管重新布线,而伙伴导丝技术需要使用另外一根导丝通过冠状动脉严重狭窄区域,这种方法可能会加重缺血。而且,伙伴导丝技术另一个难题是缺乏足够的指引导管支持。另外,使用 GuideLiner 系统可以在更为贴近介入位点的位置注入造影剂,从而减少射线暴露。对畸形冠状动脉行 PCI 最常用的方法是伙伴导丝技术,指在 PCI 过程中,沿着放置好的第一根冠状动脉导丝,再放入第二根冠状动脉导丝,这样能稳定指引导管,帮助球囊和支架通过病变。有应用这种方法对左冠状动脉主干主肺动脉间或间隔走行的患者行 PCI 成功的报道,也有对左冠状动脉主干主动脉后走行的患者行 PCI 治疗成功的报道。已有报道起源于对侧冠状窦后行走于主肺动脉之间的受压血管,通过支架置入取得成功的临床报道,提示部分以往需要通过外科方法进行纠治的患者,可以通过介入治疗取得相同的临床效果。

（3）手术治疗:对于心外科医师而言,熟悉血管走行,可以避免在手术中误伤起源异常的冠状动脉。国外有专家认为[17],冠状动脉起源于对侧冠窦患者应该按年龄进行分类,因为年龄是唯一经过证实的危险因素。他们建议,所有小于 30 岁的患者冠状动脉起源异常且伴有动脉间走行节段时应该进行手术,而大于 30 岁的患者首先要根据核压力测试结果进行危险分层。2016 年发表的《先天性心脏病成年人治疗指南》认为,所有 ALCA-R 伴动脉间走行患者的首推治疗应是手术重建血运。对于 ARCA-L 患者,如果临床存在经证明的缺血、猝死、无法解释的心律失常,则首推手术治疗。手术方法包括冠状动脉搭桥术、冠状动脉去顶术、冠状动脉开口再置术[18]。

二、冠状动脉瘘

1. 概述

冠状动脉瘘 (coronary artery fistula) 指冠状动脉或其分支直接与右心房、右心室、肺动脉或冠状窦间的异常沟通[19]。文献报道冠状动脉瘘的检出率为0.1%～2.1%，以冠状动脉-右心、肺动脉系统瘘较常见（图2-10、图2-11），冠状动脉-左心系统瘘少见。并且其起始血管以右冠状动脉最多见，左冠状动脉次之，左、右冠状动脉同时受累者少见。受累的冠状动脉依分流量的大小呈不同程度的扩张、延长、扭曲或钙化，扩张可为均匀性或瘤状，附壁血栓形成或远端栓塞少见，偶可并发动脉导管未闭、大动脉错位、法洛四联症等[20]。

通常认为，由于某些因素的影响，导致胚胎发育过程中，心肌窦状间隙未能退化而持续存在，致使冠状动脉主干或其分支与某个心腔或血管之间形成异常通道。其特征表现为冠状动脉未经过毛细血管网而与心腔或大血管（体循环或肺循环）任一阶段直接交通。通过超声心

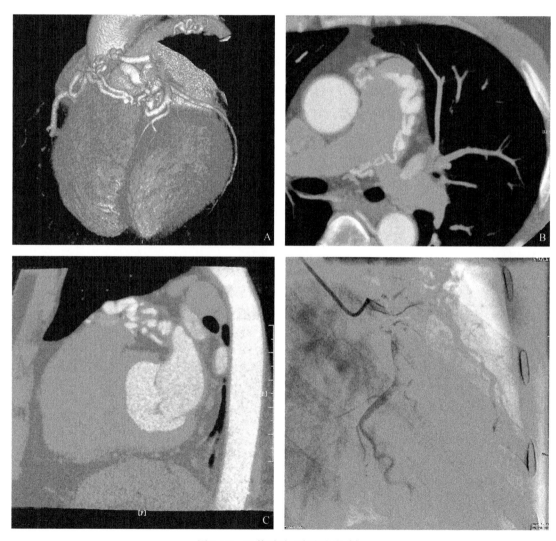

图2-10　冠状动脉-肺动脉瘘（1）

男，54岁。A. CTA-VR：显示肺动脉前方异常增粗扭曲血管，分别与右冠状动脉近段和左冠状动脉前降支D1分支相连；B. CTA轴位厚层MIP：显示肺动脉前缘异常增粗扭曲血管团；C. CTA矢状位薄层MPR：显示肺动脉前壁瘘口；D. DSA冠状动脉造影成像：显示冠状动脉瘘（冠状动脉左前降支D1分支瘘向肺动脉）

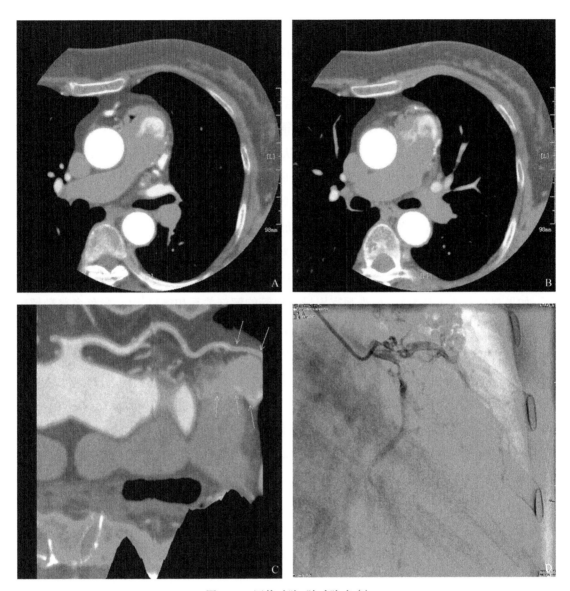

图 2-11　冠状动脉-肺动脉瘘 (2)

女,56岁。A. CTA 横轴位扫描:可见右冠圆锥支发育畸形并右冠状动脉-肺动脉瘘;B. CTA 横轴位扫描:显示肺动脉前方增粗扭曲血管团,肺动脉内见片絮状提前显影造影剂;C. 右冠 CTA 曲面重建:显示冠状动脉右圆锥支增粗,肺动脉内见经瘘口提前显示混合不均的造影剂2;D. DSA 冠状动脉造影:示冠状动脉瘘 (前降支 D1 分支瘘向肺动脉)

动图检查却可以发现其右冠状动脉的起源、走行及左心室瘘口的开口位置等情况,由于超声的价格和方便的优势,对该病的确诊具有高度的指导价值,也是首选检查方法[21]。

2. 冠状动脉瘘分类及影像学诊断

冠状动脉瘘在 CT 上的特殊表现为正常分布冠状动脉的一部分均匀或局限性瘤样扩张延长,与心腔或血管异常沟通,壁偶见钙化[22]。冠状动脉瘘须注意与主动脉心腔隧道鉴别,后者起自主动脉窦上方,而冠状动脉的起源、分布、终止和管径是正常的。瘘管可以为单一血管，也可为丛状多发扭曲血管，在受损的心腔可有多个终点。瘘支冠状动脉近心端常因分流量大而增粗、迂曲，甚至呈瘤样扩张，冠状动脉瘘分型根据交通部位血流动力学可分为动静脉瘘和体循环的内瘘，前者指冠状动脉与右心或肺动脉、冠状静脉窦交通者，后者指冠状动脉与左心或肺静脉交通者[23]。根据瘘管开口的位置可分为两类[24]：① 冠状动脉-血管瘘：主要有冠状动脉间的交通，冠状动脉-静脉间的交通，冠状动脉-肺动脉瘘，冠状动脉-腔静脉瘘；② 冠状动脉-心腔瘘：主要有冠状动脉-右室瘘，冠状动脉-右房瘘，冠状动脉-左房瘘。由于瘘管连接的是压力高的动脉至压力低的心腔，故存在一定的分流。如果分流是进入右心，则形成左向右分流，可以发生在收缩期，也可发生在舒张期，且在舒张期明显。如果瘘管开口于左心，则血流动力学类似主动脉瓣关闭不全的表现[25]。冠状动脉造影一直被认为诊断冠状动脉疾病的"金标准"，但作为有创检查，致病率约1.5%，致死率约0.15%。选择性冠状动脉造影跟操作者的熟练程度及所运用的DSA机型都有关系，有些很复杂的畸形，如果观察角度不是太好，很难观察出异常血管的解剖关系和瘘口[26]。彩色多普勒超声检查可以检出扩张的冠状动脉和较大的瘘口，并可看到通过瘘口的血流。但对于小的瘘口和分流少的分流难以确定[27]。MRI也有用于冠状动脉瘘诊断的报道，但也是因为时间分辨力和空间分辨力不足，主要对近段的冠状动脉显示较好，对于较细小迂曲的交通动脉限于空间分辨力等原因难以明确。电子束CT是应用于心脏最早的CT检查方法，时间分辨力达100ms，但空间分辨力和三维图像上的欠缺使得电子束CT在冠状动脉复杂畸形方面的诊断受到限制。多层螺旋CT是近年来发展最快的影像学方法[28]，特别是后超高端CT (GE-Revolution，西门子Force) 的应用，大大地推动了无创检查冠状动脉疾病和心脏结构性疾病，无心率控制，无呼吸控制的限制。而且一次扫描的同时可以进行心脏功能分析和心肌缺血灌注分析。

　　肺动脉-左房瘘 (pulmonary artery-left atrial fistula，PA-LAF) 即肺动脉分支和左心房之间通过异常管道相交通，可导致右向左分流，是一种非常罕见的先天性发绀型心血管畸形，但目前也有关于外伤及医源性导致继发性PA-LAF的文献报道[29]，本病女性发病多于男性。PA-LAF的血流动力学改变与肺动静脉瘘类似，有人认为PA-LAF的实质就是肺动静脉瘘，其血流动力学改变均为A-LAF的发病机制尚不清楚[30]，目前有三种不同的假设理论被提出：第一，在胚胎发育早期，肺动脉和原始肺静脉之间形成了一条异常管道，后来原始肺静脉融入左房壁，从而导致了肺动脉和左房之间异常交通；第二，有人认为PA-LAF是肺动静脉瘘的一种变异；PA-LAF是由于肺叶发育不全导致肺部毛细血管床缺如的结果。临床表现PA-LAF的临床症状主要表现为三方面[31]：第一，缺氧症状。由于肺动脉内未经氧合的静脉血直接进入左心房，从而使动脉血氧含量下降，产生一系列缺氧症状，如中心性发绀、气促、劳力性呼吸困难、劳动耐力下降。第二，栓塞和感染症状。一方面长期慢性缺氧可以导致红细胞异常增多,血液黏稠,血栓形成的概率增高。另一方面由于 PA-LAF 越过肺部毛细血管网,肺部的滤过功能下降,使血栓和细菌可以通过 PA-LAF 直接进入体循环,随血液循环到达全身各处,可引起全身各脏器的栓塞及感染,轻者引起一过性脑缺血发作,重者可引起脑梗死、心肌梗死、脑脓肿、感染性动脉内膜炎、感染性心内膜炎等,目前还有 PA-LAF 引起肝脾梗死、下肢梗死及肝脓肿的报道。第三,其他表现。PA-LAF 持续发展,可以导致肺水肿、肺性高血压、左心衰甚至瘘管处动脉瘤囊扩张破裂。体格检查可见口唇发绀、杵状指 (趾),心前区经常听不到杂音或仅能闻及轻微的非特异性杂音。PA-LAF 临床症状的轻重取决于分流量的大小,分流量越大、临床症状越重,表现越早。影像学检查表现:X 线胸片大多正常,少数右心缘处有膨出影或左/右肺门处有高密度影。经胸二维多普勒超声心动图正常或可见彩色血流束从右肺动脉进入左心房。超声心动图造影:静脉注入造影剂后,可见造影剂微泡提前进入左心房和左心室,提示存在左向右分流,为诊断提供线索[32]。多层 CT 成像和三维重建正常或可见右肺动脉和左心房之间有管状交通,并显示两肺动脉分支是否正常。心导管插入术和选择性肺动脉造影可以清楚显示整个瘘管的形态、走行和大小,同时显示肺动脉分支情况和肺静脉回流情况,明确 PA-LAF 的分型,是确诊该病的最佳检查手段,并为治疗方案的选择提供了依据。

冠状动脉-肺动脉瘘:冠状动脉瘘分为五型,其中第 III 型是 CPF (冠状动脉-肺动脉瘘),而 Vaidyanathan 等则认为 CPF 与其他的冠状动脉瘘不同,其形成可能与肺动脉窦退化不全并与冠状动脉间形成异常连接有关,不应纳入冠状动脉瘘的五种类型中,而应单独对待。CPF 临床表现和预后取决于瘘口的大小、血流的速度和流量、是否合并心肌缺血或梗死及其进展情况;瘘口较小者可以没有任何症状,经常因其他原因在数字减影血管造影 (DSA) 时发现;瘘口较大时,可出现典型心绞痛、不典型胸痛或胸闷、呼吸困难甚至晕厥等症状,可能由冠状动脉盗血现象所致。CPF 可能导致多种并发症,如充血性心力衰竭、心律失常、感染性心内膜炎、瘘口区动脉瘤破裂甚至猝死等。影像学检查传统的冠状动脉 DSA 虽然可以诊断本病,但是无法完整、清楚、立体地显示畸形血管与毗邻结构的空间连接关系。多排螺旋 CTA 技术,是一种无创、安全的检查,可以任意方位重组,尤其是后 64 排或以上的螺旋 CT 进一步缩短了心脏扫描时间及心动周期中数据采集时间,减少了心率波动及心律不齐对图像质量的影响,空间分辨率也有较大提升,更适用于冠状动脉成像及其相关疾病的诊断,可以明确诊断 CPF,并且能够为临床下一步治疗提供全面的解剖学支持。左前降支是最常见的供血冠状动脉,在分析诊断中应引起重视,CTA 影像特征包括毛线团征、动脉瘤征,表现为畸形血管分布在供血冠状动脉及肺动脉周围,与肺动脉干关系密切,多角度旋转均不能分开,以肺动脉主干前缘分布较多,呈迂曲条管状、细线状,相互交织分布,形成毛线团征,主要由于畸形血管的形成多是无规律的,除了与供血冠状动脉及肺动脉间形成连接外,互相之间也容易形成沟通[33]。CPF 合并动脉瘤的概率比较高，约57.1%，且均位于左冠状动脉供血区，笔者认为与左冠状动脉血供及分布特点有关，左冠状动脉主干及前降支走行于前室间沟区，CPF供血动脉中左主干管径较为粗大，前降支供血概率较高且发出畸形血管分支较多，更容易互相沟通，血流更容易受影响，畸形血管内膜容易损伤，管壁局部薄弱，从而较容易形成动脉瘤，管壁也常发生钙化。为保证畸形血管及动脉瘤能够全面、准确地显示，在扫描时应该特别注意扫描范围，平扫的观察非常重要，如果在常规范围平扫图像中发现肺动脉干周围有异常迂曲条状影围绕肺动脉分布，应引起重视，要想到本病的可能，并及时向上扩大扫描范围，以保证不丢失任何的信息。染色征及喷射征，是CPF较为特异性的征象[33]，可通过此征象确诊本病。其形成基础主要是供血的畸形血管与肺动脉间存在压力和对比剂浓度差异，以及多个瘘口的存在；由于畸形血管与冠状动脉相连，冠状动脉血供来源于体循环，压力高于肺循环，两者之间存在动脉压力差，另外CPF的形成很少仅仅为1个瘘口，血流多是经过1个较大的瘘口和多发细小的瘘口进入肺动脉的。因此在CTA中，可以很直观地观察到供血的畸形血管沿着肺动脉周围分布，对比剂经CPF的多个细小瘘口时，流速较慢，通过量小，对比浓度差异较小，呈现出逐步染色征象；而对比剂经过较大瘘口时，流速较快，量也相对较大，瞬间通过时对比剂浓度差异较大，形成了喷射样的征象，可称为喷射征或射血征。在CTA扫描时应该特别注意扫描时间的控制，以及生理盐水冲刷管腔，以保证主肺动脉间存在明显对比剂浓度差，从而能够较好地显示上述特异征象。在诊断CPF的过程中，应注意与冠状动脉异常起源于肺动脉、冠心病某支闭塞后的侧支血管开放这两种情况鉴别。

三、冠状动脉瘤

1. 概述

冠状动脉瘤 (coronary artery aneurysm) 是指因各种原因引起的冠状动脉局限或弥漫性扩张，其直径超过了相邻正常冠状动脉的1.5～2.0倍。尸检及冠状动脉造影发现发病率为1.5%～4.9%。凡能导致冠状动脉中层结构和功能削弱的病因，均能导致冠状动脉瘤形成[34]，包括以下几方面。

(1) 冠状动脉粥样硬化：为动脉粥样硬化破坏了动脉血管壁的中层弹力纤维所致。

(2) 先天性冠状动脉发育异常：如冠状动脉瘘易合并冠状动脉瘤。

(3) 结缔组织病：川崎病 (Kawasaki disease)、婴儿型结节性多动脉炎、大动脉炎等。

(4) 结缔组织遗传性疾病：Marfan综合征、埃-唐综合征等。

(5) 感染：如败血症、梅毒、真菌栓塞等。

(6) 外伤及冠状动脉介入治疗造成中膜损伤后发生冠状动脉瘤。

冠状动脉粥样硬化是产生冠状动脉瘤的主要病因,大约50%的患者由此引起,其次是先天性冠状动脉发育异常 (17%) 和川崎病。川崎病的发病率有明显的地区差异,在亚洲特别是日本,川崎病是冠状动脉瘤发病的一个常见原因。冠状动脉瘤可发生血栓、栓塞、瘤体破裂和血管痉挛等并发症[35]。

2. 影像学表现

冠状动脉瘤的CT表现为冠状动脉的一部分均匀或局限性瘤样扩张,有时表现为左右冠状动脉的异常连接合并扩张 (图2-12～图2-14),冠状动脉夹层是更少见的动脉瘤样畸形,病因上有先天性和后天性,夹层是引起冠状动脉急性狭窄和闭塞的原因之一,CTA上表现为内膜移位或双腔 (图2-15、图2-16)。川崎病表现为单支冠状动脉多发动脉瘤并有瘤壁可有钙化[36],瘤内可有血栓形成 (图2-17、图2-18)。DSA冠状动脉造影只能显示动脉瘤腔内情况,在形态学诊断上不如CT冠状动脉血管造影。

总之,冠状动脉先天变异较复杂,有一些具有重要临床意义。据临床特点分为良性畸形和潜在危险的冠状动脉畸形。良性畸形包括并行左主干、左回旋支缺如或起源于主动脉右窦或右冠状动脉、冠状动脉开口高位、左或右冠状动脉开口于无名窦、冠状动脉间沟通、小的冠状动脉瘘等。良性畸形由于畸形冠状动脉血流正常或瘘血管管径较细,分流量较小等,通常不产生明显的血流动力学改变,不引起心肌缺血,故无明显临床症状及体征,往往是在影像

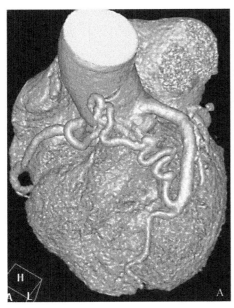
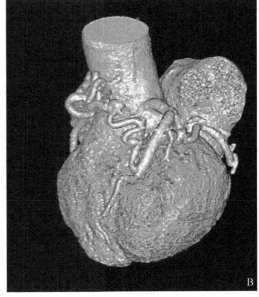

图2-12　冠状动脉异常连接

男,61岁。A. CTA VR:左右冠状动脉异常连接,CTA-VR相显示左前降支第2对角支向前绕过肺动脉主干,走行迂曲,管腔扩张,与右圆锥支相通;B. CTA-VR冠状动脉树:冠状动脉左右支异常连接

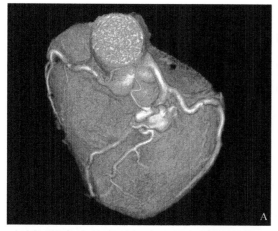
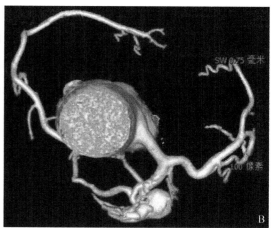
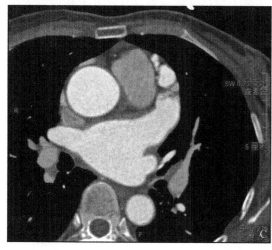

图2-13 冠状动脉多发动脉瘤

女，54岁。A. CTA-VR：显示右圆锥支走行迂曲，远端扩张，走行至左前降支前方局限性瘤样扩张；B. CTA-VR冠状动脉树重建：显示冠状动脉左前降支前缘扭曲血管团伴局限新瘤样扩张；C. CT横断位成像：显示左心耳前方球形动脉瘤

学检查时被偶然发现。潜在危险的冠状动脉畸形包括冠状动脉起源于肺动脉、左冠状动脉起源于主动脉右窦、右冠状动脉起源于主动脉左窦、单支冠状动脉、冠状动脉发育不良、大的冠状动脉瘘等。潜在危险的冠状动脉畸形或由于急性的冠状动脉走行于主肺动脉间，受主肺动脉压迫，或由于大的冠状动脉瘘增加心脏负荷，瘘口远程血流大量减少，而使心肌局部供血不足，或由于单支冠状动脉及冠状动脉发育不良等产生明显的血流动力学改变，可引起心肌缺血、心绞痛、心肌梗死或猝死[37]。

常规冠状动脉造影在目前阶段虽在大多数教科书中仍是诊断冠状动脉变异的金标准，但由于采用二维成像技术，很难对冠状动脉和心脏大血管做出三维定位，而且冠状动脉变异的存在使得侵入性心导管技术操作复杂化，需要多种非标准投照体位，对比剂剂量加大，部分患者因导管操作困难还可造成误诊。此外，常规冠状动脉造影为有创性检查，且费用昂贵。

MSCT冠状动脉成像为无创性检查手段，技术操作简单，还可根据需要任意选择观察角度，可清楚显示变异冠状动脉的开口、形态位置、与其他血管的连接关系及与心脏各房室结构

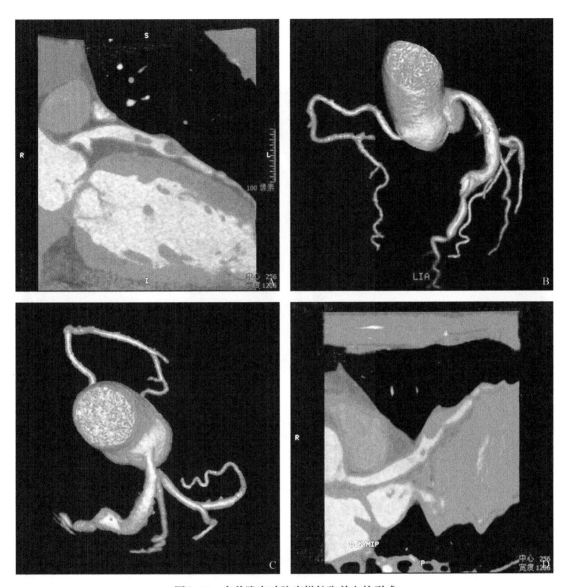

图 2-14　左前降支动脉瘤样扩张并血栓形成

女, 59 岁。A. 左冠 MPR: 左冠状动脉前降支不均匀扩张并腔内多发低密度血栓形成; B. CTA-VR 冠状动脉树: 示左前降支不均匀扩张并腔内血栓形成; C. CTA-VR 冠状动脉树: 示左前降支不均匀扩张并腔内血栓形成; D. CTA 曲面重建: 示左前降支不均匀扩张并腔内血栓形成

的关系。缺点是圆锥支、窦房结支等较细小的分支有可能显示不清, 造成漏诊。多种后处理技术中横断为图像受伪影影响最小, 血管显示清楚, 可很好地显示血管狭窄及扩张。容积再现 (VRT) 图像可清楚地显示变异冠状动脉的三维结构, 整体观察血管的起源和走行, 是诊断冠状动脉变异的一种较好的重建技术。薄层最大密度投影 (MIP) 操作简单, 显示血管情况较清楚, 也是一种较常见的重建技术。MSCT 可作为冠状动脉变异的一种有效筛查手段, 有着很高的预测价值, 对临床预防因冠状动脉变异造成的猝死等具有重要的价值。

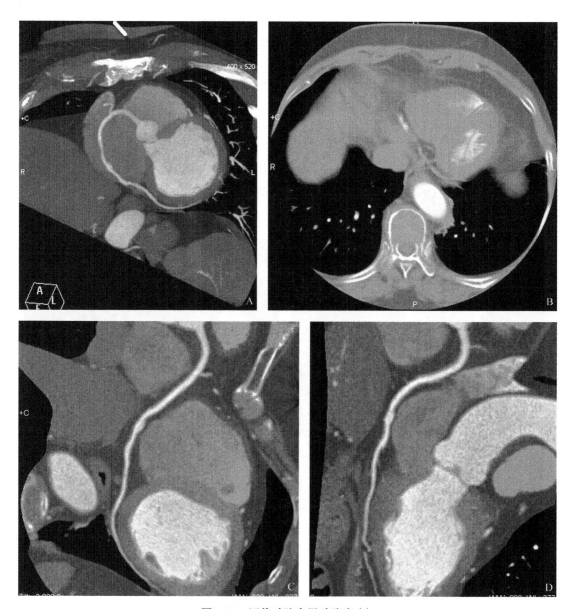

图2-15　冠状动脉夹层动脉瘤 (1)

女,79岁。A.CTA-MIP层面:斜冠状位厚层MIP,显示右冠状动脉远段局限性偏心增粗,内见线样内膜;B.CTA-MIP轴位厚层:显示右冠状动脉远段前壁夹层;C.右冠CTA曲面重建:显示右冠状动脉中远段局限性增粗,见线状撕裂内膜,近端见壁内血肿;D.右冠CTA曲面重建:右冠中远段局限性增粗,内见线状低密度内膜

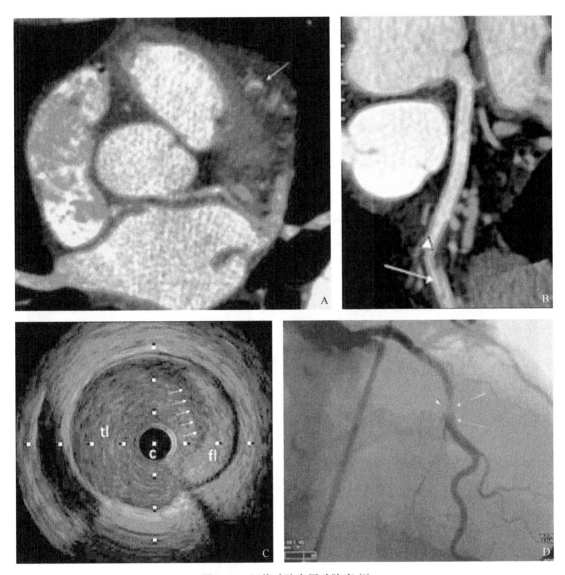

图 2-16　冠状动脉夹层动脉瘤 (2)

男，23 岁。A. CTA 轴位：冠状动脉 CT 血管造影的原始图像显示在左前降支的中部可见一偏心性低密度血管壁内血肿，严重阻塞血液同性，血管腔呈月牙形（白色箭所示）。B. CTA 曲面重建：冠状动脉 CT 血管造影曲面重建的图像较好地显示了壁内血肿（箭头处）和剥离皮瓣，为 E 型冠状动脉夹层（箭处）。血管无动脉硬化征象。C. 冠状动脉内超声：显示左前降支相应部位可见一假腔 (fl)，其内填充回声团块（壁内血肿）。真腔 (tl) 受压变窄（白色箭：瓣膜；C：导管）。D. 左前降支 DSA：显示其中部血管偏心性狭窄（箭头处）周围管腔混浊不清（白箭）。虽然没有直接的征象显示壁内血肿和夹层瓣膜，但这些特征与之前的冠状动脉 CT 血管造影相符

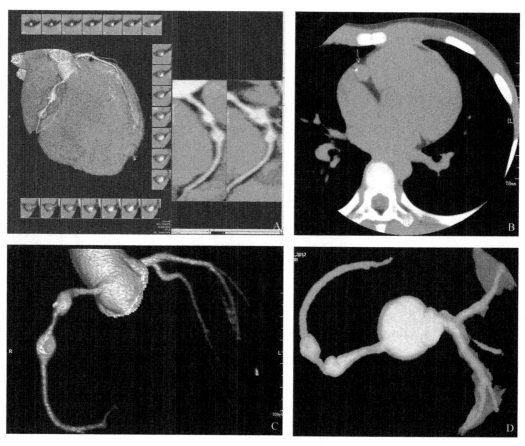

图 2-17　冠状动脉川崎病 (1)

男，6岁。A. CTA-VR：显示右冠状动脉多发局限性瘤样扩张，呈串珠样改变；B. CT平扫横轴位：显示右冠状动脉近段瘤样扩张，瘤壁少许点状钙化；C. CT冠状动脉 VR：显示右冠状动脉多发局限性瘤样扩张，瘤壁少许钙化；D. CTA-MIP冠状动脉树：显示有冠状动脉多发局限性瘤样扩张

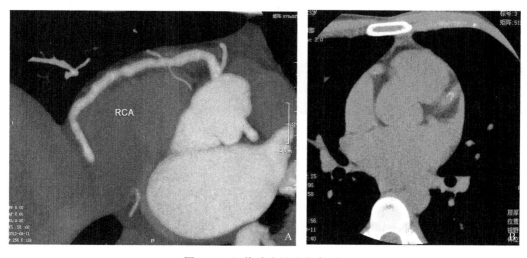

图 2-18　冠状动脉川崎病 (2-1)

男，23岁。A. CTA-MIP厚层MIP：显示右冠状动脉串珠状扩张；B. CT轴位平扫：显示右冠状动脉近段和冠状动脉左前降支近段管壁偏心钙化斑块；

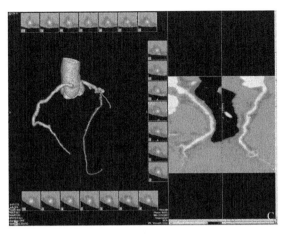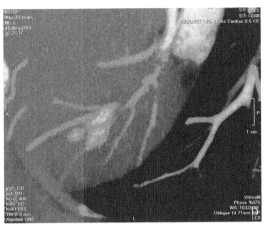

图2-18　冠状动脉川崎病（2-2）

C. CTA-VR：显示右冠状动脉曲面重建+血管横截面图显示右冠状动脉管壁多发不均匀增厚伴多发点状钙化斑块，管腔粗细不均；D. CTA-MPR：显示左冠中远段及其分支多发球状扩张，边缘模糊不清

参考文献

[1] 苏淑红，刘玲玲，王志方，等.64排螺旋CT对冠状动脉左主干病变的诊断价值.临床心血管病杂志，2013，29(12)：899-900.

[2] Angelini P. Coronary artery anomalies: an entity in search of an identity. Circulation, 2007, 115: 1296-1305.

[3] 吴瑛，姚民，高润林，等.成年人冠状动脉造影中动脉起源异常分析.中华心血管病杂志，2004，32：587-590.

[4] 沈东，王峻奇，马赵，等.心肌桥的双源CT冠状动脉血管成像诊断及临床意义.临床放射学杂志，2012，31(8)：1108-1111.

[5] 张永庚，李东野，徐凯，等.双源CT对冠状动脉起源异常的诊断及其临床意义.中华临床医师杂志(电子版)，2008，4：1429-1432.

[6] 龙斌，宋少辉，彭勇，等.冠状动脉变异的双源CT冠状动脉成像.临床心血管病杂志，2017，33(3)：239-241.

[7] 王艳，潘存雪，刘文亚，等.冠状动脉高位开口与斑块形成的相关性.中国医学影像学杂志，2014，22(7)：517-520.

[8] Zhang LJ, Yang GF, Huang W, et al. Incidence of anomalous origin of coronary artery in 1879 chinese adults on dual-source CT angiography. Neth Heart J, 2010, 18: 466-470.

[9] 叶礼新，宋晓娜，李志哲，等.单支冠状动脉的CT诊断.中国医学影像学杂志，2014，22(2)：142-144.

[10] Angelini P. Novel imaging of coronary artery anomalities to assess their prevalence, the causes of clinical symptoms,and the risk of sudden cardiac dealth. Circ Cardiovasc Imaging, 2014, 7(2): 747-754.

[11] Pursnani A, Jacobs JE, Saremi F, et al. Coronary CTA assessment of coronary anomalies. J Cardiovasc Comput Tomogr, 2012, 6: 48-59.

[12] Warnes CA, Williams RG, Bashore TM, et al. Guidelines for the management of adults with congenital heart disease: a report of the American College of Cardiology /American Heart Association Task Force on Practice Guidelines. Circulation, 2008, 118: 714-833.

[13] Barker CM, Srichai MB, Meyer DB, et al. Anomalous right coronaryartery from the pulmonary artery.J Cardiovasc Comput Tomogr, 2007, 1: 166-167.

[14] Corbett M, Powers J, King S, et al. Single coronary artery. J Am Coll Cardiol, 2009, 53: 455.

[15] 李惠民，虞峻崴，丁茗，等.冠状动脉-肺动脉瘘的双源CT血管造影诊断.中国医学计算机成像杂志，2010，16：2018-2021.

[16] Katayama T, Yasu T, Saito M. Aneurysm of coronary-pulmonary artery fistula diagnosed non-invasively by contrast

echocardiography and multi-detector computed tomography. Heart, 2005, 91: 204–208.

[17] Warnes CA, Williams RG, Bashore TM, et al. Guidelines for the Management of Adults with Congenital Heart Disease: a report of the American College of Cardiology /American Heart Association Task Force on Practice Guidelines (writing committee to develop guidelineson the management of adults with congenital heart disease). Circulation, 2008, 118: 714–833.

[18] Erdogan O, Buyuklu M, Aktoz M. Anomalous origin of the right coronary artery from the left anterior descending artery in a patient with single left coronary artery: A rare coronary artery anomaly and review of the literature. Int J Cardiol, 2008, 127: 280–283.

[19] 代利文, 谢元亮, 金朝林. 64排螺旋CT对冠状动脉瘘的诊断价值. 放射学实践, 2013, 8：846–848.

[20] 王刚, 郑晓林, 张镇滔. 256层螺旋CT血管造影诊断成人冠状动脉肺动脉瘘. 临床放射学杂志, 2014, 9：1339–1342.

[21] 李芳, 孙凯, 杨丽. 白塞综合征并发冠状动脉夹层动脉瘤及心肌梗死1例. 中国当代医药, 2010, 4：1.

[22] 刘刚, 韩彤亮, 唐国璋, 等. 超声心动图对右冠状动脉左室瘘的诊断价值. 中华诊断学电子杂志, 2017, 5(1)：15–17.

[23] 方晓燕, 孔德红, 舒先红. 超声心动图诊断右冠状动脉–左室瘘合并巨大右冠状动脉瘤1例. 中国超声医学杂志, 2016, 11：1055.

[24] 由春媛, 冯雪虹. 超声心动图诊断左冠状动脉–左室瘘一例. 生物技术世界, 2014, 9：74.

[25] 张宏, 施红. 超声诊断左冠脉右房瘘合并房间隔缺损一例报告. 中华超声影像学杂志, 1999, 8(1)：64.

[26] 吕爱婷, 孙力安. 肺动脉左房瘘的临床诊治现状. 医药论坛杂志, 2015, 04：176–178.

[27] 王东, 李新, 马建勇. 冠状动脉瘘三例CTA表现并文献复习. 现代医学, 2014, 42(10)：1211–1214.

[28] 屈庆喜, 赵鑫, 孙文宇, 等. 巨大右冠状动脉右室瘘1例. 山东大学学报 (医学版), 2016, 12：93–96.

[29] 孙强, 吕发勤, 马春山, 等. 先天性冠状动脉动脉瘤伴心室瘘纠治成功1例. 实用医药杂志, 2005, 10：934.

[30] 陈洪喜, 余国忠, 吕庆连, 等. 先天性冠状动脉左房瘘2例. Chinese Journal of Coal Industry Medicine, 2005, 9：976.

[31] 沈涛, 耿洁恩, 李娜. 先天性右冠状动脉左房瘘超声表现1例. 临床超声医学杂志, 2014, 2：77.

[32] Fu F, Jin H, Yue F. A rare case of single right coronary artery with congenital absence of left coronary artery in an adult: A case report.Journal of Cardiothoracic Surgery, 2015, 10: 1–4.

[33] Hamdan A, Wellnhofer E, Konen E, et al. Coronary CT angiography for the detection of coronary artery stenosis in patients referred for transcatheter aortic valve replacement. Journal of Cardiovascular Computed Tomography, 2015, 9: 31–41.

[34] Vaidyanathan K R , Theodore SAC, Sankar MN, et al. Coronary artery to pulmonary artery ifstula with dual origin-embryological, clinical and surgical significnace. Eur J Cardiothorac Surg, 2007, 31: 318–342.

[35] Angelini P, Velasco JA, Ott D, et al. Anomalous coronary artery arising from the opposite sinus: descriptive features and pathophysiologic mechanisms, as documented by intravascular ultrasonography. J Invasive Cardiol, 2003, 15: 507–514.

[36] Maron BJ, Doerer JJ, Haas TS, et al. Sudden deaths in young competitive athletes: Analysis of 1866 deaths in the United States, 1980–2006. Circulation, 2009, 119: 1085–1092.

[37] Eckart RE, Scoville SL, Campbell CL, et al. Sudden death in young adults:a 25-year review of autopsies in military recruits. Ann Intern Med, 2004, 141: 829–834.

第3章
冠状动脉心肌桥形成与可能发病机制

尸体解剖是证实冠状动脉心肌桥 (myocardial bridge, MB) 存在的最可靠最直接的方法，也是人们早期研究冠状动脉心肌桥的唯一方法，它为研究冠状动脉心肌桥的形成和发病机制提供了大量的解剖学信息。

冠状动脉心肌桥的存在可能与胚胎时期该段血管位于心肌内有关。多数学者认为有冠状动脉心肌桥的人出生后即开始存在，其发展与邻近的动脉生长密切相关。据尸检结果，心肌桥跨过冠状动脉血管的情况不同，分为三种肌桥类型。第一型为心肌桥跨过冠状动脉和静脉表面，占 1.8%±1.26%；第二型为仅跨过冠状动脉表面，占 96.5%±1.78%；第三型为仅跨过冠状静脉表面，占 1.8%±1.26%。根据心肌纤维的走向，覆盖在冠状动脉上的心肌又分为以下两类[1]：① 心肌桥，为横跨在延伸于心室表面动脉上的心肌。② 心肌环，为环绕在沿房室沟内延伸的动脉周围的心肌。通常所说的心肌桥是上述两种形式的总称。心肌桥的发病机制主流观点是先天性冠状动脉走行变异的一种。是否存在继发型肌桥有待临床研究进一步证明。

据临床研究，心肌桥只是描述冠状动脉上或周围心肌组织，与心肌桥组织密切相关的这段冠状动脉称为壁冠状动脉 (mural coronary artery, MCA)。常述的心肌桥实际是 MB-MCA 复合体。充分研究这个复合体的解剖学特点有助于提示其发病机制和发病特点，心肌桥本身并不致病，主要是肌桥在收缩时挤压冠状动脉或舒张时不能充分缓解持续影响壁冠状动脉使其直径减少，血流减少从而导致心肌缺血。

心肌桥最常发生于左冠状动脉前降支，以左前降支中段最为常见，可能与胚胎期血管主要位于中段心肌内有关。研究认为瘦高体型者心肌桥出现在左前降支的较矮胖型者多[1,2]，矮胖型者在后降支的出现率多于瘦高型者。心肌桥在各血管处的出现率不同，绝大多数出现在左冠状动脉的前降支，占 60%，其余为左缘支占 9%，对角支占 6%，旋支终末支占 1%；右冠状动脉的后室间支占 10%，右室前支占 5%，右缘支占 3%；心大静脉占 3%，心中静脉占 1%。尸检、DSA、CTA 报道的肌桥发生部位和发生率相差甚远[1-3]。尸检发现单独涉及左前降支者占70%或以上，涉及回旋支者占20%或以上，涉及右冠状动脉者占10%或以上。对一组成人冠状动脉造影共发现心肌桥1002例，检出率为2.7%，位于前降支973例，其中中段792例(81.4%)，远段155例(15.9%)，近段17例(1.75%)，回旋支8例，右冠状动脉为10例。单处心肌桥991例，两处心肌桥7例，3处心肌桥1例，收缩期和舒张期均有心肌桥收缩者3例。冠状动脉心肌桥的检出率不同作者的报道差异也很大，尸检检出率在15%～85%。检出率的高低与年龄、性别、心脏大小无明显关系。年龄范围从死产婴儿到84岁。心肌桥的发病部位和发病率是否与心肌桥的发病机制有关有待进一步证实。

有人认为后天某些因素可能参与冠状动脉心肌桥形成，特别是在心脏移植患者和肥厚型心肌病患者中冠状动脉心肌桥发生率较高，提示这种可能性的存在[1]。这种解剖变异的形成是胚胎发育期受环境因素影响所致还是机体本身的基因决定，目前仍不得而知，需要进一步研究。发生在左回旋支、右冠状动脉的很少见，发生于对角支、钝缘支、间隔支等其他冠状动脉分支的则更罕见；冠状动脉心肌桥单发或多发均可见，多发的冠状动脉心肌桥可累及不同的冠状动脉分支或同一血管的不同节段。在分子水平上探讨冠状动脉心肌桥的形成机制时大多作者倾向于细胞迁移不全学说，研究发现，冠状动脉血管平滑肌细胞肌球蛋白的重链亚型SM1、SM2、Smemb的结构、功能与近端主动脉不同，说明冠状动脉不是主动脉的直接延续。平滑肌细胞的亚种群变异的来源仍不确定，近端主动脉平滑肌细胞来源于神经鞘，但冠状动脉血管平滑肌细胞的来源仍不确定。冠状动脉的动脉外膜和中层来自心包中胚层的可能性更大，外膜和中层向内移行包埋冠状动脉内皮，如果细胞迁移不全，冠状动脉上就会有心肌附着而形成冠状动脉心肌桥[3]。

临床发病机制上，研究表明冠状动脉心肌桥不单是一种良性病变，它可导致严重的心血管临床事件，主要与冠状动脉心肌桥长度、厚度、位置及其他生理因素如心率、冠状动脉张力和血小板的状态等有关。心脏主要由冠状动脉供血，表浅型冠状动脉心肌桥对冠状动脉压迫作用小，产生心肌缺血表现不明显；纵深型冠状动脉心肌桥与左冠状动脉前降支关系密切可导致其扭曲，对冠状动脉血流灌注的影响从收缩期持续到舒张早、中期，明显降低冠状动脉的血流储备[4]。当心率加快时，舒张期缩短，心肌灌注时间缩短，冠状动脉心肌桥的收缩可加重压迫，最终导致缺血性心脏病事件的发生。冠状动脉心肌桥近段常存在压力升高和湍流等血流动力学紊乱，造成血管内皮损伤，更易继发动脉粥样硬化，在此基础上可发生斑块破裂出血、血栓形成及冠状动脉痉挛等，导致急性冠状动脉综合征的发生；冠状动脉心肌桥对壁冠状动脉的压迫作用使壁冠状动脉内皮细胞发生一系列的变化，研究发现壁冠状动脉处血管活性物质如内皮型一氧化氮合成酶、内皮素、血管紧张素转化酶等的表达较冠状动脉心肌桥近段和远段明显降低，使得壁冠状动脉不易发生动脉粥样硬化，这就是所谓的"保护效应"；冠状动脉心肌桥远段由于肌桥对收缩期血流的控制而处于低压状态，不易发生动脉粥样硬化[5]。

　　心肌收缩时，心肌桥收缩使动脉血管受压，血流逆行，于是增加了壁动脉段舒张早期血流速率，并延迟了心肌舒张时间[6]。异常的血流动力学减少了冠状动脉血管灌注的血容量，从而引起心肌缺血，心肌舒张时间缩短所造成的心动过速进一步加重心绞痛。而随着心动过速的发生，心脏血流动力学发生异常，冠状动脉血流量减少，可引起心肌缺血持续加重，这也是无冠状动脉硬化而有冠状动脉心肌桥的青年运动员，在进行大强度训练时的猝死原因之一[7]。此外，血管痉挛造成的冠状动脉收缩及随后发生的壁动脉段血栓形成都是心肌缺血和（或）心肌梗死的成因。冠状动脉心肌桥邻近血管内皮细胞功能失调，内皮依赖性舒张因子 (endothelium-dependent vasodilators, EDRF) 减少加重壁段血管的血管性收缩，刺激冠状动脉血管痉挛和凝血物质的聚集，均可导致壁段血管附近或心肌桥下血管的血栓形成，从而导致出现肌桥性急症[8]。

　　总之，心肌桥的形成机制有待进一步研究。心肌桥的发病机制是最终导致了心肌缺血，据肌桥的类型和发病部位和解剖特点的不同而导致不同的临床表现和结局。发病机制将结合其他问题一并在其他各章进一步阐述。

参考文献

[1] 韩俊愈.肥厚型心肌病与冠状动脉肌桥关系的初步探讨.医技与临床,2017,21(1)：87-88.

[2] 王乐丰,倪祝华,杨新春,等.梗阻性肥厚型心肌病并左冠状动脉前降支和右冠状动脉肌桥2例.中国介入心脏病学杂志,2006,14(2)：127.

[3] Konen E, Goitein O, Segni E. Myocardial bridging, a common anatomical variant rather than a congenital anomaly. Semin Ultrasound CTMR, 2008, 29: 195-203.

[4] Alegria JR, Herrmann J, Holmes Jr DR, et al. Myocardial bridging. Eur Heart J, 2005, 26: 1159-1168.

[5] Berry JF, von Mering GO, Schmalfuss C, et al. Systolic compression of the left anterior descending coronary artery; A case series, review of the literature, and therapeutic options including stenting, Cathet Cardiovasc Interv, 2002, 56: 58-63.

[6] Maron BJ, Shirani J, Poliac LC, et al. Sudden death in young competitive athletes: Clinical, demographic, and pathological profiles. JAMA, 1996, 276: 199-204.

[7] Cakmak Y O, Cavdar S, Yalm A, et al. Myocardial brigdes of the coronary arteries in the human fetal heart, Anat Sci Int, 2010, 85: 140-144.

[8] Ishikawa Y, Akasaka Y, Ito K, et al. Significance of anatomical properties of myocardial bridge on atherosclerosis evolution in the left anterior descending coronary artery. Atherosclerosis, 2006, 186: 380-389.

第4章

冠状动脉心肌桥的病理解剖学与组织学

一、冠状动脉心肌桥的病理解剖学

1. 心肌桥的病理解剖学分型

（1）按数目多少：单发型，一个心脏系只有一个心肌桥，大多数为单发型，常见于左前降支冠状动脉。多发型，一个心脏系有两个或两个以上的心肌桥，较少见。

（2）按症状有无：单纯型，各种医学检查诊断有心肌桥的存在，但没有临床症状，此型最多见[1]。功能型，指在排除其他心脏病变或存在不足以引起明显心肌缺血症状的心脏病变的情况下发现的心肌桥，较少见。混合型：存在心肌桥同时合并其他心脏病变，如冠状动脉粥样硬化或肥厚型心肌病，并有临床症状者，不少见。有时单纯型会向功能型和混合型转化[2]，其演变趋势值得重视。

（3）按壁冠状动脉走行：表浅型，是指壁冠状动脉位于浅表的心肌，厚度一般不超过2 mm，一般不会引起肌桥段冠状动脉收缩期狭窄，占大多数。纵深型，是指壁冠状动脉位于较深的心肌之中，厚度常在2 mm以上，可能压迫并扭曲血管，不仅导致收缩期壁冠状动脉狭窄，血流灌注减少，而且影响舒张早、中期血流，从而导致心肌缺血，占少数。

2. 心肌桥的位置

心肌桥最典型的位置是距冠状动脉窦33.6 mm和45.0 mm处，以及距左前降支起源40 mm处。心肌桥离冠状动脉窦越近，导致近段血管血流的湍流似乎越严重。这是因为心肌桥近段血管越短，前向性血流和来自心肌桥处的反流性血流的碰撞越明显。所以，心肌桥距冠状动脉窦越近，其血管内膜硬化增厚越明显[3]。

3. 心肌桥的长度与宽度

心肌桥的长度为4～40 mm，长度越大，心肌桥对血管的压迫越明显。尸检发现，心肌桥的宽度差异很大，多在10～30 mm，亦有变化于4～40 mm者。心肌桥越宽，其血管的狭窄越严重。比较血管造影和外科手术发现的结果提示,在有症状的病例中心肌桥均较宽。15 mm 宽心肌桥造成的40%～50%管腔狭窄所导致的冠状动脉血流量下降程度,与管腔内膜狭窄90%时的程度类似。应当指出的是,左前降支上的心肌桥越是靠近起源近段,其宽度越宽[4]。

4. 心肌桥的厚度与冠状动脉之间的距离

尸检发现,心肌桥的厚度变化于0.3～2.8 mm,亦有报告为1～4 mm不等。表浅型的心肌桥似乎在收缩期并不压迫动脉,而纵深型的心肌桥在收缩期压迫动脉。由于其和前降支的解剖关系,它能扭曲并限制舒张期的血流,并可能引起心肌缺血。心肌桥与壁冠状动脉之间的距离变异很大。显然距离越近,壁冠状动脉受到心肌桥的压迫越明显。

5. 壁冠状动脉的病理解剖形态学特点

壁冠状动脉腔小,形态呈圆形、椭圆形、心形、不规则形或线形。有的发现心肌桥的宽度与壁冠状动脉管径呈负相关,而心肌桥的宽度与厚度与其远端血管管径呈正相关。壁冠状动脉内膜不规则,有纵行皱纹,比起近段和远段为薄。心肌桥的厚度与壁冠状动脉内膜厚度呈负相关,心肌桥的宽度与其内膜和中膜厚度亦呈负相关。壁冠状动脉很少或几乎无高起的动脉粥样硬化病灶的事实现已被大家接受,有人用电子显微镜观察到其内膜只有收缩型平滑肌细胞,伴有丰富的螺旋形胶原间质,而没有分泌型平滑肌细胞存在。后者常常增殖并在动脉硬化过程中生成胶原纤维和弹性纤维。被研究对象的年龄分布广,涉及2～90岁[5]。

心肌桥对壁冠状动脉的保护作用可能和心肌导致的血流动力学改变有关,但对其具体机制的认识还不一致。有人认为,血管的低切变压可能使脂质大量透过动脉壁导致动脉粥样硬化。用断层电子显微镜观察以胆固醇喂养猴的主动脉缩窄处(该处切变压是增加的),发现该处没有动脉粥样硬化,覆盖在该处内膜的上皮仍维持为原先的梭形细胞形态。在鼠和兔用主动脉分流器处、动静脉瘘处、主动脉缩窄处,均有类似的发现。一般来说,梭形细胞总是存在于切变压高的部位,而多边形的内皮细胞存在于切变压低的部位[6]。在人的左前降支壁冠状动脉内皮细胞,即为梭形细胞并沿血管长轴有规律地排列。而其近端的血管内皮细胞则为扁平的多边形细胞。有人发现,啮齿类动物的左冠状动脉在发出左旋支后全部被心肌覆盖,其解剖结构和人壁冠状动脉相似。用胆固醇喂养的兔尽管位于心外膜脂肪组织中的冠状动脉受到了动脉粥样硬化的损伤,但心肌内冠状动脉的动脉粥样硬化的过程却被抑制,其内皮细胞形态的改变类似于人心肌桥下血管内皮细胞的表现,与壁冠状动脉处跨管壁压较低有关。

6. 心肌桥与壁冠状动脉的解剖学关系

壁冠状动脉周围间隙大小和心肌桥厚度成正比。冠状动脉心肌桥厚度和左前降支(LAD)管壁的比较为1∶0.7。MB-LAD和LAD-UMB的比例为1∶0.3。心肌桥和壁冠状动脉的距离变化范围很大，达24～236 μm，而壁冠状动脉和其下面心肌的距离变化不大，且相对较小。这意味着心肌桥和壁冠状动脉的距离和差异，对心肌桥收缩期压迫血管的力和程度起着至关重要的作用[7]。如果两者的距离足够大，作用于血管的力就不至于产生不利的影响。心肌桥和血管的距离平均是血管和血管下心肌距离的3倍。在许多的情况下，壁冠状动脉是紧贴于其下肌纤维的，因此该肌纤维的收缩直接作用于血管。在此情况下，似乎只有心肌桥和血管的距离决定着肌纤维收缩时对血管产生的压力大小和方向。而两者之间的疏松结缔组织、脂肪组织和组织液起着缓冲垫的作用。壁冠状动脉及其近段冠状动脉，以及其近段冠状动脉内皮形态和功能均有所不同。肌桥近段冠状动脉内皮细胞多呈扁平状或卵圆形，表面粗糙，有虫蚀样缺损，细胞容易脱落。肌桥内冠状动脉内皮细胞呈细长梭形，表面可有微绒毛和桥样结构。壁冠状动脉内膜下仅由收缩型平滑肌细胞和间质胶原组成，没有找到可大量增殖的合成型平滑肌细胞。Masuda等发现，壁冠状动脉内皮血管活性物质，如内皮型一氧化氮合成酶、内皮素和血管紧张素转换酶的表达较其近段和远段明显降低，可能产生保护效应[8]。

二、冠状动脉心肌桥与壁冠状动脉的组织学

1. 光镜下表现

尽管心肌桥肌束的外观和其他部位的心肌一样，但心肌桥纤维、心肌桥周围心肌纤维及壁冠状动脉下的肌纤维的细胞核大小有显著区别，其中以心肌桥纤维细胞核横轴切面最小，提示在功能上可能有别于其他部位的心肌纤维。在横切面上，每个心肌细胞界线清晰，之间含有丰富的细胞间结缔组织。两层心肌细胞之间也由结缔组织相隔，并和心外膜之间有脂肪组织相隔。心肌桥的肌细胞明显区别于心肌桥下心肌的肌细胞。心肌桥的肌细胞小于肌桥下的肌细胞，且排列密度也明显小于肌桥下的肌细胞。心肌桥的纤维内含有丰富的毛细血管，它们和周围心肌纤维共享血液供应。心肌桥下的肌纤维含有丰富的毛细血管，但结缔组织成分较少[9]。

在心长轴的矢状面上，可观察到肌细胞细长，排列紧密、较直，两个细胞通过闰盘相连，极少有横向交错。心肌桥和骨骼肌一样沿纤维的长轴方向收缩，而不是像其他普通心肌纤维那样同心性收缩。在肌桥处的动脉两侧，肌桥与深层心肌之间的三角地带，无心肌组织，被结缔组织填充。心肌桥和周围组织的距离从组织学研究表明，绝大多数心肌桥为单束肌纤维，偶为多束肌纤维，其间混有结缔组织。心肌桥的厚度变化较大，相差可达10倍以上。心肌桥到左前降支壁距离的变化也很大，相差亦可达10倍以上。该距离对心肌桥施加于左前降支的

作用大小有重要意义。左前降支到心肌桥下的距离也各不相同。上述参数和心脏大小无相关性[10]。

2. 电镜下结构

电子显微镜显示狗心肌桥的结构特征：① 心肌桥肌原纤维在排列上同骨骼肌一样相当平直，分支少。② 肌细胞内糖原颗粒丰富。③ 普通心肌的肌动蛋白细丝终止于闰盘 (intercalated disc, ID) 的扁平附着处 (fasciae adherente, FA)，并结合于膜上。而附着于心肌桥肌纤维膜上的肌动蛋白，终止于闰盘部位中没有 FA 的区域。

细胞间的结构是有普通心肌的特征，包括细胞桥粒、缝隙连接和区分不明的区域。细胞核内疏松的常染色体提示细胞非常活跃，细胞间的并行连接 (细胞桥粒、缝隙连接样结构) 类似平滑肌细胞。心肌桥的细胞连接作用常常通过胶原中介，而不涉及闰盘。在相邻两细胞末端可见所谓的肌肌连接 (myomyous junction)。心肌桥肌纤维内含有与骨骼肌类似的肌质网-T 管的三联体构造。绝大多数普通心肌的肌质网-T 管在一端和单个肌浆网相连形成二联体，而心肌桥细胞的 T 管和两侧的肌质网膜相连而形成三联体。三联体位于 Z 线水平[11]。

心肌桥肌纤维的空间排列有其独到之处，在长轴上纤长的肌纤维连接排列，由垂直于长轴的闰盘连接，而且肌纤维横向没有交错的联系，这是心肌桥的纤维有别于一般心肌辖内结构的重要特点，而类似于骨骼肌的结构。因此，就其与心脏的收缩功能而言，心肌桥的肌纤维不同于其他部位心肌的纤维。有人认为，心肌桥肌纤维收缩时产生的是沿心肌桥长轴的侧力，而不是压迫壁冠状动脉的下压力。也有人认为这一说法是不正确的。心肌桥下方的壁冠状动脉通常发生形态和结构的改变。壁冠状动脉内径为 (1.55±0.57) mm，中膜与内膜厚度 (0.15±0.07) mm；出桥段血管起始部内径为 (1.86±0.51) mm，中、内膜总厚度 (0.16±0.07) mm。64.8% 的桥下血管内径小于出桥段血管起始部内径，且内膜厚薄不均。提示心肌桥对桥段血管有一定影响[12]。

3. 壁冠状动脉的组织学

壁冠状动脉可见于前室间支、后室间支、旋支和右冠状动脉等处，以前室间支中段最多见，长度一般为 0.2～2 cm，管腔形态可为圆形、椭圆形、心形、不规则形或线形，心肌桥的厚度一般为 2～4 mm。有作者认为壁冠状动脉与原发性心肌病有一定关系。

研究发现，壁冠状动脉内皮细胞呈细长梭形，表面可有微绒毛和桥样结构，这是受到心肌桥压迫导致血流切变力增高产生的适应性反应，对内皮细胞有保护作用，使壁冠状动脉不易形成粥样硬化。而其近段内皮细胞多呈扁平状或卵圆形，表面粗糙，有虫蚀样缺损，细胞容易脱落，这是由于切变力较低容易被损伤，成为动脉粥样硬化发生的基础[13]。当血液进入桥后段，血流速度减慢，对血管壁压力加大，也易于引起胆固醇沉积，形成动脉粥样硬化。多数心肌桥患者无明显症状，但当心肌桥不同程度影响心肌供血，导致动脉粥样硬化发生时，在此基础上可以发生血栓形成及冠状动脉痉挛，从而导致心脏缺血事件发生，临床症状表现为心绞痛、心肌梗死、心力衰竭、心室纤颤或猝死等。有症状的心肌桥患者可采用β受体阻滞剂治疗，钙通道阻滞剂也有一定作用，硝酸酯类药物及多巴胺等正性肌力药物不宜使用。对于由心肌桥造成冠状动脉狭窄者，采用经皮腔内冠状动脉成形术 (PTCA) 进行治疗，由于导致狭窄的原因未予根本解除，易发生再狭窄；采用冠状动脉内支架进行治疗时，其再狭窄率也较高。症状严重且内科治疗无效者可采用外科治疗，包括心肌桥松解术或冠状动脉搭桥术[14]。

参考文献

[1] Kalaria VG, Koradia N, Breall JA. Myocardial bridge: a clinical review. Cardiovase Interv, 2002, 57(6): 552–556.

[2] 梁明, 韩亚玲, 佟铭, 等. 冠状动脉心肌桥分布特征及治疗效果分析. 心脏杂志, 2004, 16(3): 237–238, 241.

[3] 杨瑞峰, 尚士芹, 马逸, 等. 心肌桥的冠脉造影与临床研究. 中国实验诊断学, 2008, 12(3): 345.

[4] 赵俊, 孙善全. 心肌桥和壁冠状动脉的形态及相关性研究. 解剖学杂志, 1998, 21(5): 443–446.

[5] 王海杰, 谭玉珍. 实用心脏解剖学. 上海: 复旦大学出版社, 2007: 125.

[6] Cerrato E, Barbero U, D'Ascenzo F, et al. what is the optimal treatment for symptomatic patients with isolated coronary myocardial bridge? A systematic review and pooled analysis. J Cardiovasc Med, 2017, 18(10): 758–770.

[7] Pourhoseini S, Bakhtiari M, Babaee A, et al. Increased risk of coronary perforation during percutaneous intervention of myocardial bridge: what histopathology says. J Cardiovasc Thorac Res, 2017, 9(2): 108–112.

[8] Saito Y, Kitahara H, Shoji T, et al. Relation between severity of myocardial bridge and vasospasm. Int J Cardiol, 2017, 248: 34–38.

[9] 赵俊, 孙善全. 心肌桥和壁冠状动脉形态学及相关性研究. 解剖学杂志, 1998, 21: 443.

[10] 姚万才, 齐金莲, 姜乃春. 狗心肌桥及其解剖结构. 解剖学进展, 1998, 4(1): 85.

[11] 张国辉, 葛均波, 王克强. 心肌桥形态学的研究现状. 解剖学进展, 2001, 7(4): 327–330.

[12] 王升平. 心肌桥及其影像学评价. 医学影像学杂志, 2008, 18(4): 432–433.

[13] 董敏, 钱菊英. 冠状动脉心肌桥的研究现状. 中华心血管病杂志, 2006, (5): 474–476.

[14] 李东, 郭新娟, 于铁链. 心肌桥的影像学诊断进展及临床意义. 中华心血管病杂志, 2010, (11): 1048–1050.

第5章

冠状动脉心肌桥的病理生理学

一、心肌桥血流动力学

早期研究人员认为壁冠状动脉是一种良性的解剖变异,壁冠状动脉不仅对冠状动脉具有支持和固定作用,而且能够通过心肌桥增加冠状动脉内的局部压力,发挥"心肌瓣膜"作用以提高心肌血供情况[1],最重要的是对其远端的冠状动脉具有一定"保护"作用。随着人们对壁冠状动脉的进一步认识,发现其收缩期狭窄可持续至心动周期的舒张早期和中期。每当心脏负荷增加、心率加快、心动周期中舒张期时限缩短时,导致冠状动脉血流灌注时间缩短,同时心肌收缩力增强,加剧了心肌桥对冠状动脉的压迫,引起心肌桥远端冠状动脉血流储备的下降,最终引起严重心血管事件的发生[2]。

有研究发现,心肌桥可增加冠状动脉粥样硬化斑块的形成,肌桥近端血管内血液流速减慢,血流呈涡流、湍流状态,使此处血管壁的压力梯度产生变化,导致血管壁侧压力被迫重新分布,血流动力学改变引起血管内皮细胞功能的紊乱;反之内皮细胞功能的紊乱又会损害到血管舒张功能,如此恶性循环导致粥样斑块逐渐在血管内形成[3]。冠状动脉肌桥近端血管内皮细胞表面粗糙,可见虫蚀样缺损,较壁冠状动脉和心肌桥远端血管内皮细胞更容易脱落,内皮细胞脱落后,暴露出粗糙的血管基膜,形成许多"破溃样"改变。冠状动脉肌桥近端狭窄与血流动力学有着密不可分的关系,两者相互影响,相互作用。通过血管内超声(IVUS)测量心肌桥血管内压力,肌桥近端血管压力高于正常血管压力,肌桥远端血管压力却显著低于正常血管压力,在心肌桥的作用下冠状动脉近端平均压力和脉压显著上升[4]。

心室纤颤、猝死等心脏病有着十分密切的关系。血管内皮细胞是血液成分和血管壁之间的天然屏障,它在体内不断受到动脉血流剪切力的作用而发生形态和功能的变化,这种变化和动脉粥样硬化、血栓形成有非常密切的关系。心肌桥在心脏收缩期对壁冠状动脉的挤压作用使其血流动力学特征发生了显著变化,不少人从组织学角度对此进行了观察研究，显示壁冠状动脉内皮细胞明显被拉长，结构完整，内皮细胞几乎完全覆盖了基膜表面[5]。部分壁冠状动脉细胞表面见到突出于管腔内细指状的微绒毛。而壁冠状动脉近段的内皮细胞呈现为扁平或卵圆形，形态指数显著区别于壁冠状动脉内皮细胞，表面常有虫蚀样缺损，容易脱落，细胞脱落后血管表面粗糙、凹凸不平。既往的观察显示壁冠状动脉近段管壁厚度显著较壁冠状动脉厚，统计学调查显示与没有心肌桥的冠状动脉相同节段比较也显著增厚，常常发展成粥样硬化病变[6]。壁冠状动脉近段与壁冠状动脉相比，内皮细胞明显受到损伤，容易剥脱，血管表面不平整、僵硬，从超微结构的角度为壁冠状动脉近段容易发生动脉粥样硬化的理论提供了有力证据[7]。有研究表明血管细胞和血流切应力密切相关，比较一致的结论是，血管内皮细胞在切应力作用下被拉长，其长轴与流场方向趋于一致，其周长和长轴长度与血流切应力大小呈正相关，与形态指数呈负相关。而细胞面积不因切应力的作用而变化[8]。实验观察到的壁冠状动脉内皮细胞呈现细长的菱形，其形态指数显著低于其近段和远段，说明壁冠状动脉处血流切应力要高于其他部位，而其近段和远段的形态指数较高提示这些部位的切应力较低，这和临床上观察到的壁冠状动脉及近段的血流动力学的特征是符合的。切应力对动脉粥样硬化的影响长期受到重视，人们曾认为高切应力，可能导致血管内皮的损伤，但近来发现体内血管切应力的增高程度难以达到损伤内皮的程度。有关流体力学对病灶分布影响的研究提示动脉粥样硬化常常发生于低切应力的区域。低切应力容易导致动脉粥样硬化。有人认为血管的低切应力状态，可能使脂质大量透过动脉壁导致动脉粥样硬化。这种现象的原理和心肌桥导致的血流动力学的改变有关，血流通过壁冠状动脉时，其近段血流速度减慢，对该处血管壁产生压力梯度改变，造成血流对血管壁侧压力的重新分布[9]。

动脉血流切应力增高（> 15 dyne/cm²）将导致血管内皮处于静息状态，抗动脉粥样硬化的基因得以表达，而低切应力（< 4 dyne/cm²）将刺激致动脉粥样硬化的基因得以表达[10]。高切应力往往增加内皮细胞表达血管舒张因子、生长抑制因子、纤维蛋白溶解物质和抗氧化剂的表达，抑制血管收缩因子、生长因子、炎症递质和黏附因子的表达，使内皮细胞不易受损伤，也不利于细胞增生、脂质摄取和血细胞黏附，具有抗动脉粥样硬化的作用。而低切应力对内皮细胞基因的调节作用与此相反，使内皮细胞易受化学物质刺激，有利于细胞增生和血细胞黏附，促使动脉粥样硬化的发生[11]。近期的研究已经证实，壁冠状动脉处的内皮细胞血管紧张素和内皮素1的表达水平非常低，而这些因子和动脉粥样硬化的发生密切相关。根据内皮细胞的形态指数，壁冠状动脉远段切应力应该较低，虽然该处内皮细胞表面有虫蚀样灶，但其受损严重程度明显低于近段，提示除了切应力较低的因素以外，可能还有其他因素使得近段容易发生动脉粥样硬化[12]。有研究表明壁冠状动脉近段的平均压和脉压由于心肌桥的作用而有明显上升，大量的研究证明血压增高和动脉粥样硬化的发生密切相关且有量效关系[13]。

根据流体力学原理和腔内多普勒频谱的观察结果,壁冠状动脉近段血流在收缩期突然遇到显著升高的阻力可导致血液逆流和正向流动交替出现,使该处血液形成震荡流动。已有证据表明震荡流动和逆流都有可能导致壁冠状动脉近段粥样硬化的发生。而壁冠状动脉远段在心肌桥压迫时平均压下降,脉压的幅度显著低于近段的脉压变化,且此处属下狭窄后区域,故很少发生粥样硬化[14]。

壁冠状动脉更易发生痉挛导致心肌缺血,研究认为壁冠状动脉走行迂曲成角造成冠状动脉血流动力学改变,容易诱发壁冠状动脉邻近血管粥样硬化发生,进一步造成心肌缺血[15]。CTA 所示心肌桥越厚,壁冠状动脉在冠状动脉造影所示的"挤牛奶现象"越明显,直接证实肌桥越厚,其对壁冠状动脉的压迫越明显,同时并未在造影过程中发现壁冠状动脉长度对于冠状动脉血流动力学影响的直接证据。有些壁冠状动脉虽然不长,但深度较深时其症状也明显。说明壁冠状动脉越深,在心肌收缩时受压越明显。所以,临床症状的出现率与壁冠状动脉的深度关系更密切。但从理论上讲,对于完全性壁冠状动脉,随着其深度的增加,它在心肌内走行的长度一般也会同时增加[16]。而壁冠状动脉越长其相应供血范围则越广泛,在冠状动脉出现狭窄的情况下,其长度越长受累的心肌范围越广,出现临床症状的可能性则会更大。因此,壁冠状动脉的长度是否会随着其深度的增加而增加患者临床症状的出现率及其严重程度尚有待于进一步研究[17]。对心肌桥患者进行冠状动脉内多普勒血流研究发现,心肌桥可使冠状动脉血流储备明显下降[18]。

参考文献

------

[1] Mohlenkamp S, Hort W, Ge J, et al. Update on myocardial bridge. Circulation, 2002, 106: 2616.

[2] Duygu H, Zoghi M, Nalbantgil S, et al. Myocardial bridge: a bridge to atherosclerosis. Anadolu Kardiyol Derg, 2007, 7: 12.

[3] Kim PJ, Hur G, Kim SY, et al. Frequency of myocardial bridges and dynamic compression of epicardial coronary arteries: a comparison between computed tomography and invasive coronary angiography. Circulation, 2009, 119: 1408.

[4] Hwang JH, Ko SM, Roh HG, et al. Myocardial Bridging of the Left Anterior Descending Coronary Artery: Depiction Rate and Morphologic Features by Dual-Source CT Coronary Angiography. Korean J Radiol, 2010, 11: 514.

[5] Loukas M, Von Kriegenbergh K, Gilkes M, et al. Myocardial bridges: A review. Clin Anat, 2011, 24: 675.

[6] Bourassa MG, Butnaru A, Lespérance J, et al. Symptomatic myocardial bridges: overview of ischemic mechanisms and current diagnosticand treatment strategies. J Am Coll Cardiol, 2003, 41: 351.

[7] Kim SS, Ko SM, Song MG, et al. Systolic luminal narrowing and morphologic characteristics of myocardial bridging of the mid-left anterior descending coronary artery by dual-source computed tomography. Int J Cardiovasc Imaging, 2011, 1: 73.

[8] Ishikawa Y, Akasaka Y, Suzuki K. Anatomic Properties of Myocardial Bridge Predisposing to Myocardial Infarction. Circulation, 2009, 1120: 376.

[9] Li JJ. 1s myocardial bridging a bridge connecting to cardiovascular events7. Chin Med J(En91), 2010, 123: 964-968.

[10] Qian JY, Zhang F, Dong M, et a1. Prevalence and characteristics of myocardial bridging in coronary angiogram-data from consecutive 5525 patients. Chin Med J(En91), 2009, 122: 632–635.

[11] Duygu H, Zoghi M, Nalbantgil S, et al. Myocardial bridge: a bridge to atherosclerosis. A nado lu Kardiyo L Derg, 2007, 7(1): 12–16.

[12] Risse M, Weiler G. Coronary muscle bridge and its relations to local coronary sclerosis, regional myocardial ischemia and coronaryspasm: a morphometric study. Z Kardiol, 1985, 74: 700–770.

[13] Li JJ. 1s myocardial bridging a bridge connecting to cardiovascular events. Chin Med J(En91), 2010, 123: 964–968.

[14] Qian JY, Zhang F, Dong M, et a1. Prevalence and characteristics of myocardial bridging in coronary angiogram-data from consecutive 5525 patients. Chin Med J(En91), 2009, 122: 632–635.

[15] Li JJ, Shang ZL, Yao M, et al. Angiographic prevalence of myocardial bridging in a defined very large number of Chinese patients with chest pain. Chin Med J(Engl), 2008, 121(5): 405–408.

[16] 周瑜,丁皓,吕杰,等.心肌桥壁冠状动脉血液动力学数值模拟.医用生物力学,2011,26(6)：547-554.

[17] 郑志敏,徐根林,李维俭,等.心肌桥对冠状动脉血流量的影响.上海交通大学学报(医学版),2006,26：166-168.

[18] 陈珊珊,韩明华.血流储备分数在冠状动脉介入治疗中的应用研究.重庆医学,2017,46(20)：2837-2839.

二、心肌桥与冠状动脉粥样硬化

1. 心肌桥致冠状动脉粥样硬化的可能机制

多因素分析表明,心肌桥是冠状动脉粥样硬化的独立危险因素,有可能是冠状动脉粥样硬化性心脏病的重要危险因素。长期以来心肌桥被认为是一种良性病变,而被人们忽略,然而随着冠状动脉检查手段的完善,发现心肌桥对血管的压迫不完全发生在收缩期,并可持续至舒张期,导致冠状动脉血流储备量的减少、心肌缺血,从而引起一系列症状。心肌桥近端血管狭窄发生率较远端及壁冠状动脉高,其原因可能与下列因素有关[1]。

(1) 由于心肌桥对冠状动脉的压迫作用,桥段血管及远段血管收缩期血流处于低压状态而不易发生粥样硬化,心肌桥前血管由于血管压力大、剪切应力低、血流储备低等血流动力学的改变,导致血管内膜增厚,内皮细胞结构与功能损伤,同时促发炎症反应及血管活性因子的参与,从而引发肌桥近端动脉粥样硬化的发生率远高于桥段血管及远端血管。

(2) 另一方面可能也与心肌桥近端血流动力学改变有关,心肌桥近端冠状动脉长期处于高压状态,且存在湍流甚至逆向血流,易引起血管内膜损伤而继发动脉硬化,近端冠状动脉与内膜之间的剪切应力下降,导致一些血管活性物质增加,进一步促进动脉硬化斑块的形成。

(3) 病理研究发现心肌桥近端冠状动脉内皮细胞多呈扁平状或多边形,表面呈虫蚀样缺损,极易发生冠状动脉粥样硬化。

也有研究报道,否认心肌桥对非桥血管段动脉粥样硬化的影响,为什么与不同的人研究有出入,其原因可能有以下几个方面[2]。① 我们研究对象的年龄均比这些报道研究对象的年龄大,而心肌桥影响动脉粥样硬化也是一个漫长的过程,而这过程中,其他危险因素可能也发挥重要作用。② 研究对象中混合有其他基础疾病发生率较高,如糖尿病的发病率较高。③ 糖尿病在心肌桥血管近端动脉粥样硬化的过程中也扮演着重要的角色。年龄、糖尿病是前降支中段狭窄的独立危险因素,而前降支中段心肌桥与前降支中段粥样硬化狭窄无明显相关。其可能是糖基化终末产物产生、多羟基化合物增多和蛋白激酶 C 活化作用等的结果,长期处于高血糖水平时,这些产物增加,一方面直接导致血管内皮功能紊乱,加速泡沫细胞形成,另一方面导致氧化应激反应明显增强。氧化应激反应增强不但参与糖尿病慢性并发症的发生和发展,而且还是血脂异常、高血压、吸烟等心血管病危险因素导致内皮血管损伤的共同机制。此外,糖尿病患者本身内皮损伤修复较慢,导致造成的损害更为严重。壁冠状动脉处血流剪切应力要高于其他部位,从超微结构角度为壁冠状动脉不易发生动脉粥样硬化的理论提供了有力证据[3]。心肌桥特点是在心脏收缩期压挤冠状动脉致使血管狭窄,类似于"挤牛奶现象"(milking effect),由于检查的局限性,尽管这种效应能够被诊断,但是普通人群尸检时心肌桥发病率是 15%～85%,冠状动脉造影时检出率为 0.5%～2.5%。为什么冠状动脉心肌桥检出率较低,可能是由于心肌桥较小,或压缩血管不明显,或者是认为动脉粥样硬化导致心肌桥前血管的生理性狭窄。在老年患者中,如合并心肌桥,则需特别注意前降支近端桥前血管粥样硬化狭窄的风险较高,通过这些危险因素对心肌桥及桥前血管粥样硬化的 Logistic 回归模型进行校正,使得统计结果偏倚更小,结果更趋于真实情况[4]。有研究通过 CT 冠状动脉成像(CTA)证实冠状动脉前降支中段心肌桥与前降支近段桥前血管动脉粥样硬化狭窄的发生存在着独立关联。而其他危险因素如传统冠心病危险因素及患者对冠心病的易感性在心肌桥近端冠状动脉狭窄性病变中可能起更重要的作用[5]。

2. 60 岁以上心肌桥患者与其近段冠状动脉斑样硬化的相关性

在老年心肌桥患者中,关于心肌桥是否能作为老年前降支动脉粥样硬化的独立危险因素尚少见报道。有作者通过 256 排螺旋 CTA,探讨心肌桥能否作为老年冠状动脉近端桥前血管动脉粥样硬化狭窄的独立危险因素[6]。作者回顾性分析 2010 年 3 月～2014 年 3 月入住作者所在医院老年病科及心血管内科的患者。年龄均为 60 岁以上,且具备"胸痛、2 个以上冠心病危险因素、心电图异常、经皮冠状动脉介入治疗(PCI)术后复查"任一项者。排除标准:心动过速、心律失常、严重的冠状动脉钙化、严重的三支血管病变的患者。入住患者中行 CTA 检查明确诊断冠心病的患者 986 例(单纯左冠状动脉病变),其中左冠状动脉心肌桥患者 389 例,共发现心肌桥 486 根。研究发现,前降支近段狭窄的患者中心肌桥比较常见;多因素分析表明,心肌桥是冠状动脉粥样硬化的独立危险因素,有可能是冠状动脉粥样硬化性心脏病的重要危险因素。糖尿病在心肌桥血管近端动脉粥样硬化的过程中也扮演着重要的角色。从我们的研究中发现:年龄、糖尿病是前降支中段狭窄的独立危险因素,而前降支中段心肌桥与前降支中段粥样硬化狭窄无明显相关性。其他危险因素如传统冠心病危险因素及患者对冠心病的易感性在心肌桥近端冠状动脉狭窄性病变中可能起更重要的作用。

3. 有和无心肌桥患者的冠心病CTA影像和临床的差别

有许多文献报道心肌桥是冠状动脉粥样硬化的独立危险因素之一，心肌桥也可以说是引起或加快冠状动脉粥样硬化性心脏病（简称冠心病）发生和发展的前期病变或基础病变之一。但也有很多冠心病的发生和发展并没有心肌桥病变或基础病变。有、无心肌桥的冠心病患者临床影像是否不同较少有文献报道。袁明远等[7]回顾性收集研究两组确诊为冠心病病例，研究两组冠心病患者冠状动脉斑块的成分、分布、部位、发病率、发病年龄的差异。结论认为有心肌桥冠心病患者年龄偏轻，其冠状动脉粥样硬化的部位、分布、斑块性质与无心肌桥的冠心病对比无明显特征。王峰等[8]比较了有和无心肌桥患者的冠心病的临床特点，认为冠状动脉造影对心肌桥有一定的检出率，多位于前降支中段；但CTA检查更无创和直接，伴动脉粥样硬化心肌桥患者更易发生心绞痛，壁冠状动脉狭窄程度可能是心肌桥并发动脉粥样硬化的影响因素，静息心电图ST-T异常更常见于心肌桥并发动脉粥样硬化，运动负荷心电图检查对协助判断心肌桥伴动脉粥样硬化无意义。此作者研究的53例心肌桥病例中孤立性心肌桥73.6%，伴冠状动脉粥样硬化心肌桥占26.4%，动脉粥样硬化均发生于邻近心肌桥前的冠状动脉。60.4%的病例发生典型心绞痛，其中孤立性心肌桥患者心绞痛发生率为46.2%，伴动脉粥样硬化心肌桥患者心绞痛发生率为100.0%，两者在心绞痛发生率方面比较差异有统计学意义（$P < 0.01$）。心肌桥患者部分可并发动脉粥样硬化，好发部位为邻近心肌桥前的冠状动脉；经冠状动脉造影检出的孤立性心肌桥近一半病例可发生心肌缺血；伴动脉粥样硬化心肌桥更易发生心肌缺血。可能机制：心肌桥在心脏收缩期压迫壁冠状动脉，其管腔变狭窄，前面未压迫处的冠状动脉血流形成湍流，损害血管内皮细胞，启动并加速动脉粥样硬化的形成与发展；尽管冠状动脉血流于收缩期影响很小，但有研究表明，心肌桥的挤压效应从收缩期延伸至舒张期，导致舒张早期受压迫的壁冠状动脉恢复延迟和舒张中期血管直径减小[9]。冠状动脉造影收缩期冠状动脉内径狭窄72.3% ± 11.9%，舒张期冠状动脉狭窄31.5% ± 11.8%，另外，壁冠状动脉易发生痉挛及心率增快时舒张期相对缩短均可使冠状动脉血流灌注减少。有研究[9]还发现伴动脉粥样硬化心肌桥患者壁冠状动脉 ≥ 50%及静息心电图ST-T的改变比率显著高于孤立性心肌桥患者（$P < 0.01$），而在运动负荷心电图检查中两者比较差异无统计学意义（$P > 0.05$），因此心肌桥患者动脉粥样硬化的形成可能与壁冠状动脉受压迫的程度相关，心肌桥患者静息心电图检查ST-T改变伴发动脉粥样硬化的可能性大，而运动心电图检查在判断心肌桥患者是否伴动脉粥样硬化上无意义。

4. 有、无心肌桥患者冠状动脉粥样斑块的差别

冠心病已成为危害人类健康的重要疾病之一, 不稳定斑块破裂时引发的急性冠状动脉综合征更是导致死亡的直接原因。早诊断、早治疗对提高患者生活质量和降低冠心病猝死风险有着重要意义。随着设备发展和图像处理技术提高, CT 成像已成为冠状动脉无创性检查的重要手段。对于心肌桥相关粥样斑块的报道, 目前仅以研究斑块发生部位和发生率多见, 对斑块特性的量化研究及与心肌桥关系的报道较少, 有作者对心肌桥相关粥样斑块的特性及其与心肌桥的关系进行探讨[10]。在 CTA 上, 将斑块的密度标准定义为软斑块 (−42～60 HU)、中等密度斑块 (61～125 HU)、钙化斑块 (126～736 HU)。将软斑块、中等密度斑块归于非钙化斑块。提示传统的血管粥样硬化危险因素对合并有心肌桥的冠状动脉或许影响更大, 而肌桥组患者左前降支近段血管更易形成粥样斑块。研究显示肌桥组患者斑块总体性质、长度、管腔狭窄程度与斑块组比较, 差异均无统计学意义 (P > 0.05)。此外对心肌桥近侧段血管粥样斑块近一步研究发现斑块处管腔狭窄程度仅与患者年龄有关 (P < 0.05), 而与性别、高血压病史、吸烟史、血糖及血脂水平无关, 且与斑块性质、长度、肌桥长度、壁冠状动脉类型亦无关 (P > 0.05)。分析原因可能为冠状动脉粥样硬化是一个漫长、复杂的过程, 除受患者性别、血糖、血脂、吸烟等传统危险因素影响外, 还与其他因素如精神压力、遗传基因等有关。结论认为左前降支的心肌桥对于其近侧段血管产生粥样斑块有一定的促进作用, 但并没有显著改变粥样斑块的特性, 血管粥样硬化是一个复杂的过程, 受多种因素的长期影响[11]。

5. 心肌桥与冠状动脉内支架植入术后再狭窄

随着人民生活水平的不断提高, 冠心病的发病率逐年增加, 并且有年轻化的趋势, 冠状动脉介入治疗由于其操作简便、成功率高、创伤小、痛苦少等优点, 目前成为冠心病最重要的治疗措施之一[12], 但是支架内再狭窄却成为限制其进一步发展最重要的原因。众多文献报道冠状动脉支架内再狭窄与糖尿病、吸烟、高血压等密切相关, 然而心肌桥是否与冠状动脉支架内再狭窄相关, 有作者研究发现合并心肌桥的冠心病患者支架内再狭窄的发生率及主要心血管不良事件发生率均高于不合并心肌桥的患者; 心肌桥可增加支架内再狭窄的发生率, 促进冠状动脉硬化的发生和发展。多项研究表明, 当存在心肌桥时冠状动脉在收缩期被严重扭曲, 可引起严重的内膜损伤和内皮细胞受损, 从而更加容易产生血小板黏附聚集、血栓形成、冠状动脉粥样硬化, 植入支架后血管发生弹性回缩, 更容易引起平滑肌细胞迁移增殖、血管内皮细胞增生, 血管负性重构, 有可能存在心肌桥-内膜损伤-动脉粥样硬化的恶性循环。由于心肌桥对冠状动脉血流动力学的影响及促进动脉粥样硬化发生的因素, 导致合并心肌桥组患者主要不良心脏事件发生率及支架内再狭窄发生率明显高于不合并心肌桥组患者[13]。冠状动脉心肌桥的发生率较低, 冠心病合并心肌桥的发生概率就更低了, 而且心肌桥对支架内再

狭窄的影响未引起重视，故目前关于心肌桥对支架内再狭窄的影响的相应报道较为罕见参考文献。冠状动脉穿孔是带心肌桥冠心病患者PCI的严重危险并发症，病死率达10%。冠状动脉穿孔的处理包括鱼精蛋白中和肝素、穿孔近端球囊封堵、植入带膜支架、血管栓塞、心包穿刺引流和急诊外科修补加CABG术。病情十分危急时，使用鱼精蛋白无效，当导管室无带膜支架也不允许等待，紧急近端球囊封堵无效，又不具备急诊外科修补及CABG术的条件时，可在原支架所致破口处再植入一直径较大的长的支架，释放后与原来的支架套叠，形成一金属墙，封闭破口，此为抢救成功的关键[12]。目前冠状动脉穿孔后使用非带膜支架抢救成功的未见报道。

参考文献

[1] Mohlenkamp S, Hort W, Ge J, et al. Update on Myocardial Bridgin. Circulation, 2002, 106: 2616-2622.

[2] Nakaura T, Nagayoshi Y, Awai K. Myocardial bridging is associated with coronary atherosclerosis in the segment proximal to the site of bridging. J Cardiol, 2014, 63: 134-139.

[3] 杨栓锁,汤磊,陈晖.心肌桥Noble分级和发生位置与冠状动脉粥样硬化的关系.上海交通大学学报(医学版), 2009,29：967-971.

[4] 马贺,张家禧,高雯.心肌桥近段冠状动脉粥样硬化性狭窄临床特点及危险因素研究.中国循证心血管医学杂志,2017,9(6)：748-750.

[5] 关英敏,王海昌.心肌桥对冠状动脉粥样硬化的作用.心脏杂志.2005,(03)：249-252.

[6] 刘凯,陈英,王好问,等.60岁以上患者心肌桥与其近端桥前血管动脉粥样硬化狭窄的相关性分析.中国循环杂志,2016,31(8)：755-758.

[7] 袁明远,张慧群,李荣先,等.合并心肌桥的冠状动脉粥样硬化性心脏病患者CT冠状动脉血管造影影像特点分析.中国医刊,2017,52(3)：81-84.

[8] 王峰,李朋,李睿.孤立性心肌桥与伴动脉粥样硬化心肌桥的临床特征及比较.临床医药实践,2015,24(5)：356-358.

[9] 赵林芬,许绍奇,陈天凤.心肌桥以近节段冠状动脉粥样硬化与心肌桥-壁冠状动脉形态学特征相关性研究.医学影像学杂志,2012,22(12)：2023-2026.

[10] 李红尧,龚波,吴惠明,等.冠状动脉心肌桥相关粥样斑块的CT研究.中国医学创新,2016,13(29)：1-5.

[11] Im SI, Rha SW, Choi BG, et al. Angiographic and clinical characteristics according to intracoronary acetylcholine dose in patients with myocardial bridge. Cardiology, 2013, 125: 250-257.

[12] 李为民,李悦,盛力,等.心肌桥支架植入导致冠状动脉破裂二例.中华医学杂志,2007,87：1006.

[13] 王宁夫,童国新.心肌桥和心肌桥近端合并严重动脉粥样硬化病变的介入治疗疗效观察.中华心血管病杂志, 2005,(08)：684-686.

三、心肌桥与心肌缺血

1. 冠状动脉心肌桥引起心肌缺血的可能机制

目前认为心肌桥导致心肌缺血的机制可能有：① 机械性压迫冠状动脉；② 冠状动脉

痉挛；③ 心脏收缩期挤压导致冠状动脉内膜损伤，诱发血小板局部聚集，释放促进血管收缩的血管活性物质；④ 心动过速使收缩期/舒张期时间比提高，导致冠状动脉缺血；⑤ 心肌桥段血管内皮血栓素 A_2 合成增加[1,2]。对左前降支不同部位心肌桥与症状、ST-T 改变、室壁节段运动异常的发生率比较发现心肌桥症状、ST-T 改变、室壁节段运动异常的发生与否与其发生的部位无统计学关系[3]。大量文献报道，心肌桥对壁冠状动脉及其远端冠状动脉有保护性作用，其近端血管冠状动脉粥样硬化的发生率较高。

产生以上结果的原因：① 心肌桥处血流速度在整个心动周期中明显高于邻近动脉，血流与肌桥下内膜之间的切应力大，因而减少脂质进入血管壁；② 脉冲血流在肌桥处产生机械性压力下降，减少了内皮损伤；③ 肌桥远端血流处于低压状态；④ 血流通过肌桥时桥前血流速度减慢及涡流产生，引起桥血管内膜损伤；⑤ 肌桥近端冠状动脉血流切应力降低，使内皮细胞有利于细胞增生和细胞黏附，同时使脂质易于大量透过动脉壁促进粥样硬化发生[4,5]。随着心肌桥分级的增高，肌桥近端冠状动脉狭窄的发生率增高的趋势也证明了以上机制。

心肌桥引起心肌缺血的机制是多方面的。一方面与解剖结构有关，表浅型心肌桥可能不会在收缩期压迫壁冠状动脉，产生心肌缺血；但纵深型心肌桥可以在收缩期压迫、扭曲壁冠状动脉，并可持续至舒张期，引起心肌缺血。心肌桥在收缩期时易导致其近端血管内膜受损，致使该处动脉容易形成动脉粥样硬化斑块，而冠状动脉造影显示该段血管管腔在收缩期时被挤压，舒张期时恢复正常，此现象被称为"挤牛奶现象"。另一方与血流动力学改变有关，壁冠状动脉收缩期狭窄超过75%的患者会有严重的心肌缺血[6,7]。心肌桥导致心肌缺血还可能与心肌桥所致机械压力增高，受损内皮功能，使对缩血管物质的反应增加或冠状动脉发生痉挛有关[8]。2011年，Nardi[9]等报道了1例心肌桥引发变异型心绞痛的患者，研究人员在冠状动脉内注入乙酰胆碱后，壁冠状动脉发生痉挛概率更大。心肌桥致心肌梗死机制目前尚不能确定，但当前众多观点认为心肌桥引起心肌梗死机制可能为冠状动脉血流减少、内皮功能异常、心肌桥致血栓形成及冠状动脉痉挛等。其心电图可表现为缺血症状出现，并伴有区域性ST段抬高，符合心肌梗死的酶学改变，冠状动脉造影显示梗死部位血管存在心肌桥。肌桥性心肌梗死或急性冠状动脉综合征近年来报道得越来越多[10]。

2. 心肌桥致心肌缺血引起的症状

心肌桥患者在每个心动周期的收缩期挤压壁冠状动脉，使远端心肌缺血，临床表现可出现胸闷、劳累性胸痛等类似心绞痛症状，心律失常，甚至心肌梗死或猝死。心肌桥多普勒超声特征是心肌桥在舒张中期血流速度快速下降，后下降速度减慢，形成舒张中晚期平台；在收缩期，大多数壁冠状动脉近端出现血流逆转，静息时桥内段平均峰流速和平均舒张期峰流速明显高于近端与远端，表明心肌桥不仅在收缩期存在狭窄，在舒张早期壁冠状动脉仍存在狭窄，这种血流动力学改变会使冠状动脉储备降低，继而引起心肌缺血，在心动过速时更明显。1983年，Den Dulk等[11]报道1例运动引起的阵发性房室传导阻滞的病例，认为其与心肌桥有关，但心肌桥引起心律失常报道较少，原因和机制尚不明确。2012年，Erdogan等[12]报道1例心肌桥引起病态窦房结综合征导致晕厥的患者，他们推测心肌桥引起心律失常的机制与冠状动脉硬化引起缺血导致房室传导阻滞机制一样。颜峰平等[13]报道1例心肌桥引起恶性心律失常病例，他们认为心率加快使心肌收缩力增强，加重心肌桥对冠状动脉压迫，相对缩短舒张期，影响心肌血流灌注，引起血流动力学紊乱，可以导致血栓形成及冠状动脉痉挛，从而诱发急性心脏事件发生。杜显刚等[14]发现20%的心肌桥患者存在早复极图形改变。国内还有作者[15]提出，肌桥性心律失常在CTA表现上有明显特征。肌桥还可引发猝死的报道越来越多。程芳等[16]报道1例心肌桥致急性冠状动脉综合征的病例，该患者行冠状动脉造影检查，结果显示左右冠状动脉未见明显斑块，于左前降支中段见约3 cm长的心肌桥，心脏收缩期管腔狭窄达90%，舒张期恢复正常。其可能机制为心肌缺血突然加重导致猝死。通常情况下单纯性心肌桥在临床转归多为良性，但也可以导致心肌缺血甚至心肌梗死或猝死等严重心血管事件。因此，无论有无临床症状，对于确诊的心肌桥患者，都要控制其发生严重心血管事件的危险因素，对于有症状的患者需选择适当的治疗方法。单纯性MB-MCA导致心肌缺血症状的机制可能与下列因素有关：① MB-MCA部位的冠状动脉较其他冠状动脉更易发生痉挛而导致心肌缺血；② MB-MCA收缩期的狭窄使心肌血流灌注减少，从而减少冠状动脉的血流储备，尤其是收缩期狭窄者，更容易导致心肌缺血；③ 当患者在劳累运动、情绪激动等情况下，心肌耗氧量明显增加，进一步加重MB-MCA所致的心肌灌注不足。因此，临床上对部分中青年患者发病时表现为稳定或不稳定心绞痛症状，心电图检查出现Ⅱ、Ⅲ、aVF及$V_3 \sim V_6$导联ST-T段改变，一、二度房室传导阻滞，而无明显的肥胖、高血压、血脂等冠心病基础疾病及明确的心肌缺血证据时，应首先想到单纯性MB-MCA的可能，建议患者双源冠状动脉CTA[17]，已明确病变的存在并给予对应处理。

3. 心肌桥引起心肌缺血的影像学诊断及鉴别诊断

冠状动脉CTA技术可以对心肌桥的长度、厚度及壁冠状动脉狭窄的程度进行有效判断，以前CTA技术结合负荷/静息核素心肌灌注显像（MPI）对冠状动脉心肌桥（MB）性心肌供血可提供较为准确的诊断。有作者[18]应用256层（CTA）结合负荷/静息核素心肌灌注显像（MPI）探讨MB对心肌供血的影响。通过回顾性分析经256层CTA及负荷/静息核素MPI检查的88例孤立性LAD-MB的影像资料，依据MB类型分为不完全与完全MB组，比较两组壁冠状动脉（MCA）收缩期狭窄率及MPI的差异；比较完全MB中MPI正常与异常组 MB 厚度、长度及 MCA 收缩期狭窄率的差异；比较 MCA 收缩期狭窄 Noble 分级中 MB 类型及 MPI 的差异。结论是 MB 的类型、厚度及 MCA 收缩期狭窄程度均与心肌缺血密切相关，MB 长度对心肌供血无明显影响。核素心肌灌注显像对医院设备要求高，不是每个医院都有核医学科，患者在不同医院或不同科室之间奔波非常不方便。近年来 CT 药物负荷心肌灌注技术正在起步阶段，特别是 GE-Revolution CT 开发的 CTA-心功能-心肌灌注技术，如技术成熟应当是最佳的无创快速评价肌桥性心肌缺血的技术。目前为止，负荷 MPI 可直接反映心肌血流状态，尤其是心肌在外界压力下的心肌供血改变情况。正常冠状动脉有强大的血流储备能力，随着心脏负荷加重，血流可以增加 3～5 倍。而 MB 收缩期对 MCA 压迫可持续至舒张早、中期，引起 MCA 远端血流储备下降，心脏负荷加重时心肌供血无法增加，从而发生心肌缺血。这是负荷 MPI 评价 MB 对心肌供血影响的病理生理基础。肌桥性心肌缺血 MPI 异常可为可逆性灌注缺损，即静息时 MPI 正常，而负荷时呈现放射性分布减低，与上述分析相符。这提示 MB 患者应避免劳累或情绪激动，否则可能出现心肌缺血事件[19]。研究时选择孤立性 LAD-MB 为对象是为了避免先天性心脏病、冠心病、瓣膜病及心肌病等心脏疾病所致心肌缺血的干扰，而且左前降支是 MB 最好发部位，可获得更大样本量，也便于因素控制。通过对不同 MB 类型组进行比较发现，完全 MB 较不完全 MB 引起的 MCA 收缩期狭窄程度更重，也更易导致心肌缺血，且差异均具有统计学意义。这说明 MB 包绕 MCA 的方式不仅影响收缩期对 MCA 压迫程度，而且对心肌供血产生不良作用。因不完全 MB 中 MCA 表面无心肌覆盖，完全 MB 中 MB 厚度、长度及 MCA 收缩期狭窄率与 MPI 的关系，发现 MB 越厚，MCA 收缩期管腔越窄，心肌缺血越显著，MB 长度对心肌供血影响不明显。进一步将 MCA 收缩期狭窄程度行 Noble 分级，发现 1 级以不完全 MB 为主，且很少出现心肌缺血，2、3 级则全部是完全 MB，2、3 级心肌缺血发生率不仅总和高于 1 级，而且分别比 1 级高，差异具有统计学意义[20]。随着影像技术的发展，心肌桥通过 CT、DSA、MRI 或超声等影像学检查可以明确诊断。MSCT 诊断冠状动脉成像是一种 3D 显示技术，实现了心肌桥的无创检查。冠状动脉对诊断心肌桥有独特优势，不仅能清楚地显示血管走行和管腔直径，还可明确血管壁及其周围解剖结构，如心肌、脂肪及心腔等。随着认识的不断深入，心肌桥的临床意义得到了进一步明确。部分心肌桥会导致患者有胸痛、心绞痛，严重者甚至可出现急性冠状动脉综合征、心律失常、心肌梗死等。国内有学者发现[21]，大多数心肌桥患者的心电图表现为正常，少部分患者表现心肌缺血改变。心肌桥引起的心肌缺血症状与心肌桥的严重程度有一定关系。研究发现心肌缺血组其心电图正常组的心肌桥厚度、壁冠状动脉的狭窄率差异有统计学意义；总之，心肌桥导致的心肌缺血与心肌桥厚度、壁冠状动脉狭窄率和心肌桥的类型有一定的相关性，与壁冠状动脉长度无关。MSCT 冠状动脉成像对心肌桥提供了一个比较准确的诊断方法，可提高医师对心肌桥的诊断能力，减少患者医疗风险，可以更好地指导临床治疗。

4. 儿童冠状动脉心肌桥及其心肌缺血的概述

MB是一种儿童罕见先天性冠状动脉解剖异常，自发现至今已逾200年，长期以来，一直认为其是心脏正常解剖结构的一种变异，不会引起临床症状；但近年迅速发展的影像学与血管内超声技术证实，部分MB可引起心肌缺血症状，学者们将这部分MB称为症状性心肌桥 (symptomatic myocardial bridge, SMB) [22]。新近资料显示，传统认为只发生在成年人的SMB，也可在儿童期发病，成为儿童心源性休克、心肌梗死 (myocardial infarction, MI) 甚至猝死的病因之一。MB广泛存在于人群中，仅少部分患儿有临床症状，且冠状动脉造影 (coronary artery angiography, CAG) 在儿童中不作为常规检查手段；部分不明原因猝死患儿病因可能与MB有关，但因未进行尸检而漏诊；受分辨力限制影像学检查不能显示浅表型心肌桥。目前尚无儿童MB发病率的确切资料。现有资料中由于采取诊断手段不同，MB发生率各家报道不一，国外报道选择性CAG发现MB发生率为0.5%～2.5%，病理解剖发现MB发生率为15%～85%；我国报道为5%～11%。检出年龄为刚出生婴儿至84岁成人，男多于女。国内外文献报道儿童SMB 22例，发病年龄为4.0～16.8岁，分别来自加拿大15例、美国2例、阿拉伯国家、波兰、意大利、德国和中国各1例，其中加拿大占75%。MB一般与肥厚型心肌病 (hypertrophic cardiomyopathy, HCM) 并存，个别单独存在。Sharma等回顾性总结9例儿童SMB，其中7例 (78%) 合并HCM [23]。Sebening等 [24] 对1例10岁梗阻型HCM合并室性异位心律患儿行心肌切除术发现一长约30 mmMB。加拿大曾报道5例SMB患儿均合并HCM。Mohiddin等 [25] 报道，40%HCM患儿合并MB；对36例年龄3.9～15.8岁HCM患儿进行CAG检测，结果10例 (27.8%) 检出MB。有关儿童冠状动脉的肌桥形成机制资料匮乏多数认为系胚胎期血管发育位置异常，但难以解释多数患者在30岁以后出现心肌缺血症状。Ferreira等 [26] 对年龄范围从死产婴儿至84岁的尸体解剖90个MB发现，>20～50岁组MB明显多于≤20岁组，与51～90岁组比较无差异，说明MB形成于胚胎期，出生后随年龄增长逐渐延长，50岁以后不再增长。另外，HCM和心脏移植患者SMB发病率明显增高，提示后天因素可能参与MB形成过程。MB引起心肌缺血的发病机制包括冠状动脉痉挛、冠状动脉受压迫、冠状动脉硬化和血栓形成。MB降低心肌灌注主要发生在舒张早中期。CAG研究显示MCA呈现典型收缩期一过性线状、串珠样狭窄，或类似闭塞样征象，舒张期病变段血管完全或部分恢复，即所谓"挤牛奶现象"，此时收缩期MCA直径减少70%，舒张中晚期减少35%，使远段冠状动脉血流储备下降。一般认为，冠状动脉血流储备＜2.5临床可出现心绞痛，SMB患儿可降至2.0～2.2，形成心肌缺血发生的病理生理基础。值得注意的是，MB越长越厚、MB纤维与血管成角越大，MCA受压越重。HCM合并MB极易发生心肌缺血的原因是粗大 MB 纤维对 MCA 过度压迫,使局部严重狭窄或闭塞。MB 对 MCA 长期反复压迫引起内皮细胞功能失调诱发血管痉挛和血流动力学紊乱是冠状动脉粥样硬化形成的病理生理基础。血管内超声发现,60% SMB 患者 MCA 近段血管壁增厚、粥样硬化是该段血流速度减慢、血流对血管侧压力重新分布所致。MB 远段很少发生动脉粥样硬化,其机制:一是 MB 远段冠状动脉内膜血流剪切力高于 MB 近段冠状动脉,血流高剪切力使远段内皮细胞产生适应性反应,从而保护内皮细胞。二是 MB 收缩期压迫使近段局部血管壁张力增高,损伤血管内皮细胞,致使冠状动脉粥样硬化斑块和血栓形成。三是 MB 远段血管内皮活性因子表达明显低于近段,不利于脂质沉积和斑块形成。青少年抗心磷脂抗体阳性者心肌梗死发生率较正常人高,原因是抗心磷脂抗体降低血管内皮细胞前列环素合成,促使血栓形成。70% SMB 患儿在运动、劳累、发热时诱发心肌缺血症状或猝死,30% 在休息或睡眠中发病。据国内综述性文献[27],1993 年 Chiappa 等报道 1 例意大利 11 岁晕厥发作的单纯左冠状动脉边缘支 SMB 患儿踢足球时猝死,尸检发现长 MB 周围心肌呈急性缺血性改变。另有 Yetman 等 1998 年报道 10 例 HCM 合并 SMB 患儿的临床表现,其中胸痛 6 例、心搏骤停 5 例、室性心动过速 8 例、猝死 3 例。Daana 等报道 1 例 11 岁前降支中段长约 14 mm 的 MB 患儿,有胸痛、心悸、焦虑、呼吸困难及反复活动后晕厥。1999 年 Hillman 等报道另 1 例左前降支 SMB 患儿有反复活动后胸痛,心电图提示心尖部下壁心肌梗死。Sharma 等报道 1 例 5 岁左前降支 MB 合并室间隔缺损与非梗阻性 HCM 患儿,出现运动后反复晕厥及强直阵挛性癫痫发作,在完成负荷心电图时出现胸痛、室速、低血压。1 例 7.5 岁 SMB 并发心肌梗死患儿发热 1 天出现心前区压榨痛、大汗、面色苍白、心功能不全、心源性休克。少数学者对 MB 是心肌缺血发生的独立因素观点持怀疑态度,认为 MB 导致心肌缺血的证据不充分。1999 年 Kramer 等研究了收缩期壁冠状动脉受压与放射性核素显像 (emission computed tomography, ECT) 及心电图的关系,发现 MCA 受压 < 30%,心电图及运动负荷 ECT 无心肌缺血表现;MCA 受压 30%~50%,25% 患者心电图有心肌缺血表现,但 ECT 正常;MCA 受压 50%~100%,30% 心电图有心肌缺血表现,33% 患者 ECT 阳性。前降支中段 SMB 心肌缺血心电图表现为 V_1~V_3 导联 ST 段呈凹面向上型升高,T 波直立,振幅增高,以 R 波为主的肢体导联 ST 段下降,相应胸导联 T 波显著倒置,或左心室肥厚、心房颤动、室性心动过速、心室纤颤。出现心肌梗死的心电图表现为 II、III、aVF、V_2~V_6 导联 ST 段弓背抬高 0.3~0.6 mV 与直立 T 波相连形成单向曲线,单向曲线消失后出现宽 35~45 ms 有切迹的 Q 波,呈现典型广泛前壁、下壁心电图改变。核素扫描有不同程度前壁可逆性灌注不足或心电图样改变。铊元素追踪扫描 (ECT) 显示双嘧达莫诱导严重 ST 段降低和轻微前壁灌注不足。超声心动图或多巴酚丁胺负荷超声心动图显示 V_2 导联 ST 段明显压低,室间隔和心尖处心肌运动功能减低[28]。

参考文献

[1] Mohlenkamp S, Hort W, Ge J, et al. Update on myocardial bridging. Circulation, 2002, 106: 2616–2622.

[2] Diaz-Widmann J, Cox SL, Roongsritong C, et al. Unappreciable myocardial bridge causing anterior myocardial infarction and postinfarction angina. South Med J, 2003, 96: 400–402.

[3] Rozonberg VD, Nepomnyashehikh LM. Pathomorphology and pathogenic role of myocardial bridges in sudden cardiac death. Bull Exp Bio1Med, 2004, 138: 87–92.

[4] 杨立,赵林芬,李颖,等.心肌桥和壁冠状动脉的多层螺旋CT诊断及其临床意义.中华医学杂志,2006,86：2858–2862.

[5] Jr BD, Elefteriades JA. Why are the intramyocardial portions of the coronary arteries spared from arteriosclerosis? Clinical implications. International Journal of Angiology Official Publication of the International College of Angiology Inc, 2009, 18(2): 59–61.

[6] Aikawa M, Sivam PN, Kuro OM, et al. Human smooth muscle myosin heavy chain isoforms as molecular markers for vascular developmentand atherosclerosis. Circulation Research, 1993, 73(6): 1000–1012.

[7] Reig J, Ruiz d MC, Moragas A. Morphometric analysis of myocardial bridges in children with ventricular hypertrophy. Pediatric Cardiology, 1990, 11(4): 186–190.

[8] 张国辉,葛均波,王克强.心肌桥形态学的研究现状.解剖科学进展,2001,7(4)：327–330.

[9] Nardi F, Verna E, Secco GG, et al. Variant angina associated with coronary artery endothelial dysfunction and myocardial bridge: A case report and review of the literature. Intern Med, 2011, 50(21): 2601–2606.

[10] 穆林,刘仁光,高航.心肌桥与心肌缺血.辽宁医学院学报,2015,36(5)：87–90.

[11] Duygu H, Zoghi M, Nalbantgil S, et al. High-sensitivity C-reactive protein may be an indicator of the development of atherosclerosis in myocardial bridging. Int J Cardiol, 2011, 124(2): 267–270.

[12] Juilliere Y, Berder V, Suty-Selton C, et al. Isolated myocardial bridges with angiographic milking of the left anterior descending coronary artery: a long-term follow-up study. Am Heart J, 2012, 129(4): 663–665.

[13] 颜峰平,陈圆圆,杨庆春.心肌桥与法医学死亡原因鉴定案例2例.中国司法鉴定,2016,2：106–107.

[14] 杜显刚,官鹏,张志威,等.26例冠状动脉肌桥法医病理学研究.法医学杂志2003,19(4)：215–216.

[15] 古今,史河水,韩萍,等.不完全与完全心肌桥–壁冠状动脉的CT影像特征分析.中华心血管病杂志,2011,39(1)：40–44.

[16] 程芳,李玉琴,吕雁平,等.心肌桥引起急性冠脉综合征1例报告.哈尔滨医药,2012,32(4)：304.

[17] 中华放射学杂志心脏冠状动脉多排CT临床应用协作组.心脏冠状动脉多排CT临床应用专家共识.中华放射学杂志,2011,45(1)：9–17.

[18] 方纬,邱洪,杨伟宪,等.冠状动脉肌桥患者核素心肌灌注显像研究.中华核医学杂志,2008,28(1)：35–38.

[19] 王跃涛,傅宁,黄宜杰,等.心肌灌注显像对症状性冠状动脉心肌桥患者的临床应用价值.中华核医学杂志,2008,28：369–372.

[20] MohlenkampS, Hort W, Ge J, et al. Update on myocardial bridgeing. Circulation, 2002, 106(1): 261–266.

[21] 耿黎明,张琳,许献杰.65例心肌桥临床与心电图特点分析.中华实用诊断与治疗杂志,2014,28(2)：185–187.

[22] Soran O, Pamir G, Erol C, et al. The incidence and significance of myocardial bridge in a prospectively defined population of pa-tients undergoing coronary angiography for chest pain. Tokai J Exp Clin Med, 2000, 25: 57–60.

[23] Sharma J, Hellenbrand W, Kleinman C, et al. Symptomatic myo-cardial bridges in children: a case report with review of literature. Cardiol Young, 2011(21): 490–494.

[24] Sebening C, Gorenflo M, Ulmer HE, et al. Myocardial bridging of the anterior interventricular coronary artery in setting of hypertrophic cardiomyopathy in children and adolescent. Cardiol Young, 2002, 12: 414–416.

[25] Mohiddin SA, Begley D, Shih J, et al. Myocardial bridge does not predict sudden death in children with hypertrophic cardiomyopathy but is associated with more severe cardiac disease. JACC, 2000, 36: 2270–2278.

[26] Ferreira AG Jr, Trotter SE, Konig B Jr, et al. Myocardial bridges: morphological and functional aspects. Br Heart J, 1991, 66: 364–367.

[27]　刘晓东,赵陆华,孙春蕾,等.儿童冠状动脉心肌桥与心肌缺血诊治进展.中国实用儿科杂志,2013,28(5):389-392.
[28]　赵新斌,傅昱,董小波,等.症状性心肌桥患者平板运动试验心电图与运动-静息核素心肌灌注显像的对比研究.中南大学学报(医学版),2016,41(6):593-599.

四、心肌桥与心功能

1. CT心功能检查方法

理论上,双源CT和GE后超高端CT可以在不控制心率和呼吸的情况下进行CT扫描,其他相关设备对患者均要进行心率控制(< 70次/分)和呼吸训练。扫描参数120～140 kV,800～900 mA,低剂量扫描酌情降低条件。层厚0.625 mm,矩阵512 mm×512 mm。对比剂选用碘海醇350 mgI/mL,速度4.5～5.0 mL/s。扫描范围自气管隆凸至膈肌下1～2 cm,检测中心置于气管隆凸水平降主动脉中心位置,阈值150 HU。以10% R-R间期重建图像并传输至工作站。64排或以上多层螺旋CT上行CTA检查过程中可以获得心功能数据,扫描方法与常规CTA扫描相同,原始数据传至工作站经心功能分析软件处理后获得心功能相关数据,包括左心室收缩末期容积(ESV)、左心室舒张末期容积(EDV)、每搏输出量(SV)、射血分数(EF)、心输出量(CO)等。MR一直被认为是诊断左心功能的金标准,超声、CT、SPECT和CAG等其他方法中与MRI差异性最小的比较中,Yamamuro等发现CT与金标准的差异性最小[1]。左心室是整个心脏的"泵",在整个体循环中是非常重要的,MSCT在完成一次CTA检查后,可以获得左心室形态、功能等方面的信息。有作者研究发现,多排CT能准确评价MB-MCA,且左前降支MCA缩窄率、MB厚度及MB指数与左心功能有一定相关性。回归系数计算显示,动脉缩窄率影响最大,为正向影响,其次为MB厚度,为负向影响,MB指数影响最小。结果显示MCA长度、收缩末及舒张末横截面积、MCA壁内比例、EDV、患者性别和年龄等因素与左心功能间无明显相关性。

2. 心肌桥对正常成人心功能的影响

有作者[2]将70例冠状动脉造影检查正常的成人按有无心肌桥分为心肌桥组28例和对照组42例,采用64层螺旋CT设备进行后心电门控技术扫描,应用心功能后处理软件按10%时相进行图像后处理,计算左右心室的功能参数,包括ESV、EDV、EF、CO和左心室心肌收缩力(MM)。结果心肌桥组和对照组左、右心室功能参数无统计学差异(P均> 0.05)。心肌桥组男性左心室MM高于女性,男性右心室ESV和EDV均高于女性(P均< 0.05);对照组男性左、右心室ESV、EDV及左心室MM均高于女性(P均< 0.05)。同性别比较,心肌桥组男性左心室EDV低于对照组男性,而EF则相反(P均< 0.05)。结论是单纯心肌桥对左右心功能的影响存在性别差异,心肌桥可减弱正常成人部分心室功能指标的性别差异。近年来,人们对于心肌桥关注的不再是位置、数目、嵌入心肌深度等简单指标,而是向更深方向深入,如心肌桥对心脏功能的影响(左心、

右心或全心功能)、单纯桥血管前后合并斑块是否会对心功能造成影响等。崔志新等对心肌桥血管的嵌入程度与心功能的相关性进行分析,发现两者存在明显相关。单纯心肌桥对心功能的影响存在性别差异,此结论与文献报道一致[3]。就两心室各功能指标而言,除左心室MM与张笑春等的研究一致外,EDV、ESV和EF均表现不一致。也有研究认为心肌桥对EDV、ESV和EF的影响无性别差异。就右心功能信息比较,心肌桥男性组EDV、ESV高于女性。因此认为,男女性心功能存在性别差异,而心肌桥的存在可减弱正常人部分心功能指标的性别差异。正常情况下左、右心室的功能是保持平衡的,其反映了心脏总体的生理状态和运动规律。心脏收缩功能取决于心肌收缩力、心室前后负荷等情况。正常心肌通过自身调节和代偿功能维持心脏泵活动的正常进行,而心脏主要通过增加心率、增强心肌收缩力和前负荷使心脏CO/SV及EF增加,以维持正常活动[4]。心肌桥对冠状动脉的压迫主要在收缩期,而心肌血液灌注则主要发生在舒张期,心肌桥的长度和嵌入深度都会对肌桥血管产生压迫,当心室收缩时肌桥血管相应收缩,此时会加重对肌桥血管的影响,减少远端血管的血液供应。当心肌桥血管被动压缩狭窄到一定程度时会导致心肌缺血,出现冠心病症状,正确认识心肌桥对心功能的影响非常重要[5]。

3. 孤立性心肌桥与舒张性心力衰竭

有作者对26例孤立性心肌桥舒张性心力衰竭进行临床分析[6],并与健康体检者作为健康对照组。检测心脏血流多普勒E/A值和血浆N端脑钠肽原(NT-proBNP)。孤立性心肌桥是舒张性心力衰竭病因之一,心脏血流多普勒E/A值测定联合血浆NT-proBNP检测有助于孤立性心肌桥舒张性心力衰竭的诊断。舒张性心力衰竭(diastolic heart failure, DHF)即指左心室射血分数(LVEF)保留的心力衰竭(heart failure with preserved left ventricular election fraction, HF-PEF),它是一组以心力衰竭症状和体征、射血分数正常而舒张功能异常为特征的临床综合征。DHF占所有心力衰竭患者的50%以上,且预后凶险程度与LVEF降低的心力衰竭(heart failure with reduced left ventricular election fraction, HF-REF)相同。高血压、冠心病是DHF常见的基本病因。Hazenberg等报道12例心肌桥患者通过心电图、运动试验和心肌同位素检查证实心肌缺血的存在,并进一步证实了心肌缺血是由心肌桥而引起的。心肌桥在心脏收缩期对冠状动脉的压迫程度越重,越容易引起心肌缺血。心肌桥引起心肌缺血,是导致左心室舒张功能不全的可能原因。在孤立性心肌桥左心室舒张功能不全时,NT-proBNP水平较对照组明显升高,说明NT-proBNP既与患者的主观感受及医生的主观判断有较好的一致性,同时又能客观地对心功能做出评价。

--------- **参考文献** ---------

[1] Yamamuro M, Tadamura E, Kudo S, et al. Cardiac functional analysis with multidetector-row CT and segmental

reconstruction algorithm: comparison with echocardiography, SPECT, and MR imaging. Radiology, 2005, 234(2): 381–390.

[2] 崔志新, 王胜林, 陆海容, 等. 多排 CT 冠状动脉成像评价单纯心肌桥-壁冠状动脉与左心功能的相关性. 临床放射学杂志, 2012, 31(5)：654–657.

[3] Alegria JR, Herrmann J, Holmes Jr DR, et al. Myocardial bridging. Eur. Heart J, 2005, 26: 1159–1168.

[4] Dominguez B, Valderrama V, Arrocha R, et al. Myocardial bridging as a cause of coronary insufficiency. Rev Med Panama, 1992, 17: 28–35.

[5] Ishikawa Y, Kawawa Y, Kohda E, et al. Significance of the anatomical properties of a myocardial bridge in coronary heart disease. Circ J, 2011, 75(7): 1559–1566.

[6] Wu CK, Wang YC, Lee JK, et al. Connective tissue growth factor and cardiac diastolic dysfunction: human data from the Taiwan Diastolic Heart Failure Registry and molecular basis by cellular and animal models. Eur J Heart Fail, 2014, 16(2): 163–167.

五、心肌桥与急性冠状动脉综合征

1. 肌桥性急性心肌梗死的流行病学

冠状动脉心肌桥是一种常见的解剖学异常, 最常见于左冠状动脉前降支, 发生率约为 85%, 左旋支约为 14%, 右冠状动脉约为 1%。心肌桥对冠状动脉血流影响通常发生在心脏收缩期, 肌桥压迫冠状动脉引起收缩期及舒张期血流灌注不足, 从而引发心肌缺血的症状[1]。此外, 血流动力学改变和血管内皮功能障碍引起的剪应力效应可提升动脉粥样硬化的发生率, 这是另一种肌桥引起心肌缺血的机制, 而高剪应力激活抗氧化系统能引起血管活性物质 (如 NO 等) 的释放, 增加了内源性氧化应激。虽然心肌桥常与心源性猝死有关, 但诸多研究认为, 肌桥不能作为独立的致死因素, 仅为引起心源性猝死的重要因素之一[2]。统计分析表明 1968 ～ 2008 年 PubMed 上报道的 216 例肌桥案例中, 172 例并发冠心病等相关症状, 包括心绞痛、心肌缺血及心源性猝死。对肌桥引起死亡的案例, 要结合肌桥引起的并发症状及解剖所见综合分析判断, 同时, 诱因在死亡过程中也起着重要作用[3]。以下诱因可能引发肌桥患者产生相应症状：① 情绪压力；② 剧烈运动引起的心脏功能障碍；③ 心室纤颤；④ 传导阻滞。有作者报道的 26 例死亡案例中, 8 例死于钝器伤后, 8 例死于剧烈运动及情绪激动后, 3 例死于饱餐及饮酒后, 1 例死于急性一氧化碳中毒后, 仅 6 例无明显诱因, 死于平静状态或睡眠中[4]。

2. 肌桥性急性冠状动脉综合征个案报道病例集

（1）病例 1：冠状动脉心肌桥致恶性心律失常[5]

患者, 男性, 42 岁, 主因 15 h 前运动突发胸痛不缓解就诊于外院, 吸烟史 20 年, 20 支/日；高血压病史 10 年, 最高 150/90 mmHg (1 mmHg=0.133 kPa), 未服用降压药；否认糖尿病及高脂血症病史；否认冠心病早发家族史。发作性胸痛 3 年, 呈压迫、发紧感, 每次持续数分钟左右，经休息后可缓解，未治疗。于外院给予药物对症治疗（具体方案不详）。入院前6 h突然意识丧失、四肢抽搐、面色发绀，心电监护示：心室纤颤。立即给予连续3次电除颤，恢复窦性心律，患者意识转为清醒，仍感胸闷、胸痛，全身乏力，遂转来院。入院查体：T 36.5℃，P 70次/分，R 20次/分，BP 120/80 mmHg；意识清楚，口唇轻度发绀；心界不大，心率70次/分，律齐，心音低钝，各瓣膜听诊区未闻及病理性杂音；双下肢无水肿；神经系统未见异常。心电图示：窦性心律，Ⅱ、Ⅲ、aVF导联ST段下斜型压低0.1 mV，$V_2 \sim V_4$导联T波高尖。入院诊断：① 急性冠状动脉综合征；② 心律失常、心室纤颤；③ 高血压2级（很高危）。入院后化验心肌酶：肌酸激酶2835.1 U/L、肌酸激酶同工酶-MB 184.8 U/L；肌钙蛋白T 2.93 ng/mL；脑利钠钛（BNP）1 333 pg/mL。立即给予抗凝、抗血小板、扩冠、稳定斑块、改善心肌代谢及心功能等治疗。心脏彩超示：左房稍大，左心室壁增厚，二尖瓣少量反流，左心室舒张功能减低，射血分数59%。病情稳定后行冠状动脉造影检查示：冠状动脉分布属右优势型；左主干未见异常；前降支近段心肌桥，收缩期管腔压迫80%；回旋支近段软斑块，管腔狭窄约50%；右冠状动脉未见异常。考虑发病为前降支心肌桥所致，未置入支架，术后给予抗血小板聚集、β受体阻滞剂、钙通道阻滞剂口服治疗，随访6个月上述症状未再发作。本例患者为中年男性，平素有间断胸痛发作，症状轻，一直未经正规诊治。本次于运动过程中突然发病，胸痛持续不缓解，并最终发生心室纤颤，经积极抢救，患者转危为安，后行冠状动脉造影提示前降支近段在心脏收缩期狭窄达80%，舒张期恢复正常，符合心肌桥诊断，回旋支近段有粥样硬化斑块，考虑与吸烟、高血压等因素有关。患者运动时心肌桥对冠状动脉挤压严重，使其持续痉挛，从而诱发心室纤颤。因此，临床上对于症状轻微或不典型的胸痛患者，特别是青中年患者，要考虑到心肌桥存在的可能性，引起足够重视，尽早明确诊断，及时治疗，以防发生不测事件。

（2）病例2：心肌桥并阵发性室上速致急性心肌梗死[6]

患者，男性，49岁，主因间断心悸伴胸痛4年入院。患者近4年间断心悸，心跳加快，具有突发突止的特点，每次持续0.5～1 h缓解，发作时均伴有胸骨后闷痛。本次入院前再次心悸发作，持续不缓解，心悸2 h时伴胸骨后闷痛，并向双肩放射，出现胸闷、气短大汗，症状共持续达27 h，心悸消失，胸痛缓解来院时患者已无不适症状。心电图提示：窦性心律，Ⅰ、aVL、$V_3 \sim V_6$导联ST段压低0.1～0.2 mV，T波倒置。查肌钙蛋白0.14 ng/mL。患者既往有高血压病史8个月。诊断：① 心律失常—阵发性室上性心动过速；② 冠心病，急性非ST段抬高性心肌梗死。给予阿司匹林100 mg，1次/日，抗血小板聚集；硝酸异山梨酯10 mg，3次/日，抗心肌缺血；辛伐他汀20 mg，每晚1次，抗动脉硬化治疗。患者仍间断心悸发作，发作时心电图提示阵发性室上性心动过速。行冠状动脉造影术提示冠状动脉左前降支中段心肌桥，血管未见狭窄。行心内电生理检查提示房室结双径路——房室结折返性心动过速，行导管射频消融术成功。随访患者心悸、胸痛无复发,心电图正常。该患者心肌坏死标志物肌钙蛋白升高,诊断急性心肌梗死成立,发作前曾出现持续时间较长的快速性心律失常,考虑为心律失常所致心肌损伤,按照最新急性心肌梗死分型可诊断为Ⅱ型心肌梗死。其导致心肌梗死的原因归纳为两点:冠状动脉心肌桥、阵发性室上性心动过速。心肌桥是一种常见的解剖学变异。冠状动脉受到心肌桥的压迫可导致心肌血供的减少,引起不同程度的临床症状,出现心绞痛甚至急性心肌梗死危及患者生命。心肌桥的近段容易发生血栓,继发冠状动脉粥样硬化。阵发性室上速发作时心肌相对供血不足。患者可因过快的心室率出现心绞痛症状甚至急性心肌梗死。本例患者在存在心肌桥的基础上发生室上性心动过速,室上性心动过速导致患者心室舒张期明显缩短,而心肌桥进一步加重了冠状动脉缺血,遂导致了心肌损伤坏死。该病发作时应注意与冠状动脉严重狭窄所致缺血进而出现心律失常引起的心悸进行鉴别,典型症状及冠状动脉造影即可明确诊断。

(3)病例3:心肌桥性心动过速性晕厥[7]

患者,女性,52岁,因昏厥2次就诊。半年来2次昏厥均发生于参加宴席饮酒时,每次饮高度白酒约200 mL发生神志不清,立即半卧位施救,按压人中,用风油精涂搓上肢,短时间内苏醒,无恶心、呕吐和大小便失禁。患者平时体健,能胜任重体力劳动,无胸闷、胸痛和高血压史。既往偶有饮低度白酒约半斤却无不适,无吸烟史。查体 T 36.5℃,P 65次/分,BP 115/70 mmHg,R 18次/分。双肺呼吸音清,未闻及啰音。心脏各瓣膜区听诊未闻及病理性杂音和心包摩擦音,双下肢无水肿。心电图示窦性心律,左心室高电压,T_I、T_{aVL}、T_{V6}双相,T_{V4}、T_{V5}呈冠状T波,动态心电图示窦性心律为主导心律,ST Ⅱ、Ⅲ$_{avF}$压低0.05～0.1 mV,伴R波为主导联T波低平或倒置。心脏彩超示主动脉瓣,二、三尖瓣微量反流,左心室收缩功能正常,LVEF 76%,无节段性功能改变。为查明晕厥原因转诊上级医院,冠状动脉造影示冠状动脉左前支中段严重心肌桥(收缩期压缩为90%～95%)。生化、头颅CT等检查无异常。诊断心肌桥性心动过速性晕厥。

(4)病例4:心肌桥引起冠状动脉痉挛、心室纤颤[8]

患者,男性,52岁,既往无高血压、糖尿病、高脂血症病史和长期吸烟、猝死家族史。2007年2月晨起或中度体力活动后感胸闷,休息十余分钟可自行缓解;4月27日在上3层楼后出现心前区疼痛,伴全身出汗,无肩部放射痛、心悸气促、晕厥,休息后缓解,当地医院急诊心电图示胸前导联 V_2～V_6 ST斜下形压低0.05～0.3 mV,T波正负双向或倒置;5月初患者多次出现心前区疼痛,运动、休息时均出现,程度、持续时间、缓解方式与前相似,于5月4日来科就诊。入院查体无阳性体征;心电图示窦性心律,无ST-T改变;心脏彩超未见异常。冠状动脉造影见左冠状动脉近端痉挛明显,狭窄90%左右,患者有明显胸痛,予冠状动脉内注入硝酸甘油后缓解;再次造影见冠状动脉呈左冠优势型,左前降支中段心肌桥(收缩期狭窄

80%），左主干近段、左旋支开口狭窄40%。术后予盐酸地尔硫䓬、阿司匹林等治疗，术后第3天上午8：00患者于早饭后卧床休息时出现心前区疼痛，伴冷汗，急行心电图示广泛胸前导联ST段斜下形压低0.1～0.3 mV，T波正负双向或倒置，aVR ST抬高，频发Ron T室性期前收缩，随即出现心室纤颤，患者意识丧失，立即予360 J非同步电除颤2次后恢复窦性心律，意识恢复。发病2 h后复查心电图：ST-T改变恢复正常，无期前收缩；多次复查心肌酶谱均正常。转入胸外科行冠状动脉旁路移植术后出院。随访1年半，患者可胜任日常工作，未再出现胸闷、晕厥。冠状动脉心肌桥因长时间的血管收缩性压缩及冠状动脉血流重建可引起血管内皮结构与功能损伤，从而导致冠状动脉舒张不良甚至发生血管痉挛，血管痉挛加重心肌缺血最终可引起心室纤颤。

（5）病例5：心肌桥引起急性冠状动脉综合征 [9,10]

急性冠状动脉综合征（ACS）发病机制为冠状动脉内不稳定斑块继发病理改变，使局部心肌血流量明显下降，如斑块内出血、斑块纤维帽出现裂隙、表面上有血小板聚集，导致缺血加重。

患者，男性，48岁，主诉因发作性心前区闷痛3日于2009年3月4日入院。于入院3日前无明显诱因出现心前区闷痛症状，经休20 min左右症状缓解，入院当天发作2～3次，查心电图提示窦性心律、胸前导联T波倒置＞0.2 mV、心肌缺血。症状缓解后心电图心肌缺血明显改善，心肌损伤标志物正常。24 h动态心电图结论：窦性心律、二度房室传导阻滞、室性期前收缩、偶发房性期前收缩、心肌缺血、异常Q波。冠状动脉造影显示：左主干正常，前降支近段可见10%～20%粥样硬化斑块，中段10%粥样硬化斑块，室间隔动脉可见心肌桥，收缩期可达90%，远端血流TIMI 3级。回旋支大致正常。右冠近段可见10%狭窄，远端血流TIMI 3级，左心室造影大致正常。经扩冠，应用β受体阻滞剂、抗血小板、调脂等治疗，具体为阿司匹林、美托洛尔、阿托伐他汀、钙通道阻滞剂，患者心前区闷痛症状缓解，心肌缺血改善，随访3年的时间，出院后继续口服上述药物治疗，患者病情稳定，未再住院。我们报告的这例患者48岁无诱因出现胸痛持续时间达20 min后缓解，心电图表现为前壁导联T波倒置＞0.2 mV，胸痛缓解后T波倒置明显改善，心肌损伤标志物不高，符合急性冠状动脉综合征中不稳定性心绞痛（UA）中危组诊断，即就诊前1个月内（但48 h内未发）发作1次或数次，静息心绞痛及梗死后心绞痛，持续时间＜20 min，心电图可见T波倒置＞0.2 mV，或有病理性Q波。本例患者出院后继续口服药物治疗，随访3年，患者病情稳定，未再住院。心肌桥的治疗仍存在争议，一般来说，对无症状或症状轻微者无须治疗，对有症状的心肌桥患者，目前主要采取药物治疗、介入治疗、外科手术治疗3种策略，药物治疗被认为是首选，可选用负性肌力和负性频率的药物，如β受体阻滞剂、钙通道阻滞剂等，心绞痛发作时使用硝酸酯类药物可缓解症状，此外，加用阿司匹林、他汀类等药物有助于预防冠状动脉血栓形成。目前认为，支架治疗限于药物疗效不佳者，支架内再狭窄发生率明显高于无心肌桥的患者，导致不良心脏事件发生率升高。无论是药物治疗或介入治疗、外科手术治疗,近期预后良好,远期预后需进一步随访。

（6）病例6：心肌桥引起青年急性心肌梗死的报告[11]

患者,男性,19岁,公司保安,既往体健,以"胸闷、心悸1天,胸痛4 h"为主诉于2013年4月25日入院。患者于入院前4 h突然出现心前区疼痛,呈绞榨样,无肩背部放射痛,无恶心、呕吐,无意识丧失,无黑矇、晕厥,症状持续不缓解,急来我院,心电图提示窦性心律、$V_2 \sim V_6$导联ST抬高0.1～0.25 mV,心脏超声：左心室增大,左心室壁运动异常,左心室收缩功能减低,二、三尖瓣反流(少量),EF值48%。心肌酶：AST 77 s/L,LDH 219 U/L,CK 822 U/L、CK-MB 59.0 U/L。诊断为急性前壁心肌梗死,给予溶栓、抗凝、抗血小板聚集、扩冠等治疗,溶栓后2 h患者胸痛较前明显缓解,复查心电图提示抬高的ST段明显回落,复查心肌酶AST 176 U/L,LDH 362 U/L,CK 1095 U/L,CK-MB 81 U/L,入院第4天复查心电图窦性心律、$V_2 \sim V_6$导联抬高的ST恢复至正常,患者无胸闷、胸痛,出院后患者一般活动下无胸闷、胸痛,偶在剧烈活动时感心悸,1个月后冠状动脉造影：左冠状动脉主干无狭窄病变,前降支中段收缩期狭窄70%,舒张期狭窄消失,回旋支及右冠状动脉无狭窄、钙化病变,呈右优势型。给β受体阻滞剂治疗,患者病情稳定,心内科门诊随访3个月无不适症状。相关病理研究已证实,心肌桥近端冠状动脉内皮细胞多呈扁平形或多边形,表面呈虫蚀样缺损,容易发生动脉硬化。心肌桥的存在在一定程度上易化了其他危险因素导致动脉粥样硬化的病理进程。患者经冠状动脉造影证实为前降支心肌桥。冠状动脉管壁光滑,心肌桥血管近端无明显冠状动脉病变。提示对于年轻患者,如无冠心病易患因素,应想到心肌桥的可能,当前对于心肌桥的治疗包括药物、外科手术及支架。

（7）病例7：心肌桥与法医学死亡原因鉴定案例[12,13]

案例1,死者,男性,27岁,某天早上被发现死于所睡的房间内。尸表检验见营养、发育正常,面部皮肤呈暗红色,口唇黏膜发绀,双手指甲床重度发绀,尸斑颜色深,位于尸背未受压处,尸表皮肤未见损伤痕迹。解剖检验见心脏质重300 g,左心室壁厚1.2 cm,右心室壁厚0.3 cm,心肌切面未见瘢痕改变,冠状动脉开口畅,冠状动脉左前降支部分包埋于心外膜下的心肌中(距离冠状动脉开口约3.0 cm,包埋的长度约2.0 cm)；其余体内脏器呈暗红色、淤血状,未见损伤改变。组织病理学检验见壁冠状动脉周围心肌纤维萎缩,部分心肌呈灶性溶解,间质纤维组织增生,部分心肌嗜伊红染色增强；冠状动脉各分支未见粥样硬化改变；其余多脏器淤血水肿。在死者的胃内容物中未检出常见毒物及其代谢物成分。鉴定意见死者符合冠状动脉心肌桥致心源性猝死。

案例2,死者,男性,38岁,做工时被工友发现突然倒地,急送当地诊所救治,抢救无效死亡,整个过程约1 h。尸表检验见死者口唇黏膜发绀,双手指甲床重度发绀,尸斑呈暗红色,位于尸背未受压处、额面部,四肢见散在皮肤擦挫伤(符合倒地所致),未见其他损伤改变。解剖检验见心脏质重400 g,左心室壁厚1.3 cm,右心室厚0.3 cm,冠状动脉左前降支始段管壁增厚,管腔狭窄Ⅱ～Ⅲ级,部分冠状动脉走行于心外膜下的心肌内;其他体内脏器未见异常。组织病理学检验见左心室心肌纤维染色不均,局部嗜伊红染色增强,部分心肌细胞见蜡样坏死,心肌间质纤维增生伴灶性纤维瘢痕形成,冠状动脉左前降支管壁粥样硬化,管腔狭窄达Ⅲ级,部分冠状动脉走行于心肌间;其余多脏器淤血、水肿。根据毒物检验,在死者的胃内容物中未检出常见毒物及其代谢物成分。鉴定意见死者符合因冠状动脉粥样硬化合并心肌桥致急性循环功能障碍死亡。

案例1中死者面部、口唇及双手指甲床发绀及体内多脏器淤血、水肿等,具有急性循环功能衰竭的一般病理学特点。其冠状动脉左前降支心肌桥形成伴心肌纤维萎缩,心肌灶性溶解,间质纤维组织增生,部分心肌嗜伊红染色增强,符合心肌慢性、急性心肌缺血的病理学改变。经排除暴力性死亡及其他疾病所致死亡的可能,认为冠状动脉心肌桥构成其急性循环功能衰竭死亡的病变基础。本例案情未反映出死者生前存在劳累、运动、情绪激动等诱发因素,笔者认为在该类原因不明的猝死案例中,尸检发现心肌桥作为唯一可以解释死亡的病因时,可以做出冠状动脉心肌桥致猝死的诊断。而在法医学实践中,心肌桥的变异程度与猝死的相关性,以及其导致猝死的机制有待于进一步研究。此外,心肌桥可以与心肌病、冠心病及心脏瓣膜病等其他器质性心脏病变并存。案例2中死者存在冠状动脉粥样硬化及冠状动脉心肌桥病变,对于死亡原因的诊断应不存在异议,但心肌桥与冠状动脉粥样硬化的关系值得我们关注。众多的研究表明壁冠状动脉不易发生动脉粥样硬化,而其近段冠状动脉易发生动脉粥样硬化,原因可能是壁冠状动脉因反复受压或扭曲,使近段冠状动脉血流动力学发生紊乱,易激发动脉粥样硬化,并在此基础上发生斑块破裂、出血、血栓形成及冠状动脉痉挛,因而心肌桥被认为是冠心病的解剖学危险因素。随着心肌桥与各种器质性心脏病变关系的阐明,对心肌桥致猝死的病理生理机制认识将进一步加深。

(8)病例8:心肌桥致急性冠状动脉综合征[14]

患者,男性,32岁。发作胸痛半小时来诊,于2008年5月19日9:00,情绪激动时突然出现心前区持续性、压榨性疼痛,不放射,伴全身大汗、恶心。30 min后急症来诊。无吸烟、饮酒史。查体:BP 150/90 mmHg,神志清,急性病容,全身大汗,双肺呼吸音清,心率103次/分,心律整齐无杂音。心电图V_1～V_4 ST段抬高与T波融合、呈单向曲线。立即给予硝酸甘油片0.5 mg舌下含服并静脉滴注硝酸甘油。患者胸痛加重,遂停用上述药物,给予吗啡注射液5 mg静脉注射、酒石酸美托洛尔注射液50 mg静脉注射,病情逐渐好转。次日辅助检查结果:肌酸激酶(CK) 1 254 U/L,肌酸激酶同工酶(CKMB) 68 U/L,天冬酸氨基转移酶(AST) 156 U/L,肌钙蛋白Ⅰ 2.41 UG/L,总胆固醇(TC) 4.16 mmol/L,三酰甘油(TG) 0.35 mmol/L,低密度脂蛋白

(LDL–C) 2.33 mmol/L，血糖 4.5 mmol/L，体重指数 (BMI) 22。给予酒石酸美托洛尔片口服，硝普钠静脉滴注，病情逐渐好转。于发病第 4 天经皮冠状动脉造影 (CAG)，结果示：前降支中段肌桥，收缩期受压约 75%，长度 15～20 mm，舒张期正常，血管内膜光滑，无斑块。治疗长期服用酒石酸美托洛尔片，随诊 1 年未再发作，日常生活、工作不受限制。

（9）病例 9：心肌桥致急性冠状动脉综合征[15]

患者，男性，40 岁。发作性胸痛 2 年，加重 20 min。高强度劳动时反复发作，每次休息 3～5 min 自行缓解，缓解期多次心电图检查均无异常。来诊前 20 min 再度发作胸痛，自含服硝酸甘油 10 mg，约 10 min 后胸痛加剧，出现不省人事、抽搐，于 2008 年 2 月 12 上午 10：00 来诊。有少量饮酒史，无吸烟及冠心病家族史。查体：浅昏迷，血压测不到。心电图示心室纤颤，立即给以心肺复苏，约 5 min 复苏成功，患者神志转清，BP 110/75 mmhg，心电图：窦性心律，V_1～V_3 ST 提高 0.3～0.5 mV，T 波高尖。急诊 CAG 示前降支中后段肌桥，收缩期受压约 80%，舒张期正常，血管内膜光滑，无动脉硬化改变，冠状动脉内注射硝酸甘油 200 μg，5 min 后重复造影，上述血管收缩期受压约 90%。次日辅助检查结果：CK 809 U/L，CKMB 72 U/L，AST 89 U/L，TC 4.02 mmol/L，TG 1.71 mmol/L，LDL–C 0.39 mmol/L，血糖 3.9 mmol/L，BMI 20。长期服用硫氮䓬酮，随访 2 年未再发作。

（10）病例 10：心肌桥致急性冠状动脉综合病[16]

患者，女性，38 岁。发作性胸闷、胸痛 1 年，加重 20 min。1 年前在情绪波动时出现胸闷、胸痛，反复发作，情绪平稳即缓解，缓解期多次心电图检查示：多导联 T 波低平。来诊前 20 min 情绪激动时再次出现胸闷、胸痛，自服单硝酸异山梨酯 20 mg，约 20 min 出现剧烈胸痛、不省人事、四肢抽搐、口吐白沫。急来诊。无吸烟、饮酒史，无冠心病家族史。查体：浅昏迷，四肢反复抽搐，口吐白沫，血压测不到，心电图示心室纤颤。立即给予心肺复苏，约 3 min 复苏成功，患者神志转清，BP 110/75 mmhg，心电图：Ⅱ、Ⅲ、avF 导联 ST 段提高 0.2～0.3 mV，T 波高尖。急诊 CAG 示：右冠状动脉中段肌桥，收缩期受压约 75%，冠状动脉内注射硝酸甘油 200 μg，5 min 后重复造影收缩期受压 90%，舒张期血管内膜光滑，无动脉硬化改变。次日辅助检查结果：CK 258 U/L，CK–MB 55 U/L，AST 98 U/L，TC 3.55 mmol/L，TG 1.13 mmol，LDL–C 0.33 mmol/L，血糖 4.2 mmol/L，BMI 18。长期服用硫氮䓬酮，随访至今未再发作。

3. 心肌桥致急性前壁心肌梗死的临床风险分析[17]

近年来我国急性心肌梗死的发病率呈明显上升趋势。目前，我国每年有 1 600 万人死于心血管疾病，其中一半以上死于急性心肌梗死。随着造影技术的进步，心肌桥在心脏造影中的检出率有所提高。但目前对心肌桥致急性前壁心肌梗死的临床风险仍然认识不足，心肌桥的存在对于急性心肌梗死的发生和预后有何影响，需要进一步研究。1922 年，Grainicanu

首先描述了冠状动脉心肌桥的存在，1960年，Portmann和Iwig在冠状动脉造影时证实心肌桥是一种解剖异常。心肌桥多发于冠状动脉前降支的中段，以往认为心肌桥是一种良性病变，但随着冠状动脉造影、血管内超声及多普勒血流测定技术的开展，越来越多的观点认为心肌桥并不都是良性的，它会造成急性冠状动脉综合征、心律不齐甚至猝死。有作者研究通过统计因急性胸痛疑心肌梗死造影检查检出心肌桥30例患者，并与因急性胸痛疑心肌梗死造影检查无心肌桥30例患者比较，分析心肌桥与急性心肌梗死的关系及心肌桥致急性心肌梗死的特点。为了避免过大误差，作者挑选同时期患者，并且限定年龄范围为50～70岁。通过回顾分析，发现两组患者性别、年龄、高血压、高脂血症、家族史、吸烟史方面比较均无统计学意义，提示这些因素对于心肌桥致病没有显著影响。胸痛是心肌桥患者就诊的常见原因，大部分患者于劳累或活动后发生，也有在夜间睡眠、情绪激动时发生。作者发现心肌桥患者的胸痛与非心肌桥患者的胸痛发作并没有明显区别。但是在硝酸甘油疗效方面，30例心肌桥患者中3例有疗效；30例无心肌桥患者11例有疗效，两组差异有统计学意义，提示心肌桥患者服用硝酸甘油疗效很差，可能与心脏前负荷下降引起心肌收缩增强导致冠状动脉受压加重有关，并且心肌桥的机械性限制会造成"窃血"。心肌桥患者往往有胸痛且内皮功能紊乱，这与国际的报道一致。另外，30例心肌桥患者中25例心功能在Ⅲ级或者Ⅳ级，而30例无心肌桥患者中18例心功能在Ⅲ级或者Ⅳ级，两组差异有统计学意义；心肌桥患者中16例发生心肌梗死，而无心肌桥患者中8例发生心肌梗死，两组差异有统计学意义。心肌桥引起的心肌缺血和梗死常有病例报道，越来越多观点认为心肌桥也会引起心肌缺血。其机制有冠状动脉血流减少、内皮功能异常、血栓形成及冠状动脉痉挛等。左冠状动脉接近心肌桥的区域被认为容易发生动脉粥样硬化，心肌桥的解剖学性质，如长度、厚底和位置等，都与心肌梗死有关系。有作者通过收集和分析冠状动脉心肌桥引起粥样硬化病变的组织病理学的资料，发现不稳定斑块相关的损伤特征在心肌桥中更为常见，冠状动脉临近心肌桥的地方更容易破裂，引起年轻人的心肌梗死。目前，认为心肌桥有两个直接机制引起冠心病，第一是心脏收缩时心肌桥被压迫，导致了心脏舒张时动脉舒张的延缓、血流储备的减少及血液灌流的减少。第二是在心肌桥的邻近区域增加了冠状动脉粥样硬化下血管狭窄的发生，其机制是心脏收缩时反复压迫动脉引起了内皮功能紊乱及血流动力学的改变。这种心肌桥血管压迫可以持续到舒张早、中期，从而减少冠状动脉的血流储备，增加了冠状动脉事件的发生风险。心肌桥患者在强烈活动的时候更容易出现血管痉挛和心肌缺血。国外作者对483例心肌桥患者进行了冠状动脉内的乙酰胆碱（ACH）激发试验，结果发现对比高ACH浓度，低ACH浓度下这些心肌桥患者更容易发生血管痉挛，可以观察到严重而弥散的冠状动脉痉挛、反复出现的胸痛。相类的研究结果也提示，与以往人们以为心肌桥是良性病变不同，心肌桥患者可能由于冠状动脉在心脏收缩期反复受压导致内皮功能紊乱，更容易出现心功能下降，并且心肌梗死的风险提高。螺旋CT冠状动脉成像即可检测出心肌桥；对于已经检测出来的心肌桥患者，即使无症状也要定期复查，必要时采取医学防治措施，如早期服用β受体阻滞剂、抗血小板药以降低心肌梗死风险[18]。

<hr/>

参考文献

[1] 郭丽君,潭婷婷.冠状动脉心肌桥临床和预后分析.中华医学杂志,2003,83(7)：553-555.
[2] Ferreira AG, Trotter SE, Konig B, et al. Myocardial bridges morphological and functional. Br Heart J, 1991, 66(5): 364-367.
[3] 易旭夫,陈晓刚,李秦,等.猝死与冠状动脉肌桥.证据科学,2008,16(1)：125-127.
[4] 陆再英,钟南山.内科学.7版.北京：人民卫生出版社,2008：282.
[5] 孙贺建,田福利.冠状动脉心肌桥致恶性心律失常1例.中国循证心血管医学杂志,2015,7(1)：134.
[6] 张爱文,丁振江,侯瑞田,等.心肌桥并阵发性室上速致急性心肌梗死1例.实用医学杂志,2015,31(6)：893.
[7] 廖晓明,廖进宝.心肌桥性心动过速性晕厥1例.临床心电图学,2016,25(4) :130-132.
[8] 周卫建,樊民,梁春,等.心肌桥引起冠状动脉痉挛,室颤1例报告.第二军医大学学报,2009,30(2)：912.
[9] 张夏琳,李文娟,卢喜烈.回旋支远端肌桥致下壁心肌梗死.实用心电图杂志,2006,15(4)：312-314.
[10] 黄平,龙拥军,刘泽银,等.肌桥致急性心肌梗死1例.航空航天医学杂志,2011,22(7)：895-896.
[11] 查贸孔,汉荣,李宏霞.心肌桥引起青年急性心肌梗死2例报告.中国冶金工业医学杂志,2016-33(1)：10.
[12] 颜峰平,陈圆圆,杨庆春.心肌桥与法医学死亡原因鉴定案例2例.中国司法鉴定,2016,2：106-107.
[13] 杜显刚,官鹏,张志威,等.26例冠状动脉肌桥法医病理学研究.法医学杂志2003,19(4)：215-216
[14] 程芳,李玉琴,吕雁平,等.心肌桥引起急性冠脉综合征1例报告.哈尔滨医药,2012,32(4)：304.
[15] 兰志超,杨生华,满国玉.心肌桥致急性冠脉综合征3例报告.内蒙古中医药,2013,20：67-68.
[16] 陈丹丹,蔡运昌.回旋支心肌桥引起急性心肌梗死一例.天津医学,2009,37(2)：110.
[17] 李虎,欧东波,刘迎雪,等.心肌桥致急性前壁心肌梗死的临床风险分析,2014-29(9)：965-967.
[18] 刘巧玲,郝一鸣,葛智平.心肌桥致急性冠脉综合征患者的药物治疗效果评价.疾病监测与控制杂志,2017,11(4)：309-310.

六、心肌桥其他相关基础问题与实验研究

1. 壁冠状动脉血流动力学体外模拟

心肌桥是覆盖在冠状动脉表面的心肌束，壁冠状动脉是被心肌桥覆盖的冠状动脉。研究表明，在一定条件下心肌桥可以使受其压迫的冠状动脉壁结构发生变化，局部血流动力学出现明显异常，并可导致不同程度心脏不良事件的发生。现代医学技术的发展已经能够为临床观察和评价心肌桥导致的壁冠状动脉血流动力学改变提供一些手段，如冠状动脉造影可以观察到心肌桥在收缩期的压迫状况[1,2]；腔内超声能够观察到在心动周期中壁冠状动脉截面积的变化及管腔形态从圆形变成椭圆形的过程，特别是具有诊断价值的特征性管壁结构"半月现象[3]"；腔内多普勒频谱检查可以显示冠状动脉受压后各段血流速率的变化[4]。这些新技术极大地丰富了人们对心肌桥压迫冠状动脉临床意义

的认识，但由于其本身固有的局限性及心肌桥和壁冠状动脉形态的多样性，使临床观察和在体研究存在着一些不可避免的局限性。葛均波院士等积极开展壁冠状动脉的血流动力学研究，包括建立壁冠状动脉的模拟装置并改进，来研究心肌桥压迫对壁冠状动脉内血流、正压力、周向应力、切应力的影响。对血流动力学参数从单一应力（正应力）扩展到多种应力并测量，全面准确地模拟真实血流动力学环境，考虑在多种应力共同作用下血流动力学规律与壁冠状动脉粥样硬化之间的关联。结果表明，应力的异常主要位于壁冠状动脉近端，随着心肌桥压迫程度加剧，近端的应力平均值与波动值明显增大，正应力平均值升至27.8%，波动值升高13.9%。心肌桥压迫造成壁冠状动脉近端血流动力学发生异常，对认识冠状动脉粥样硬化发病的血流动力学机制具有重要意义，对于心肌桥的病理影响及治疗具有潜在的临床价值。近端血管内的血流动力学变化呈现复杂性，这种复杂的应力变化使得壁冠状动脉近端长期处于疲劳载荷状态；而近端波动值的升高加速壁冠状动脉的局部疲劳损伤，增大血管内皮细胞受损的概率，而正是血管内膜受损导致动脉粥样硬化的发生和发展[5,6]。与此同时，血管内膜受损到一定程度会导致血流阻力增加，要维持一定的血流灌注量，迫使血压进一步升高。近端血管流场的改变造成血管内膜受损，而受损的血管内膜又加剧血管流场的异常改变，恶化血管内膜的受损情况。对于这种现象，有研究者认为高血压与动脉粥样硬化互为因果关系[7,8]，即心肌桥造成的壁冠状动脉近端血压升高与动脉粥样硬化病变联系密切。一方面，壁冠状动脉近端周向应力的平均值升高导致局部的"张应力集中"现象，使近端局部区域的周向应力远高于周边区域；另一方面，周向应力波动值的升高使血管所承受的疲劳载荷加剧，鉴于疲劳载荷对应力集中的敏感性，更易造成血管的疲劳损伤，而这种损伤是动脉粥样硬化灶性分布的主要原因[9]。心肌桥壁冠状动脉血流动力学数值模拟结果表明[10]，心肌桥壁冠状动脉血流动力学与正常冠状动脉血流动力学相比有很大差异，血流量、壁面切应力和壁面切应力梯度均有所不同。在心肌桥壁冠状动脉中，近心端壁面切应力及壁面切应力梯度的变化要远大于远心端[11,12]。应力的异常主要位于壁冠状动脉近端，随着心肌桥压迫程度加剧，近端的应力平均值与波动值明显增大，心肌桥压迫造成壁冠状动脉近端血流动力学发生异常[13]。

　　该作者同时实验依据心肌桥-冠状动脉血流动力学模拟装置，在心率、血压、流量、温度等实验参数可控制的条件下，进行心肌桥压迫冠状动脉这一生理状态的体外模拟实验，观察壁冠状动脉近端和远端切应力平均值和震荡值的变化情况。模拟结果提示随心肌桥压迫壁冠状动脉程度的增加，壁冠状动脉切应力的平均值远端高于近端，而震荡值近端高于远端。壁冠状动脉近端切应力震荡值增大使其长期处于疲劳载荷状态，将会造成血管内皮细胞的疲劳损伤，导致冠状动脉病变，从而引发动脉粥样硬化等相关疾病[14]。

2. 犬心壁冠状动脉和心肌桥的形态学实验研究

目前壁冠状动脉和心肌桥在冠状动脉硬化和心肌缺血中的临床意义是研究的焦点。有关犬心壁冠状动脉和心肌桥的全面描述报道有一些研究。有作者[15] 对犬心壁冠状动脉和心肌桥的形态进行观测。置犬于仰卧位，从剑突向上沿胸骨线打开胸腔，暴露心脏，切断连于心脏的大血管，取出心脏，剥离心包。10% 甲醛溶液固定3个月后，解剖主动脉根，分离左右冠状动脉及其分支，观察其形态，同时用游标卡尺 (0.02 mm) 重点测量前室间支心肌桥的厚度、宽度和壁冠状动脉的内径和厚度。结果犬心肌桥出现率及部位心肌桥均出现在左冠状动脉及其分支，左冠状动脉沿冠状沟、前室间沟及后室间沟分布，血管较细小，部分血管走行于浅表心肌下，即壁冠状动脉。41例犬心中，共有29例出现心肌桥 (70.7%)，其中有1个心肌桥者14例 (48.3%)，2个心肌桥者7例 (24.1%)，3个心肌桥者6例 (20.7%)，4、5个心肌桥者均出现1例 (3.4%)。部位：前室间支23例 (79.3%)，后室间支11例 (37.9%)，左室前支5例 (17.2%)，左缘支2例 (6.9%)，左室后支3例 (10.3%)，左圆锥支1例 (3.4%)。前室间支心肌桥中16例为单桥，6例为双桥，1例为3桥，根据心肌桥出现的部位不同，分为上1/3段、中1/3段、下1/3段三个部位，各段心肌桥的数目分别为10个 (32.3%)、14个 (45.2%)、7个 (22.5%)，平均厚度分别为 (0.74±0.51) mm、(0.38±0.16) mm、(0.24±0.08) mm，平均宽度分别为 (12.43±5.67) mm、(6.31±2.79) mm、(3.38±1.76) mm。其中位于下1/3段1例心肌桥的厚度宽度分别为8.24 mm、3.24 mm。前室间支心肌桥近端距第1对角支距离为 (19.78±8.20) mm，距前室间支起始部距离 (24.49±12.36) mm，距右冠状动脉起始部距离为 (24.21±5.80) mm。心肌桥纤维走向与壁冠状动脉夹角为69.84°±14.38° (38°～80°)。所在冠状动脉长度为 (56.92±15.2) mm，肌桥厚度 (0.56±0.61) mm (0.12～0.88mm)，宽度 (7.72±5.05) mm (1.76～23.18mm)。壁冠状动脉近端内径 (1.64±0.47) mm，厚度 (0.18±0.06) mm；远端内径为 (1.35±0.46) mm，厚度为 (0.13±0.04) mm。

实验测量了心肌桥距第一对角支、前室间支及右冠起始部的距离，有助于冠状动脉造影时进行定位。41例犬心中，前室间支心肌桥出现率最高 (79.3%)。在对100例人心脏解剖中，82例出现心肌桥，其中前室间支、左室前支、后室间支、左缘支出现的心肌桥数分别为75、4、23、1支。实验结果表明犬心肌桥出现率及部位与人有相似之处。壁冠状动脉的病理性改变，与其出现位置、深浅、长短及心肌桥的夹角有关。前室间支壁冠状动脉距起始越近，肌桥越厚。同一冠状动脉，其壁冠状动脉距起始部距离逐渐增大，肌桥厚度逐渐变薄，这种解剖学基础使前段壁冠状动脉更易受压迫，使血液流速减慢，对血管壁侧压力重新分布，易引起胆固醇沉积，引起血管内膜增厚，形成动脉粥样硬化[16]。

3. 家猪心肌桥形态学观测

有作者通过家猪心脏研究其先天性肌桥的形态学[17]，并与人进行比较，为解剖学提供详尽的形态学依据。通过研究猪心40只，雌雄不限，平均心脏质量 (0.38±0.11) kg。剥离心包，用过氯乙烯塑化染料灌注左、右冠状动脉，制作卡片编号以便科研数据的记录，置于1.75mol/L甲醛溶液中固定1周后，解剖主动脉根部，分离左、右冠状动脉及其分支，观察其形态，用游标卡尺 (0.02 mm) 测量心肌桥的长度、宽度、厚度及其他数据。结果显示心肌桥出现在左冠状动脉、右冠状动脉及其分支。40例猪心中，共有22例 (55.0%) 出现心肌桥，其中1例二连桥。单桥 (每个心脏出现1个心肌桥称为单桥，出现2个为双桥，依次类推) 8例 (20%)，双桥8例 (20%)，三桥2例 (5%)，四桥3例 (7.5%)，五桥1例 (2.5%)。出现部位：前室间支6例 (15%)，后室间支11例 (27.5%)，左室前支3例 (7.5%)，左室后支2例 (5%)，左缘支1例 (2.5%)，左旋支1例 (2.5%)，动脉圆锥支1例 (2.5%)，右室前支3例 (7.5%)，右室支5例 (12.5%)，对角支1例 (2.5%)。前室间支心肌桥的长度、宽度、厚度分别是 (8.88±5.88) mm、(4.51±3.37) mm、(0.84±0.30) mm，前室间支心肌桥近端、远端距前室间支起始部位的距离分别为 (65.42±35.75) mm、(87.86±38.79) mm。前室间支心肌桥肌丝走行与壁冠状动脉的夹角为 (107.87±2.84)°。后室间支心肌桥的长度、宽度、厚度分别为 (10.05±4.66) mm、(4.89±1.71) mm、(0.82±0.36) mm。左室前支心肌桥的长度、宽度、厚度分别为 (12.51±5.30) mm、(3.21±1.23) mm、(0.89±0.37) mm。右室前支心肌桥的长度、宽度、厚度分别为 (6.85±5.55) mm、(2.93±0.83) mm、(0.43±0.06) mm。右室后支心肌桥的长度、宽度、厚度分别为 (7.40±5.10) mm、(2.13±0.58) mm、(0.63±0.19) mm。心肌桥的长度、宽度、厚度总均值分别为 (9.42±3.08) mm、(3.94±1.82) mm、(0.75±0.32) mm。此研究经灌注并解剖40例猪心发现22例心脏带有不同个数的心肌桥，出现率为55%。有报道，100例病例心脏中心肌桥出现率为66.3%～85%，由此可见，猪心肌桥出现率与人心肌桥出现率接近[17]。

参考文献

[1] Hashimoto A, Takekoshi N, Murakmi E. Clinical significance of myocardial squeezing of the coronary artery. Jpn Heart J, 1984, 25(6): 913–922.

[2] Pola'cek P, Kralove H. Relation of myocardial bridges and loops on the coronary arteries to coronary occlusions. Am Heart J, 1961, 61(1): 44–52.

[3] Mohlenkamp S, Hort W, Ge J. et al. Update on myocardial bridging. Circulation, 2002, 106(20): 2616–2622.

[4] Schwarz ER, Klues HG, Vom DJ, et al. Functional characteristics of myocardial bridging. A combined angiographic and intracoronary Doppler flow study. Euro Heart J, 1997, 18(3): 434–442.

[5] 张国辉.心肌桥对冠状动脉粥样硬化和血流的影响基础和临床研究.上海：复旦大学博士学位论文,2002.

[6] Valenta J, Svoboda J, Valerianova D, et al. Residual strain in human atherosclerotic coronary arteries and age related geometrical changes. Biomed Mater Eng, 1999, 9(5–6): 311–317.

[7] Liu LS, Hua Q, Pang BL. Relationship between coronary atherosclerosis and aortic pulse pressure in patients with

primary hypertension. J Clin Rehabil Tissue Eng Res, 2007, 11(8): 1567–1569.

[8] Sipahi I, Tuzcu EM, Schoenhagen P, et al. Effects of normal, pre-hypertensive, and hypertensive blood pressure levels on progression of coronary atherosclerosis. J Am Coll Cardiol, 2006, 48(4): 833–838.

[9] Doriot PA. Some unusual considerations about vessel walls and wall stresses. J Theor Biol, 2003, 221(1): 133–141.

[10] 周瑜, 丁皓, 吕杰, 等. 心肌桥壁冠状动脉血液动力学数值模拟. 医用生物力学, 2011, 26(6)：547–554.

[11] Krizanac-Bengez L, Mayberg MR, Janigro D. The cerebral vasculature as a therapeutic target for neurological disorders and the role of shear stress in vascular homeostatis and pathophysiology. Neurol Res, 2004, 26(8): 846–853.

[12] Cunningham KS, Gotlieb AI. The role of shear stress in the pathogenesis of atherosclerosis. Lab Invest, 2005, 85(1): 9–23.

[13] 丁皓, 刘德俊, 沈力行, 等. 心脏–冠状动脉——心肌桥血流动力学模型的研究. 上海理工大学学报, 2006, 28(4)：404–408.

[14] 丁皓, 兰海莲, 尚昆. 心肌桥——冠状动脉模拟装置的切应力研究。中国组织工程学研究 2014：18(7)：1033–1038.

[15] 张小燕, 王琦, 申彪, 等. 犬壁冠状动脉及心肌桥的形态观测. 新乡医学院学报, 2006, 23(3)：258–259.

[16] Alegria JR, Herrmann J, Holmes DR, et al. Myocardial bridges. Eur Heart J. 2005; 26(12): 1159–1168.

[17] 徐时, 吴开云, 杨亚安, 等. 心肌桥与壁冠状动脉形态学变化的相关性分析. 苏州大学学报 (医学版), 2009, 29(2)：249–252.

第6章

冠状动脉心肌桥的流行病学

冠状动脉及其分支，一般走行于心外膜下脂肪组织中。如果冠状动脉的某一段或其分支的某一段走行于心肌纤维中，在心肌内行进一段距离后，又浅出到心肌表面来。这覆盖在心肌表面冠状动脉上的心肌纤维束被称为心肌桥 (myocardial bridge, MB)，而位于心肌桥下的冠状动脉则称为壁冠状动脉 (mural coronary artery, MCA 或 tunneled artery)。

早在1737年，就有人注意到在浅表冠状动脉上有横跨肌束的存在。1922年，Granicianu 首先描述了一组在左前降支上有心肌束覆盖的患者，并提出了该肌束的收缩是否会影响冠状动脉血流量的问题。1951年，Geiringer 等首次对MB的尸检进行了深入的分析，但直到1960年，Portmanu 和 Lwing 才率先报道了MB的影像学表现，即冠状动脉一节 (段) 收缩期变得狭窄、模糊、显影不清，而舒张期显影正常[1]。1961年，Polacek 将该肌束命名为心肌桥。几十年来，国内外对冠状动脉心肌桥进行了许多基础与临床研究，包括它的解剖学、组织学、发生机制、病理生理机制、对动脉粥样硬化形成的影响，对冠状动脉血流储备的影响、临床表现、特殊检查、诊断、鉴别诊断、治疗、临床意义、预后等方面进行了许多研究，使人们对冠状动脉心肌桥的认识不断深入，对冠状动脉心肌桥的诊治有了明显提高。临床一直应用"心肌桥"一词来命名壁冠状动脉心肌桥 (MB–MCA)。

一、尸检检出率

尸体解剖是证实冠状动脉心肌桥存在的最可靠、最直接的方法，也是人们早期研究冠状动脉心肌桥的唯一方法，并为研究冠状动脉心肌桥提供了大量信息。对尸体解剖冠状动脉心肌桥的检出率，不同作者的报道差异很大，有的为 5.4% ~ 85.7%，有的为 15% ~ 85%，还有的为 40% ~ 85%，这可能和标本来源和检查方法不同有关。有报道，黄种人和黑种人的冠状动脉心肌桥检出率明显高于白种人，前者在50%以上，后者不到1/4。黄种人和黑种人出现率较高，以男性居多，占 87%～89%。有报道，100 例国人冠状动脉心肌桥出现率为 66.3%～85%[2]。检出率的高低和性别、年龄、心脏大小无明显关系。

二、冠状动脉造影检出率

冠状动脉造影是诊断冠状动脉心肌桥的金标准，其检出率亦相差较大，从 0.5%～16%，甚至 0.5%～40%，有的为 0.51%～2.5%，亦有为 2.7%～10.2%。这常与冠状动脉心肌桥的长度与厚度、左前降支相关的桥纤维准确定位、冠状动脉心肌桥与毗邻动脉间的关系、心肌收缩力，以及不同体位角度投照有关。对发现有冠状动脉心肌桥或可疑冠状动脉心肌桥者，于冠状动脉内注射硝酸甘油 200 μg 后，再次造影评价有助于提高冠状动脉心肌桥的检测率[3]。有报道[4]，2003 年 1 月～2007 年 12 月的 900 例冠状动脉造影分析，共检出冠状动脉先天性变异 67 例。其中冠状动脉心肌桥占 46 例，检出率为 5.11%，并以左前降支心肌桥多见，男 31 例，女 15 例。另有报道[5]，1992～2000 年，收治的疑为冠心病的 3051 例患者中，检出 MB 患者 121 例（男 99 例，女 22 例），年龄为 28～74（49±9）岁，检出率为 3.96%。121 例患者中，共检出 128 处冠状动脉心肌桥。杨瑞峰等报道，随机抽取了 2003 年 1 月～2007 年 1 月冠状动脉造影的 580 例疑为冠心病患者，发现冠状动脉心肌桥病例 62 例，检出率为 10.69%。其中，男 35 例（56.46%），女 27 例（43.55%）。

冠状动脉造影冠状动脉心肌桥的检出率为 0.5%～2.5%[6]；另有报道，冠状动脉造影冠状动脉心肌桥的检出率为 0.5%～16%[7]；冠状动脉造影冠状动脉心肌桥的检出率＜5%，如使用应激试验，增加收缩期心肌的压力，冠状动脉心肌桥的检出率可以提高到≤40%。7 467 例连续冠状动脉造影中，发现冠状动脉心肌桥 61 例，检出率为 0.82%。其中，26 例有冠心病，4 例有心瓣膜病，3 例有肥厚型心肌病，其余为孤立性冠状动脉心肌桥[8]。

三、多层螺旋 CTA 对肌桥的检出率

近年来，随着多层螺旋 CT 的发展及冠状动脉 CTA（multi-detector spiral computed tomography coronary angioqraphy，MDCTCA）技术的广泛应用，冠状动脉 CTA 作为一项检出和诊断冠状动脉心肌桥的新技术，其诊断冠状动脉心肌桥的敏感性和检出率均高于传统的冠状动脉造影。杨立等报道，对 2005 年 9 月～2006 年 1 月，对共计 900 例疑冠心病患者，进行 64 层螺旋 CT 冠状动脉血管成像（CTA）检查，发现 MB-MCA 167 例（18.56%），180 处。MB-MCA 位

于左前降支者占92.78%。张树桐等报道,2005年7月～2006年7月,所有行冠状动脉CTA检查病例计1 422例,共检出冠状动脉心肌桥病例104例,检出率为7.33%,其中男89例,女15例,年龄为31～77岁,平均年龄为52.1±16.2岁。合并心肌梗死病史3例,高血压病史46例,糖尿病病史17例,肥厚型心肌病病史3例。对104例冠状动脉心肌桥患者进行冠状动脉造影(CAG)检查,共检出42例,共44段肌桥。CAG发现冠状动脉心肌桥仅为CTA的40.38%[9]。

四、冠状动脉心肌桥CABG术检出率

目前,冠状动脉旁路移植术(coronary artery bypass graft, CABG)已成为治疗严重冠心病的重要手段,美国每年进行CABG术患者约50万,欧洲报道大约25万人,我国每年约数万人行此手术。据国外文献报道,行CABG术时,发现冠状动脉心肌桥患者约占15%。

五、其他

据文献报道,肥厚型心肌病(hypertrophic cardiomyopathy, HCM)患者中,冠状动脉心肌桥的检出率为30%～50%。Paul等对1978年11月～2001年3月收集的2 356例HCM患者统计发现,其中435例平均年龄≥18岁。冠状动脉造影(CAG)发现,有冠状动脉心肌桥64例,检出率为15%。Saidi等报道,对57例儿童HCM患者进行了冠状动脉造影,发现23例患者有冠状动脉心肌桥,检出率为40%[10]。亦有作者报道,儿童HCM合并冠状动脉心肌桥者28%。亦有报道心脏移植术后,接受心脏移植的患者,冠状动脉心肌桥的检出率要高[11]。

------------------------------ 参考文献 ------------------------------

[1] 严铭玉,王骏,王鸣和.冠状动脉心肌桥的诊断及治疗.世界临床药物,2012,33(8)：512.

[2] 邓根群,汪浩.96例冠状动脉心肌桥患者临床特征及治疗体会.中国心血管病研究,2011,09(5)：367-369.

[3] 戴汝平,支爱华.提高对冠状动脉肌桥及其临床意义的认识.中国循环杂志,2007,22(5)：321-322.

[4] 董敏,钱菊英.冠状动脉心肌桥研究现状.中华心血管病杂志,2006,34(5)：474-476.

[5] 张志寿,杨瑞峰.冠状动脉心肌桥的研究进展.心脏杂志,2009,21(3)：419.

[6] Juilliere Y, Berder V, Suty-Selon C, et al. Isolated myocardial bridges with angiographic milking of the left anterior descending coronary: A long-term follow-up study. Am heart J, 1995, 129(4): 663-665.

[7]　Cheng L, Jing SJ, Zhang Y. A comparison study between CT angiography with 64-multislice spiral computed tomography and selective X-ray coronary angiography. Exp Ther Med, 2013, 5(3): 969-971.

[8]　Huang WS, Chang HD, Yang SP, et al. Abnormal 201 Tl myocardial single photo nemission computed tomography in energetic male patients with myocardial bridge. Nucl Med Commun, 2002, 23(11): 1123-1128.

[9]　王华, 王伯胤. 心肌桥-壁冠状动脉常规造影之挑战——冠脉 CTA. 放射学实践, 2009, 24 (5)：573-575.

[10]　王升平. 心肌桥及其影像学评价. 医学影像学杂志, 2008, 18 (4)：432-437.

[11]　Maseri A, Beltrame JF, Shimokawa H. Role of coronary vasoconstriction in ischemic heart disease and search for novel therapeutic targets.Circ J, 2009, 73(4): 394-403.

第7章

冠状动脉心肌桥的临床表现

一、症状

冠状动脉心肌桥的临床表现多种多样,差异较大。许多患者可长期无明显症状,也有不少患者有心肌缺血表现,特别在劳累、运动、情绪激动时,心肌缺血症状加重,可导致类似心绞痛、劳力型心绞痛、不稳定型心绞痛、室性心动过速、房室传导阻滞、急性冠状动脉综合征、心肌顿抑(即心肌短时间内缺血-再灌注后出现一过性可逆的收缩功能降低),甚至心源性猝死[1]。大部分患者多于劳累或活动后发生,也有的在夜间睡眠、情绪激动时发生。其症状各异,较常见的为不典型胸痛和劳力型心绞痛,且使用硝酸甘油疗效欠佳,有的使用后症状加重[2]。通常在30岁以后才表现出症状,无常见的冠心病危险因素。亦有表现为左心室功能障碍。心肌桥致心肌缺血引起临床症状的机制可能为:壁冠状动脉的狭窄使壁冠状动脉远端心肌血流储备减少,其狭窄持续时间较长,可由收缩期持续至舒张中早期,使心肌有效灌注减少导致心肌缺血;此外,壁冠状动脉更易发生痉挛导致心肌缺血,也有研究认为壁冠状动脉走行迂曲成角造成冠状动脉血流动力学改变,容易诱发壁冠状动脉邻近血管粥样硬化发生,进一步造成心肌缺血[3]。

Bourassa等[4]报道了大组冠状动脉心肌桥临床症状,共6组163例,均经冠状动脉造影证实。他们临床症状各异,包括不稳定型心绞痛、急性心肌梗死、致命性心律失常和猝死。大多为男性,比有症状的冠心病患者年轻5～10年,均有严重的心绞痛症状,55%～70%患者有典型心绞痛症状,不典型心绞痛常表现为静息时心绞痛。经冠状动脉造影发现,冠状动脉心肌桥至出现症状平均在18个月以上。患者为心绞痛或可疑急性心肌梗死,平均住院2.5次。有些患者患过前壁或前间壁非Q波急性心肌梗死。除12例患者心肌桥近段壁冠状动脉有明显狭窄外,这些选择的患者有孤立性心肌桥,壁冠状动脉收缩期腔径减少大于50%,而冠状动脉造影并未显示有意义的冠状动脉粥样硬化病变和左心室肥厚。李玉峰等报道了[5]

120 例经冠状动脉造影而确诊的心肌桥患者，男 75 例，女 45 例，年龄 30～63 岁，平均 (45±4) 岁。壁冠状动脉狭窄 I 级的 6 例 (5%)，II 级的 78 例 (65%)，III 级的 36 例 (30%)。心肌桥分布于前降支 114 例 (95%)，其中近中段 108 例，远段 6 例。回旋支 6 例 (5%)。同时合并有动脉粥样硬化的 24 例，18 例为心肌桥近段壁冠状动脉血管粥样硬化。18 例中，肌桥 I 级 2 例，II 级 8 例，III 级 8 例，粥样硬化狭窄程度小于 30% 者 6 例，狭窄 30%～50% 的 8 例，狭窄 50%～70% 的 2 例，狭窄大于 70% 的 2 例。6 例为心肌桥以外其他分支的动脉粥样硬化，狭窄程度均小于 50%。心肌桥长度小于 10 mm 的 78 例，10～20 mm 的 30 例，大于 20 mm 的 12 例。患者具有胸闷、胸痛、心悸、呼吸困难、头晕乏力、晕厥等不同症状。诱因主要包括劳累、剧烈运动、情绪激动、紧张、焦虑等。

戴启明等[6] 对 55 例冠状动脉心肌桥进行了临床分析。其中男 39 例，女 16 例，年龄为 38～78 岁，平均 (61±11) 岁。除 1 例为右冠状动脉心肌桥外，其余均为左前降支心肌桥。壁冠状动脉狭窄程度为 I 级 13 例，无心绞痛表现；II 级 18 例，4 例有心绞痛病史；III 级 8 例，临床均有心绞痛表现。55 例患者心肌桥长度 15～30 mm，平均 (24.5±3.5) mm；心肌桥部位壁冠状动脉血管收缩期狭窄在 30%～99%，平均 (55±18) %。左前降支心肌桥均位于左前降支中段或中远段，1 例右冠状动脉心肌桥位于后三叉前。12 例有症状，其收缩期狭窄均在 75% 以上，且其中长度均在 20 mm 以上。

杨瑞峰等[7] 对 62 例冠状动脉心肌桥进行了临床分析。其中男 35 例 (56.45%)，女 27 例 (43.55%)，心绞痛者 49 例 (79.03%)，心律失常者 9 例 (14.52%)，发现左心室舒张功能减低者 30 例 (48.39%)。其中孤立性心肌桥 43 例 (69.36%)，心肌桥合并冠状动脉病变 19 例 (30.65%)，冠状动脉直径在 1.5 mm 以上，狭窄≤50% 有 10 例，狭窄≥50% 有 9 例，其中严重狭窄 6 例 (含三支病变和心肌桥合并同支严重狭窄大于 80%)。59 例心肌桥均发生在左冠状动脉 (占 95.16%)，其中前降支 38 例 (占 61.29%)，回旋支 11 例 (17.74%)，发生在对角支 10 例 (16.13%)。发生在前降支近段 6 例，中段 24 例，远段 8 例，其中第一对角支 7 例，第二对角支 3 例；3 例心肌桥发生在右冠状动脉 (4.84%)，其中 1 例在右冠状动脉中段，2 例在远段。心肌桥长度 8～31 mm。根据 Noble 分级方法，15 例为 I 级，40 例为 II 级，7 例为 III 级。43 例孤立性心肌桥年龄在 34～78 岁，其中 11 例患者出现心肌缺血症状 (25.58%)，表现形式各不相同，多为运动后胸闷、心前区疼痛反复发作、活动受限、心律失常等；32 例无心肌缺血症状 (24.42%)。心肌桥合并冠状动脉病变 19 例 (30.65%)，有心肌缺血症状 14 例 (73.7%)，4 例心肌桥合并同支严重冠状动脉病变，胸闷、胸痛、心悸症状明显。

郭丽君等[8] 对 35 例冠状动脉心肌桥进行了临床分析。其中男 29 例，女 6 例，平均年龄 (52.0±9.5) 岁 (21～72 岁)。有心肌桥前段血管粥样硬化者 15 例，包括冠心病患者 (固定狭窄≥50% 者) 9 例，此 9 例中急性下壁、后壁心肌梗死 2 例，急性下壁、右心室心肌梗死 1 例，均为右冠状动脉粥样硬化病变所致；急性前间壁心肌梗死1例，由肌桥前段血管粥样硬化病变所致；其余5例表现为心绞痛或不典型胸痛。24例为孤立性心肌桥，其中急性前侧壁心肌梗死1例；不典型胸痛和（或）胸闷、心悸者13例；典型心绞痛症状者10例。

　　临床表现的轻重与冠状动脉心肌桥的长度、深度、厚度及壁冠状动脉收缩期受压程度有关。心肌桥合并壁冠状动脉近段血管病变的患者，临床症状较明显，劳累、运动、激动易诱发心肌缺血症状，但亦有在夜间睡眠时发病。研究认为，心绞痛的严重程度有时不一定与冠状动脉心肌桥的长度、深度、厚度、壁冠状动脉收缩期狭窄程度成正比。此外，冠状动脉心肌桥还可与心肌病、冠心病及心脏瓣膜病等其他器质性心脏病合并存在，从而使其临床表现更加复杂化。对于壁冠状动脉长度与临床症状的相互关系，既往学者的认识存在差异，部分学者认为壁冠状动脉越长，临床症状的出现率较高，其理论基础是在收缩期肌桥对壁冠状动脉的压迫随着壁冠状动脉延长而更加明显；更多的研究则认为壁冠状动脉的长度与是否出现临床症状无明显关系。

　　在既往利用CTA和传统冠状动脉造影对MB-MCA的研究中，传统的心肌桥分为两类：完全性肌桥与不完全性肌桥。完全性肌桥由于壁冠状动脉整个走行于心肌内，收缩期心肌收缩压迫壁冠状动脉致其明显狭窄，而不完全性肌桥患者壁冠状动脉仅部分受压，因此理论上完全性壁冠状动脉的狭窄临床症状更为明显，以往的研究也获得了与其相符的结果。

二、体征

　　关于冠状动脉心肌桥的体征，文献缺乏对这方面的研究。根据作者对部分病例的观察及研究认为，大多数无症状的冠状动脉心肌桥患者，也缺乏阳性体征。对于有心绞痛表现的患者，心绞痛发作时常伴心率增快、血压升高，也有的表现心动过缓、血压降低。如心肌供血影响到乳头肌供血，造成乳头肌功能障碍，形成一过性二尖瓣关闭不全，心尖部可以听到Ⅱ、Ⅲ级收缩期杂音。如患者表现为心律失常，则可以听诊心率和心律的变化。疑有问题时，如心动过速、心动过缓、期前收缩、传导阻滞。为判定是室上性心律失常，还是室性心律失常或是病态窦房结综合征等，遇此情需要迅速做心电图检查，以便准确判断，相应处理。如患者表现有左心功能不全，患者除有呼吸困难外，可有发绀、心动过速、心尖第三心音，$P_2 > A_2$，肺底或肺内湿啰音。如患者表现有右心功能不全，应有体循环淤血表现，如颈静脉怒张、肝大、肝颈回流阳性、下肢水肿等。如患者表现为急性心肌梗死，要确定患者为ST段抬高的心肌梗死，还是非ST段抬高的心肌梗死，以及心肌梗死的部位、范围、严重程度，有无合并症而有不同的体征。一般心脏浊音界可轻度至中度增大，心率增快或减慢，心尖区第一心音减弱，可出现第三或第四心音奔马律。有10%～20%的在发病后2～3天出现心包摩擦音者，多在1～2天内消失,少数持续1周以上。发生二尖瓣乳头肌功能失调者,心尖区可出现粗糙的收缩期杂音。发生心室间隔穿孔者,胸骨左下缘出现响亮的收缩期杂音。发生心律失常、休克或心力衰竭者,可出现有关的体征和血压变化。急性心肌梗死患者多有低至中度发热,有特征性心电图动态改变及心肌酶、肌钙蛋白的特征性动态变化。

三、合并症

冠状动脉心肌桥患者常合并有心肌病、冠心病、高血压、糖尿病、心脏瓣膜病等心血管疾病,使其临床表现更加复杂化,应认识这些特点,以利于临床诊断与治疗。

冠状动脉心肌桥在肥厚型心肌病患者中检出率较高,文献报道30%～50%,也有报道为15%～28%[9]。有文献对成人肥厚型心肌病、儿童肥厚型心肌病患者是否合并冠状动脉心肌桥,分别进行了长期预后对比研究。成人肥厚型心肌病伴有冠状动脉心肌桥患者与不伴冠状动脉心肌桥患者相比,并没有增加不良长期预后与猝死;而儿童肥厚型心肌病伴有心肌桥患儿,预后不佳,常伴有严重疾病,猝死率增加。

肖佐生等[10]对64例冠状动脉心肌桥进行了临床分析。患者系2005年1月～2006年3月入院的不稳定型心绞痛患者,入院后均行64层螺旋CT冠状动脉成像而确诊。其中男43例,女21例。年龄36～80岁(平均年龄64.2岁)。其中62例患者出现不同程度胸闷、胸痛及心前区不适等症状,2例表现为头昏、恶心。以症状出现的诱因、性质、疼痛部位、持续时间及缓解方式来判断患者症状是否为心绞痛,其中31例为典型心绞痛,33例为非典型心绞痛。本组患者中高血压33例(51.6%),糖尿病15例(23.4%),高脂血症14例(21.9%)。在本组患者中,孤立性冠状动脉心肌桥29例,而合并冠状动脉粥样硬化35例,通过对比发现,孤立性冠状动脉心肌桥患者高血压、糖尿病、高脂血症的发病人数明显低于冠状动脉心肌桥合并冠状动脉粥样硬化患者。发病年龄、临床表现、心电图、心脏超声比较亦有显著性差异($P < 0.05$)。这些高危因素可能同一般冠心病患者一样,是冠状动脉粥样硬化的主要诱因,冠状动脉心肌桥对冠状动脉粥样硬化的形成也起到一定的作用。

李玉峰等[5]研究的120例冠状动脉心肌桥中,合并高血压病者48例(40%),高脂血症者34例(28.33%),糖尿病者24例(20%),痛风者6例(6%)。郭丽君等研究的35例冠状动脉心肌桥中,合并冠心病者9例(25.71%),肥厚型心肌病者3例(8.57%),高血压者13例(37.14%),有左心室肥厚者7例(20%)。杨瑞峰等研究的62例冠状动脉心肌桥中,合并高血压者18例(29.04%),糖尿病者13例(20.96%),肥厚型心肌病者6例(9.68%),孤立性心肌桥者43例,其中心肌桥合并壁冠状动脉病变者19例(30.65%)。

总之,孤立性心肌桥的临床合并症少,而心肌桥合并有壁冠状动脉粥样硬化者,则其合并冠心病、高血压、糖尿病、高脂血症等比例增高,使临床症状加重,如合并肥厚型心肌病、心脏瓣膜病或其他心脏病等,更使患者的临床表现多样化、复杂化,应注意识别。

四、心肌桥合并冠状动脉痉挛的临床特点

1984年,Grover和Mancini报道了心肌桥患者在心脏起搏过程中发生了肌桥段冠状动脉痉挛,之后不断地有冠状动脉心肌桥合并变异型心绞痛及急性心肌梗死等急性心脏事件的报道[11]。其中,部分病例经过麦角碱或乙酰胆碱激发试验证实了痉挛部位位于肌桥段血管,且与心电图定位诊断一致。但上述报道仅为个案。向定成等[12]进一步研究了心肌桥合并冠状动脉痉挛患者的临床特点。作者从2001年12月～2006年3月,对因胸痛或胸闷在接受冠状动脉痉挛激发试验的118例患者,根据冠状动脉造影显示是否合并心肌桥分为肌桥组 ($n=26$) 和非肌桥组 ($n=92$),比较两组乙酰胆碱激发试验、心电图活动平板运动试验和核素灌注心肌显像负荷试验的结果及临床症状发作的特点。同时,测定患者的血浆内皮素 (ET-1) 及一氧化氮 (NO) 水平。冠状动脉造影按常规Judkins法进行,左冠状动脉至少采用4个以上投照角度,右冠状动脉至少采用2个以上相互垂直的投照角度进行造影,以充分暴露冠状动脉各节段。冠状动脉造影肌桥定义为收缩期血管狭窄但舒张期恢复正常,乙酰胆碱激发试验采用本研究组的阶梯剂量方案,即每间隔3 min分次向左右冠状动脉内注射稀释后的乙酰胆碱10 μg、30 μg和60 μg的阶梯剂量方案,直至达到最大剂量或达到阳性诊断标准。阳性患者若3 min内痉挛不能自行缓解者,立即冠状动脉内注射硝酸甘油150～200 μg,直至解除冠状动脉痉挛。冠状动脉痉挛阳性诊断标准为注射乙酰胆碱后,冠状动脉局限性或弥漫性痉挛,血管狭窄程度达到90%以上。同时,出现与平时性质相同或类似的胸痛,或胸闷发作,伴或不伴有心电图的缺血性改变,数分钟后自动或冠状动脉内注射硝酸甘油后,当血管痉挛解除后胸痛缓解。心电图活动平板试验采用改良的Bruce方案,核素灌注心肌显像负荷试验采用201铊核素灌注心肌显像双嘧达莫试验。血浆ET-1,采用均相竞争放射免疫分析法。NO测定,采用Griess法,用此法计算NO含量。其中肌桥组男性比例 (69%) 明显高于非肌桥组 (46%, $P < 0.05$),平均年龄明显低于非肌桥组 ($P < 0.01$)。两组患者的临床症状,发作特点明显不同,静息性胸痛或胸闷是两组患者共同的主要临床表现,但肌桥组同时伴有典型劳力性心绞痛者,显著高于非肌桥组 ($P < 0.01$),劳力性胸痛持续时间相对较短,在停止活动后症状可逐渐缓解,对硝酸甘油反应不恒定;而非肌桥组患者多表现以劳累过后或静息状态下,尤其以夜间胸闷为主,症状持续时间相对较长,轻微活

动或呼吸新鲜空气等可缓解,对硝酸甘油反应良好。肌桥组心电图活动平板运动试验阳性者,明显高于非肌桥组 ($P < 0.01$),肌桥组多为运动中出现心电图缺血性改变,2例为运动停止后的恢复期出现心电图缺血性改变;非肌桥组7例阳性中4例为恢复期出现心电图缺血性改变。核素灌注心肌显像负荷试验显示,缺血性灌注缺损者肌桥组明显高于非肌桥组 ($P < 0.01$)。肌桥组乙酰胆碱试验阳性率 (81%) 明显高于非肌桥组 (57%, $P < 0.05$)。肌桥组中位于前降支中段19例,钝缘支及右冠状动脉后降支各1例,痉挛部位多位于肌桥及其近段血管。

血浆ET-1和NO测定结果,肌桥组ET-1总体水平高于非肌桥组,两组的痉挛亚组均高于非痉挛亚组,而NO水平与之相反,其中心肌桥合并痉挛亚组ET-1水平最高而NO水平最低。26例心肌桥患者中,21例在肌桥段血管诱发出冠状动脉痉挛,说明肌桥是冠状动脉痉挛的重要危险因素,这与其血管内皮细胞功能紊乱有关。此外,肌桥患者还存在血管内膜的发育缺陷,共同导致了血管平滑肌细胞的易激惹性,从而易于发生冠状动脉痉挛。同时具备静息性胸闷或胸痛,心电图运动试验阴性和心肌显像负荷试验呈反相再分布三个特征,可作为非创伤性诊断冠状动脉痉挛的标准。本文结果表明,对于肌桥合并痉挛患者,心电图及心肌显像负荷试验均可呈现缺血性改变,心肌显像可同时呈现反相再分布特征,前者可能与肌桥导致的收缩期血管狭窄有关,后者与静息状态下冠状动脉处于轻度痉挛状态有关,表现出与单纯冠状动脉痉挛患者显著不同的临床特征。上述研究结果有助于临床医师根据患者的临床特点进行鉴别诊断。

五、冠状动脉心肌桥的临床鉴别诊断

冠状动脉心肌桥多数患者临床上无症状,因而不易发现。部分患者可表现为不同程度的胸闷、胸痛、心悸,似心绞痛,有时可发生心肌梗死、心律失常、心力衰竭甚至猝死等。因此,需与冠心病、X综合征、肥厚型心肌病、心脏神经症及其他疾病引起的心绞痛、肋间神经痛等鉴别。

1. 与冠心病鉴别

冠心病是冠状动脉粥样硬化性心脏病的简称,是由于供应心脏营养的血管——冠状动脉发生粥样硬化病变或血管痉挛,导致管腔狭窄或闭塞,发生冠状循环障碍,引起心肌氧供需不平衡,心肌缺血、缺氧或坏死的一种心脏病。因此,冠心病又称缺血性心脏病。在临床上,由于心肌血流量减少,供氧不足,使心脏的正常工作受到不同程度的影响,由此产生一系列缺血性表现,如心绞痛、心律失常、心力衰竭、心肌梗死甚至猝死。冠心病是目前危害人类健康的严重疾病之一,大多发生在中、老年人身上。我国冠心病发病率在逐年上升,发病年龄有年轻化趋向，现有4 000万患者。根据世界卫生组织 (WHO) 的分型，结合国内专家的意见，在临床上将冠心病分为以下6型[13]：① 隐匿型。② 心绞痛型，又分为劳力型心绞痛 (包括初发劳力型心绞痛、稳定劳力型心绞痛、恶化劳力型心绞痛) 和自发型心绞痛 (包括变异性心绞痛)。③ 心肌梗死型，又分为急性心肌梗死、陈旧性心肌梗死。④ 心律失常型。⑤ 心力衰竭型。⑥ 猝死型冠心病。

诊断冠心病可根据患者的临床表现和各项实验室检查资料综合评定，其中最肯定的客观诊断依据是发现心肌有缺血的表现，同时证明患者有冠状动脉粥样硬化性阻塞性病变。

病史询问及体格检查是诊断冠心病的首选方法。如患者有典型的心绞痛症状和体征，又有心肌缺血的客观依据，如静息时或发作时心电图有ST-T缺血型改变，或静息时心电图正常而平板运动试验阳性，或双嘧达莫 (潘生丁) 超声心动图试验阳性，或^{201}铊心肌灌注显像运动试验阳性，或64层螺旋CT冠状动脉成像及冠状动脉造影显示冠状动脉狭窄≥50%，有以上其中一项检查异常，就可以诊断为冠心病心绞痛，对于心绞痛诊断还应进一步分型，稳定劳力型心绞痛还应分级，不稳定型心绞痛还应进一步进行危险分层。

中年以上患者有以下五项内容中的第一项和其他任何一项，而不能用主动脉瓣病变、自主神经功能紊乱、心肌炎、心肌病、严重贫血、阻塞性肺气肿、服用洋地黄药物、电解质紊乱等解释者，可以诊断为冠心病[14]。五项内容：① 有冠心病危险因素2项以上，即高血压、高脂血症、长期吸烟、糖尿病患者。② 心电图缺血型表现。③ 心电图负荷试验呈阳性。④ 超声心动图有典型节段性室壁运动异常而无其他原因可解释者。⑤ 放射性核素扫描显示心肌缺血而无其他原因可解释者。

冠状动脉造影仍然是诊断冠心病的"金标准"，不仅可以定性，而且可以定量、定位，对于冠心病的治疗决策、疗效判定，预后判断有重要意义。64层螺旋CT冠状动脉成像对筛查冠心病、疗效判定、治疗选择、预后评估亦有重要意义[15]。

对于确诊为冠心病患者，要进一步进行临床分型。对无自觉症状者，可诊断为隐匿型冠心病；对于心绞痛者，按前述分型；对于急性心肌梗死，包括典型症状、特征性心电图改变、心肌酶和肌钙蛋白T或I升高序列变化，有其中两条即可确诊；对于陈旧性心肌梗死，有肯定心电图异常Q波，或有明确的急性心肌梗死既往史；对于有心律失常或心力衰竭者，可诊断为冠心病心律失常或心力衰竭。

近年提出急性冠状动脉综合征[16]，包括ST段抬高的急性冠状动脉综合征，即ST段抬高的急性心肌梗死；非ST段抬高的急性冠状动脉综合征，包括非ST段抬高的急性心肌梗死和不稳定型心绞痛，还包括心源性猝死，约占冠心病中30%。

2007年10月，欧洲心脏病学会 (ESC)、美国心脏学会基金会 (ACCF)、美国心脏协会

(AHA) 和世界心脏联盟 (WHF) 联合发表了专家共识文件《心肌梗死的统一定义》。该文件对 2000 年的旧版文件进行了重要修订,对当今的临床实践具有重要意义。

冠状动脉心肌桥临床表现与冠心病相似,但发病年龄较轻,缺乏冠心病危险因素,64 层螺旋 CT 冠状动脉成像、冠状动脉造影有心肌桥的特征性改变,对硝酸酯类药物效果不佳,而对 β 受体阻滞剂、钙通道阻滞剂往往效果满意[17]。

2. 与 X 综合征鉴别

X 综合征是 1973 年 Kemp 提出的,系指临床上有典型的劳力型心绞痛、心电图运动试验阳性、冠状动脉正常的一种综合征。最近,又有人称其为"微血管性心绞痛"或"心脏 X 综合征"。据报道,X 综合征在心绞痛患者中占 10%～20%。

X 综合征的发病机制目前尚未完全阐明,现在主要认为是冠状动脉微血管 (管径在 100～400 μm) 舒缩功能障碍所致,是冠状动脉微血管病变。最近的研究认为,冠状动脉微血管病变主要是微血管动力异常,微血管扩张储备功能降低,被认为和微血管的内皮功能不全、冠状动脉血管调节能力下降有关[18]。研究表明,X 综合征患者有内皮依赖性血管舒张功能障碍,也有认为合并有非内皮依赖性血管障碍,还有认为是微血管痉挛所致。总之,目前认为主要是微血管扩张、收缩功能障碍所致。在劳动或运动后,心肌耗氧量在增加,乳酸产生增多,正常人可引起微血管扩张,增加血流量,而患者对这种刺激的微血管扩张反应低下,心肌缺血后微血管功能受限,从而诱发心绞痛[19]。而在安静状态或休息时的心绞痛,主要是由微血管的收缩功能障碍所引起的。在休息状态下,血管紧张性异常升高或对收缩的刺激产生过度反应,可使微血管收缩、心肌缺血,而发生心绞痛。实际上,不少患者上述情况兼而有之。以上改变可能与交感神经兴奋失调、内皮素及其他血管活性物质释放、血管平滑肌功能异常有关。

本病多见于女性,冠心病的易患因素不明显。主要症状与冠心病劳力型心绞痛相似,不同的是疾病发作一般持续时间较长,休息后疼痛不能很快缓解,往往可以长达半小时以上,甚至 1～2 h,休息时也可发作。含服硝酸甘油效果不肯定,有的患者有效,有的患者效果不明显。疼痛症状不典型者居多。发病年龄较轻,一般为 50 岁左右。冠心病患者平均年龄在 60 岁以上,而且是男性多于女性,60 岁以下年龄组男高女低尤其明显[20]。

X 综合征发作时或负荷后心电图可示心肌缺血表现。24 h 动态心电图检测阳性率高。超声心动图可示节段性室壁运动失常,射血分数减低。核素心肌灌注显像检查可以显示心肌灌注缺损。相当一部分患者有典型心绞痛却不能检出心肌缺血的客观证据。冠状动脉造影无有意义的狭窄,但常可见到血流缓慢征象 (由于小冠状动脉阻力增加),麦角新碱激发试验阴性 (排除冠状动脉及其大分支痉挛)。左心室造影、冠状动脉造影正常是诊断 X 综合征的"金指标"[21]。

各种抗冠心病心绞痛药物，包括硝酸酯类、β受体阻滞剂和钙通道阻滞剂都可以用于治疗X综合征，也可以联合应用；也有报道用血管紧张素转换酶抑制剂治疗同样有效者。治疗效果因人而异，一是效果不恒定，二是不如治疗冠心病心绞痛的疗效显著。当前认为，X综合征的预后良好，大部分患者的症状会逐渐改善。适度的体力活动、体育锻炼也是一项有效治疗。曾报道200例冠状动脉造影正常的心绞痛患者，6年内半数以上未经特殊治疗，症状逐渐好转[22]。有报道21例冠状动脉造影正常的心肌梗死者[23]，平均随访53个月，无1例发生心脏事件，认为预后良好。但也有少数X综合征猝死的报告。因此，对于X综合征的防治还是应该给予重视。

冠状动脉心肌桥患者临床表现与X综合征相似，发病年龄较轻，心绞痛症状常不典型，冠心病危险因素缺乏，亦常有心肌缺血的影像等征象，对硝酸甘油反应差，但男性较多，64层螺旋CT冠状动脉成像、冠状动脉造影检查未发现冠状动脉狭窄或阻塞，但可以发现MB-MCA特征性的改变而鉴别。

3. 与肥厚型心肌病鉴别

肥厚型心肌病(hypertrophic cardiomyopathy, HCM)是以心肌具有非对称性的、不均匀的肥厚为特征的原因不明的心脏病。典型者室间隔肥厚远较游离壁明显，引起左心室流出道狭窄，所以又名为原发性肥厚型主动脉瓣下狭窄(IHSS)。偶尔可呈同心性肥厚，不伴梗阻；亦可心尖部肥厚，称心尖肥厚型心肌病，为本病的亚型。此病广泛分布于全世界，患病率约为1/500，是一种全球性疾病。中国8 080例人群超声心动图调查结果显示，全国约有肥厚型心肌病患者100万。家族发病较多，目前发现50%～70%肥厚型心肌病由基因突变所致，至少13个基因400多种突变所致，呈常染色体显性遗传[24]。

多数患者无症状或仅有轻度症状，大多数患者症状出现在20～30岁。男性多于女性，约1/3患者有家族史。总的说来，症状与体征的严重程度与血流动力学分型密切相关，非梗阻型症状最轻，潜在梗阻型较重，梗阻型者症状最重。

90%患者有劳力性呼吸困难，其中31%可伴有阵发性夜间呼吸困难70%～80%患者常出现非典型的心绞痛，常因劳累诱发，持续时间长，对硝酸甘油反应不佳。在尸检患者中，15%有心肌坏死，约25%年龄在44岁以上的患者，在冠状动脉造影中，可见到明显的冠状动脉病变，但其他心绞痛患者其心外膜下冠状动脉正常，也可为典型的心绞痛，30%～35%的患者发生于突然站立和运动后晕厥，片刻可自行缓解，可发生严重心律失常，患者动态心电图常显示有复杂性室性期前收缩，20%～40%有室性心动过速，部分患者还有室上性心动过速。50%的患者有快速房性心律失常，亦可发生心房颤动、心室颤动。2%～3%患者可发生猝死，尤其在青壮年，主要是室性心动过及心室纤颤所致[25]。7%～15%患者可出现心功能不全，早期以舒张功能不全为主，进入疾病晚期可出现左、右心力衰竭的症状。2%可合并亚急性感染性心内膜炎。部分患者可有血压升高,也可合并高血压病。

部分轻症患者可无特异性体征,随着病情进展,渐渐出现左心室搏动有力和搏动点向左移位。无梗阻者无心脏杂音,或仅有 1/6 收缩期杂音,激发试验后杂音也无明显增强。隐匿性梗阻患者心尖部有 1~2/6 级收缩期杂音,激发试验后增至 3/6 级,不一定闻及 S_3 及 S_4,S_2 呈正常分裂。梗阻性患者心尖区内侧或胸骨左缘中下段 3~4/6 级收缩期杂音,杂音较粗糙,呈递增-递减型,也常呈喷射性向胸骨缘、腹部及心底部放射,但不放射到颈部。这种杂音来自室内梗阻,杂音的响度及持续时间的长短可随不同条件而变化。10% 患者伴有收缩期震颤,50%~90% 患者心尖区有相对性二尖瓣闭合不全的收缩期反流性杂音,向腋下传导。多数患者心界正常,约 1/3 患者心胸比例 > 50%。部分患者有高血压。约 10% 的患者发生栓塞,常见于有心房颤动的患者。

实验室检查,心电图大多异常,尤其是有症状的梗阻性患者均有变化,无特异性,可作为初步筛选。80% 患者出现异常的 ST 段和 T 波改变,大多呈水平型压低,25%~50% 患者可出现异常 Q 波。动态心电图,46% 患者有室上性心动过速,43% 患者有多形性室性期前收缩,26% 有室性心动过速,10% 患者有心房颤动,5%~10% 患者有左束支传导阻滞,2%~3% 患者有右束支传导阻滞。X 线检查,一般约 1/4 患者心脏大小正常,50% 患者心影增大,1/4 患者心脏呈中重度增大,为向心性肥厚影像,左心房及左心室增大占病例的 46%。超声心动图是无创诊断 HCM 的最佳方法,不仅可以确定诊断,还可以对 HCM 进行分型。室间隔肥厚及运动异常,是最主要的特征,室间隔厚度 > 1.5 cm,与左心室后壁厚度之比 > 1.5;病变部位心肌回声增强,不均匀,纹理不清,呈毛玻璃状或斑点颗粒状。梗阻型,二尖瓣前叶收缩期前向运动,左心室流出道狭窄。核素检查左心室腔变小,放射性浓度降低,围绕左心室血池可见到一圈放射性空白区,可见增厚的室间隔突出心腔,二尖瓣前移,流出道狭窄,放射性减低。磁共振成像检查对本病可以从形态、功能、组织特性和代谢方面进行诊断。心导管检查及左心室造影,可显示左心室腔缩小变形,主动脉瓣下呈"S"形狭窄,心室壁增厚,室间隔不规则的增厚突入心腔,左心房也可同时显像。还可进行心内膜心肌活检、基因检查分析等项检查[27]。

冠状动脉心肌桥患者临床表现与肥厚型心肌病患者有不少相似之处,如发病年龄较轻,男性居多,心绞痛症状常不典型,冠心病危险因素缺乏,亦常有心肌缺血的影像学征象,对硝酸甘油反应差,但肥厚型心肌病临床表现更为复杂,具有特征性影像学表现,尤其是超声心动图的改变具有特异性,不难与之鉴别。64 层螺旋 CT 冠状动脉成像、冠状动脉造影检查,可以发现 MB-MCA 特征性的改变可与之鉴别。但冠状动脉心肌桥在肥厚型心肌病患者中检出率较高,可达 30%~50%,两者合并存在使临床表现更趋复杂,使心绞痛和心肌缺血发生率更高。儿童肥厚型心肌病患者伴有冠状动脉心肌桥,常见有 QT 间期延长,QT 离散度增人,严重室性心律失常和猝死。

4. 与其他疾病引起的心绞痛及非缺血性胸痛鉴别

（1）其他疾病引起的心绞痛：严重的主动脉瓣狭窄或关闭不全，使流入冠状动脉血流减少。风湿热或其他原因引起的冠状动脉炎，梅毒性主动脉炎造成冠状动脉口狭窄或闭塞，先天性冠状动脉畸形使部分心肌供血不足等，均可引起心绞痛，要根据其他临床表现和相关实验室检查来进行鉴别。

（2）非缺血性胸痛：在临床上亦经常遇到有一些患者主诉胸痛，但经仔细询问，系非缺血性胸痛，而不是心绞痛。非缺血性胸痛具有以下特点：短暂几秒的刺痛或持续几个小时，甚至几天的隐痛、闷痛；胸痛部位不是一片，而是一点，可用一两个手指指出疼痛的位置；疼痛多于劳力后出现，而不是劳力当时；胸痛与呼吸或其他影响胸廓的运动有关；胸痛症状可被其他因素所转移，如与患者交谈反而使其胸痛症状好转；口含硝酸甘油在 10 min 以后才见缓解。

（3）肋间神经痛：本病疼痛常累及 1～2 个肋间，但并不一定局限在前胸，为刺痛或灼痛，多为持续性而非发作性。咳嗽、用力呼吸和身体转动而使疼痛加剧，沿神经行径处有压痛，手臂上举活动时局部有牵拉疼痛，故与心绞痛不同[28]。

5. 与心脏神经症鉴别

心脏神经症是一种以心血管症状为主要表现的功能性心脏病，即心脏本身无器质性病变，主要是心脏的自主神经功能发生了紊乱。多见于中年或更年期妇女，临床表现多种多样。最常见的症状是心悸、胸闷、呼吸困难、心前区闷痛和全身乏力。患者主诉常喜出长气而后觉舒服。心前区闷痛和心绞痛有许多不同，可以发生在任何时候，往往与生气或情绪变化关系大，可为数秒刺痛或持续时间长的隐痛，有时数小时甚至数天，疼痛的部位多在左乳头下面心尖附近，或经常变动。疼痛的程度不太剧烈，含服硝酸甘油或速效救心丸效果不明显。症状多在疲劳之后出现，做轻度活动反觉舒适，有时可耐受较重的体力活动而不发生胸痛或胸闷。体征和心电图检查多无异常发现[29]。部分患者心电图 ST-T 有轻微异常，但不够缺血标准。普萘洛尔（心得安）试验常可使 ST-T 恢复正常。另外，此类患者多有其他神经症症状，如易心烦、激动、多汗、发抖、失眠、多梦、头晕等。64 层螺旋 CT 冠状动脉成像或冠状动脉造影无异常发现。心脏神经症患者思想负担比较重，到处求医，到处检查，常常怀疑自己得了心脏病。医生对这类患者应积极热情、认真负责地予以诊治。

冠状动脉心肌桥患者与心脏神经症在临床症状上有不少相似之处，但心脏神经官能症患者常缺乏典型心绞痛症状，更缺乏心肌缺血的影像学证据，64 层螺旋 CT 冠状动脉成像、冠状动脉造影可以发现冠状动脉心肌桥的特征性改变予以鉴别。在临床上亦可以遇到冠状动脉心肌桥或冠心病合并心脏神经症患者，临床上应仔细判定，精心治疗。

6. 冠状动脉心肌桥临床误诊

几十年来,对冠状动脉心肌桥做了不少基础和临床研究,人们对其认识日趋深入,但还有许多工作有待深入研究。长期以来冠状动脉造影是诊断冠状动脉心肌桥的"金标准",但是其检出率较低,近年来64层螺旋CT冠状动脉成像发现冠状动脉心肌桥的检出率较冠状动脉造影高,显示其重要意义。当前,广大临床医生对冠状动脉心肌桥还缺乏足够的认识,因而出现了一些误诊、漏诊病例,要通过提高对本病的进一步认识,减少对冠状动脉心肌桥的误诊、漏诊,要及时、准确地诊治这类患者。

王金凤等[13]研究了心肌桥误诊临床观察,并附17例报告。作者对2005年1月～2007年1月期间冠状动脉造影386例病例,其中检出心肌桥17例,检出率为4.40%。诊断为心绞痛者13例,急性心肌梗死者1例,心脏瓣膜病2例,胸痛待查1例;男性12例,女性5例。年龄36～68 (57±24) 岁。入院前病程5个月～7年,确诊时间平均 (6.06±4.37) 年。本组17例均经冠状动脉造影明确诊断,其中4例冠状动脉内注入硝酸甘油后明确诊断。冠状动脉造影证实心肌桥合并冠心病10例,心脏瓣膜病2例,漏诊率为70.59%,误诊为冠心病4例,误诊率23.55%。17例患者均为反复发作胸闷、胸痛,表现为胸骨后压榨样疼痛或胸闷,伴或不伴向左肩背部放射痛,持续时间5～20 min,最长可达1 h。诊断为心绞痛,长期扩血管治疗疗效不佳。冠状动脉造影显示合并有冠状动脉粥样硬化者10例,心脏瓣膜病2例,孤立性心肌桥5例,均为左前降支心肌桥。其中,中段13例,远段4例。2例可致冠状动脉40%狭窄的孤立性心肌桥患者有明显的临床症状,运动试验阳性,后经β受体阻滞剂和钙通道阻滞剂治疗,症状消失。4例心肌桥处合并有动脉粥样硬化,管腔不规则,收缩期可达80%狭窄,舒张期狭窄仍大于50%。其中1例因急性心肌梗死而行PCI术,球囊扩张后证实有心肌桥存在,致80%狭窄,而置入支架后,疗效满意。

张洁等[14]报道了孤立性心肌桥误诊为冠状动脉粥样硬化性心脏病45例分析。作者选取了1999年1月～2007年9月住院疑诊为冠心病患者,并接受选择性冠状动脉造影术 (CAG) 的2 563例患者中,检查出45例壁冠状动脉心肌桥患者,检出率1.8%。其中男31例,女14例,年龄30～72 (51.6±9.6) 岁。吸烟者6例 (13.3%),糖尿病7例 (15.6%),高血脂6例 (13.3%),高血压12例 (26.7%)。所有MB-MCA患者有12例 (26.7%) 存在心电图ST-T改变,22例 (48.9%) 平板运动心电图试验阳性。13例 (28.9%) 表现为稳定型心绞痛,11例 (24.2%) 表现为不稳定型心绞痛。以往认为,仅在心脏收缩期导致冠状动脉狭窄的冠状动脉心肌桥临床意义不大,近来研究表明,冠状动脉心肌桥特别是环绕型冠状动脉心肌桥对血管的压迫不全发生在收缩期,可持续至舒张期。故此,冠状动脉心肌桥主要表现为不同程度的心绞痛、心肌梗死甚至猝死,与冠心病的临床表现十分相似,两者的处理原则不尽相同,不但导致医药资源的浪费,且误诊可增加MB-MCA患者的心理负担,因此对两者进行临床鉴别是很有必要的。本组分析心肌桥患者相对年轻，冠心病的危险因素相对少，冠状动脉造影或64层螺旋CT可以明确，待明确后再给予相应的处理。

另有2例误诊报告，1例男性，35岁。2005年8月1日因胸痛、胸闷1个月入院，主动脉瓣第2听诊区可闻及2/6级收缩期杂音，心电图为窦性心律，左心室肥厚，ST-T改变。心肌酶、超声心动图未见异常。门诊诊断为病毒性心肌炎。入院诊断为肥厚型心肌病可能。给予地尔硫䓬静滴治疗，病程不稳定。后行冠状动脉造影检查确诊为心肌桥。给予美托洛尔治疗后病情好转。另1例男性，40岁，2005年11月3日，因胸痛、胸闷20 h入院。平素体健，查体无异常。11月3日心肌酶、心电图、胸片、超声心动图均正常。11月4日，心肌酶CK 420 U/L，CK-MB 30 U/L。入院诊断为冠心病不稳定型心绞痛。给予异山梨酯、辛伐他汀、阿司匹林等治疗，病情好转。后行冠状动脉造影检查确诊为心肌桥[30]。有研究发现CTA所示心肌桥越厚，壁冠状动脉在冠状动脉造影所示的"挤牛奶现象"越明显，直接证实肌桥越厚，其对壁冠状动脉的压迫越明显，同时并未在造影过程中发现壁冠状动脉长度对于冠状动脉血流动力学影响的直接证据。有些壁冠状动脉虽然不长，但深度较深时其症状也明显。说明壁冠状动脉越深，在心肌收缩时受压越明显。所以，临床症状的出现率与壁冠状动脉的深度关系更密切[31]。但从理论上讲，对于完全性壁冠状动脉，随着其深度的增加，它在心肌内走行的长度一般也会同时增加。而壁冠状动脉越长其相应供血范围则越广泛，在冠状动脉出现狭窄的情况下，其长度越长受累的心肌范围越广，出现临床症状的可能性则会更大。也有研究认为，完全性心肌桥患者中，有症状组与无症状组的肌桥深度平均值无明显差异。壁冠状动脉的长度是否会随着其深度的增加而增加患者临床症状的出现率及其严重程度尚有待于进一步研究。

冠状动脉心肌桥的患者临床表情缺乏特异性，易发生误诊、误治，使病情延误，甚至加重恶化。为了避免或尽量减少冠状动脉心肌桥的误诊、漏诊，应做到以下几点：① 提高对冠状动脉心肌桥的全面认识。② 在临床上遇到不明原因的胸闷、气短、胸痛、心悸、头晕，而硝酸甘油疗效欠佳时，应考虑到冠状动脉心肌桥的可能，并排除其他可能。③ 对上述患者进一步检查有明显心肌缺血征象，而患者年龄较轻，冠心病危险因素又缺乏，则冠状动脉心肌桥的可能性增大。④ 对上述患者进一步进行多层螺旋CT冠状动脉成像，特别是64层螺旋CT冠状动脉成像或选择性冠状动脉造影，如发现了冠状动脉心肌桥的特征性改变则可以确诊。⑤ 对于已确诊的冠状动脉心肌桥患者，还应区分是孤立性心肌桥、还是心肌桥合并有冠心病。对MB-MCA除定性、定量、定位外，还要分型，对其危险程度进行分层。

参考文献

[1]　Qian JY, Zhang F, Dong M, et a1. Prevalence and characteristics of myocardial bridging in coronary angiogram-

data from consecutive 5525 patients. Chin Med J(En91), 2009, 122: 632–635.

[2] Duygu H, Zoghi M, Nalbantgil S, et al. Myocardial bridge: abridge to atherosclerosis. A nado lu Kardiyo L Derg, 2007, 7(1): 12–16.

[3] Risse M, Weiler G. Coronary muscle bridge and its relations to local coronary sclerosis, regional myocardial ischemia and coronaryspasm: a morphometric study. Z Kardiol, 1985, 74: 700–770.

[4] Bourassa MG, Butnaru A, Lespérance J, et al. Symptomatic myocardial bridges: overview of ischemic mechanisms and current diagnostic and treatment strategies. J Am Coll Cardiol, 2003, 41: 351.

[5] 李玉峰,王士雯,卢才义,等.心肌桥临床特点分析.中国循环杂志,2007,22(5):370–372.

[6] 戴启明,马根山,冯毅,等.冠状动脉心肌桥55例临床分析.实用心脑肺血管病杂志,2006,14(9):732–733.

[7] 杨瑞峰,尚士芹,马逸.心肌桥的冠脉造影与临床研究.中国实验诊断学,2008,12(3):345–347.

[8] 郭丽君,谭婷婷,毛节明.冠状动脉心肌桥的临床和预后分析.中华医学杂志,2008,12(3):553–555.

[9] 董敏,钱菊英.冠状动脉心肌桥研究现状.中华心血管病杂志,2006,34(5):474～476.

[10] 肖佑生,杨立,赵玉生.心肌桥-壁冠状动脉64例临床分析.中国循环杂志,2007,22(2):103–106.

[11] 武娟.心肌桥研究的新进展.心血管病学进展,2007,28(1):145–149.

[12] 向定成,何建新,阮云军,等.心肌桥合并冠状动脉痉挛患者的临床特点.中华心血管病杂志,2008,36(1):40–42.

[13] 王金风,靳朝辉,薛国宏,等.心肌桥误诊临床观察——附17例报告.中国心血管病研究,2007,5(8):574–575.

[14] 张洁,滕爱平.孤立性心肌桥误诊为冠状动脉粥样硬化性心脏病45例分析.中国误诊学杂志,2008,8(10):2371

[15] 李玉峰,王士雯,卢才义,等.心肌桥临床特点分析.中国循环杂志,2007,22(5):370–371.

[16] Li JJ. 1s myocardial bridging a bridge connecting to cardiovascular events7. Chin Med J(En91), 2010, 123: 964–968.

[17] 高凌俊.冠状动脉心肌桥的临床特征及影响因素分析.中西医结合心脑血管病杂志,2014,12(10):1189–1190.

[18] 丁毅.心肌桥-壁冠状动脉28例误诊临床分析.中国实用医药,2016,11(2):115–116.

[19] Kim S Y, Lee Y S, Lee J B, et al. Evaluation of myocardial bridge with multidetector computed tomography. Circ J, 2010, 74(1): 137–141.

[20] Alegria J R, Herrmann J, Holmes DR, et al. Myocardial bridging. Eur Heart J, 2005, 26(12): 1159–1168.

[21] Mohlenkamp S, Hort W, Ge J, et al. Update on myocardial bridge. Circulation, 2002, 106: 2616–2619.

[22] Li JJ, Shang ZL, Yao M, et al. Angiographic prevalence of myocardial bridging in a defined very large number of Chinese patients with chest pain. Chin Med J(Engl), 2008, 121(5): 405–408.

[23] Hwang JH, Ko SM, Roh HG, et al. Myocardial Bridging of the Left Anterior Descending Coronary Artery: Depiction Rate and Morphologic Features by Dual-Source CT Coronary Angiography. Korean J Radiol, 2010, 11: 514.

[24] 惠汝太.肥厚型心肌病的诊断与治疗发展.中华心血管病杂志,2007,35(1):82–85.

[25] Li JJ. 1s myocardial bridging a bridge connecting to cardiovascular events. Chin Med J(En91), 2010, 123: 964–968.

[26] Qian JY, Zhang F, Dong M, et a1. Prevalence and characteristics of myocardial bridging in coronary angiogram-data from consecutive 5525 patients. Chin Med J(En91), 2009, 122: 632–635.

[27] Niu Y J, Zhang X L, Cao A D, et al. Clinical value of thecorrelations of mural coronary artery compression extent with myocardial bridge length and thickness evaluated by 128–slice CT. Exp Ther Med, 2013, 5(3): 848–852.

[28] 杨辉,程久佩,方存明.33例冠状动脉心肌桥临床分析.心血管康复医学杂志,2013,22(3):253–255.

[29] 夏中华,廖发荣.211例冠状动脉心肌桥的血管造影特点及临床分析.心血管康复医学杂志,2012,21(3):276–278.

[30] 刘利军,张爱萍,潘文麒.壁冠状动脉心肌桥的造影和临床分析.内科理论与实践,2009,4(1):41–43.

[31] 张庆华,张家禧,高雯.244例心肌桥-壁冠状动脉患者临床特点研究.疾病监测与控制杂志,2017,11(1):25–27.

第8章
冠状动脉心肌桥的治疗与预后

一、冠状动脉心肌桥的药物治疗

目前药物治疗为首选治疗方法。其原则是减慢心率、降低心肌耗氧量及心肌收缩力。β受体阻滞剂是治疗MB-MCA的首选药物,它能减慢心率,使心脏舒张期延长,减轻心肌桥对冠状动脉的压迫及降低心肌耗氧量,从而达到治疗效果。对于应用β受体阻滞剂不耐受、有禁忌证或有冠状动脉痉挛者,治疗首选药物为非二氢吡啶类钙通道阻滞剂。心肌桥合并冠状动脉病变(如冠状动脉脉粥样硬化等)者,可以在药物治疗的基础上合理联用抗血小板、抗凝、溶栓药物等,减少心血管事件的发生[1]。硝酸酯类药物可以扩张冠状动脉,但会引起反射性心率加快,使心肌收缩力增强,扩张冠状动脉后使受压段相对狭窄加重,可能加重心肌缺血,因此不主张使用硝酸酯类药物。药物治疗的近期疗效是可以肯定的,但远期疗效还有待进一步证实[2]。

硝酸甘油反射性心率加快,同时因其扩张冠状动脉后引起受压段血管相对狭窄加重可使心肌缺血加重,MB-MCA心绞痛使用硝酸甘油疗效较差。冠状动脉内超声检查证实,冠状动脉内注射硝酸甘油可激发并促进心肌桥段冠状动脉典型狭窄,因此MB-MCA应避免使用硝酸酯类药物[3]。β受体阻滞剂能降低心肌收缩力,减轻冠状动脉外部血管收缩和心肌桥内冠状动脉压力,它同时具有减慢心率、使心肌舒张期延长、改善冠状动脉血流灌注、消除心肌桥-壁冠状动脉引起的心肌缺血症状的作用,是治疗MB-MCA最合适的药物,非二氢吡啶钙通道阻滞剂维拉帕米、地尔硫草也同样有效,主要用于对β受体阻滞剂有禁忌或者冠状动脉痉挛者,可降低心肌收缩力,缓解冠状动脉痉挛,延长心肌舒张期,改善心肌缺血。加用阿司匹林有助于预防冠状动脉血栓形成[4]。药物治疗后症状无明显改善的可选择手术治疗,表浅型可选择心肌桥松解术,纵深型合并冠状动脉硬化狭窄者可选择冠状动脉搭桥术或冠状动脉内药物支架置入术。

　　冠状动脉心肌桥实现治疗的临床方法包含药物和支架与冠状动脉旁路移植术及心肌桥的切开术等多种治疗。经有关研究发现,因为受其心肌桥的影响,和没有心肌桥的冠心病临床患者进行比较,存在心肌桥临床病变的患者需要通过植入支架的手术方式来实现对心肌桥的血管病变治疗目标,在远期具有较高的再狭窄率。所以存有心肌桥症状的患者,主要实施药物的有效性治疗方案[5]。心肌桥阶段相关冠状动脉挤压的减轻为心肌桥治疗的重要原则,对于没有症状或是轻微症状的患者而言,不需要进行治疗。对于在收缩时管腔变得狭窄,在舒张时管腔能够恢复至正常类的患者,选取药物进行治疗能够获取确切的疗效[6]。β受体阻滞剂在临床上应用的重要机制为[7]:① 通过使心肌收缩力和心率及血压降低,实现心肌耗氧的降低。② 将舒张期延长,增加缺血心肌冠状动脉相关血流量。③ 对儿茶酚胺类相关临床物质的增加予以阻止,致使增加了脂溶及其游离的脂肪酸进行氧化,降低缺血心肌产生等量三磷酸腺苷时的耗氧量。β受体阻滞剂能够经血管受压减轻及心率减慢对舒张期予以延长,进而显著增加冠状动脉血流的储备量,消除或是缓解临床症状。此外,还能够对心率予以降低,从而降低心肌的实际耗氧量,对心肌的收缩力进行降低,对心肌桥压迫冠状动脉的状况予以减轻,实现对心绞痛症状的缓解。对于冠状动脉心肌桥临床患者予以酒石酸美托洛尔进行治疗,获取了较好的疗效,将临床疗效提升,具有安全性、可行性。

二、冠状动脉心肌桥的手术治疗

　　冠状动脉心肌桥患者,多数无症状、不需要治疗。对于有症状、有心肌缺血征象的患者,多数首选药物治疗。对于经药物治疗无效的重症心肌桥患者,才考虑介入治疗或手术治疗。对于冠状动脉造影壁冠状动脉收缩期狭窄≥75%、舒张期仍有明显狭窄>50%的患者,临床上有严重心绞痛样症状,程控电刺激或运动诱发心动过速时,心电图上有明显心肌缺血性改变,药物治疗不能缓解,可以考虑手术治疗[8]。冠状动脉心肌桥的手术治疗目前主要有肌桥松解术或称肌桥切断术及冠状动脉旁路移植术 (CABG) 两种。手术方式要根据患者的病情及 MB–MCA 的特点选择决定。目前,国内外已开展此两类手术,积累了一定的病例,取得了有益的效果,具有一定的经验,仍须积累更多的病例,进行更深入的研究[9]。

　　1. 心肌桥切断术

　　目前,根据国内外学者报道,对于单纯心肌桥,如果心肌桥较薄,长度较短,优先选择非体外循环下心肌桥松解术,优点在于避免体外循环带来的损伤,便于定位心肌桥位置、长度,以及观察松解后的效果,然而此种方式的缺点在于心脏跳动下切断心肌后有可能引起右心室破裂或者损伤冠状动脉，造成出血、止血困难，或者松解不完全、远期瘢痕形成，症状复发[10]；相应地，如心肌桥厚度≥5 mm，长度≥2.5 cm，考虑到切开心肌有可能造成心室破裂或者术后瘢痕形成，应毫不犹豫地行CABG，优先选择非体外循环方式。对于同时合并冠心病的患者，如心肌桥较薄较短，则联合采用肌桥松解术和CABG，反之则单纯采用CABG，同样优先选择非体外循环方式。对于合并其他需要外科治疗的心内手术的患者，心脏停跳后，根据心肌桥的具体情况选择肌桥松解术或CABG。当然，各种手术方式均有其优点、局限性和适应证，外科医生应根据患者的具体情况及手术医师的经验来确定具体的术式[11]。

（1）适应证：心肌桥切断术适用于表浅型，肌桥厚度<0.5 cm，长度<2.5 cm，冠状动脉造影显示冠状动脉收缩期狭窄Ⅱ、Ⅲ级，舒张期管径完全恢复正常，有心绞痛症状，有心肌缺血征象，经内科正规药物治疗效果不佳者。

（2）手术方法：在常温全麻下找到心肌桥，予以切除，彻底解除对冠状动脉的压迫，恢复其远端血流。多在全麻体外循环下进行，主动脉阻断22~137 min，平均 (79.6±35.5) min；体外循环45~200 min，平均 (115.7±45.7) min；最低鼻温27.5~32.0℃，平均 (29.7±1.8) ℃。心肌保护液使用冷血停跳液。亦有在全麻非体外循环下手术。分离肌桥时要小心，以防出血和损伤冠状动脉。单纯行心肌桥切除术者很少，往往与冠状动脉搭桥术或换瓣术同时进行[12]。

（3）合并症：可出现心脏体外循环下或非体外循环下手术合并症。有学者报道，1例全麻非体外循环下行肌桥切断术，肌桥切断后，出现右心室破裂，改行体外循环下冠状动脉搭桥术（冠状动脉旁路移植术）。

2. 冠状动脉搭桥术

（1）适应证：适用于纵深型，肌桥厚度>0.5 cm，长度>2.5 cm，冠状动脉造影显示壁冠状动脉收缩期狭窄Ⅱ、Ⅲ级，舒张期狭窄>50%，有心绞痛症状，有心肌缺血征象者[13]。

（2）禁忌证：全身情况太差，严重心肺功能不全者，如心脏扩大显著，心胸比>0.75，左心室射血分数<20%和 (或) 左心室舒张压增高 [20~25 mmHg (2.66~3.32 kPa)]，重度肺动脉高压，右心衰竭。肝肾功能不全、脑血管后遗症偏瘫。

（3）手术方法

1）常规冠状动脉旁路移植术 (CCABG)：手术分两组进行，一组在上边开胸取胸内动脉，另一组取大隐静脉或桡动脉移植血管。CCABG是在中低温体外循环下进行的，一般患者采取平卧位，正中切口，纵劈胸骨，切开心包悬吊。建立体外循环。在升主动脉远端插主动脉管，右心耳插双极静脉引流管，升主动脉插针连接"Y"形管，一端灌注停跳液，一端向左心引流，并进行循环，降温。阻断升主动脉，心脏停搏并松弛即可开始移植血管与狭窄远端冠状动脉进行吻合。

2) 不停跳、非体外循环搭桥技术 (OPCABG)：体外循环的应用，极大地推动了心脏外科技术的发展，但同时，体外循环造成的损伤，即"全身炎症反应综合征"引起的器官功能损害，也是心脏手术后并发症的根源。大约70%的术后并发症与体外循环有关，如凝血功能障碍、呼吸功能衰竭、肾衰竭及神经系统症状等。20 世纪 80 年代后期出现的不停跳、非体外循环搭桥技术，由于围术期并发症明显减少、患者术后恢复快、住院费用低等优点，得到很高的重视。以这一技术为主的微创心肌血运重建术正在成为冠心病外科治疗的重要方法。OPCABG 较 CCABG 适应证明显拓宽[14]。对于由肝、肾、肺功能障碍，全身凝血机制或免疫功能异常，或有严重主动脉粥样硬化而不适于接受 CCABG 的患者，可以考虑行 OPCABG。但是 OPCABG 也有其局限性，一般冠状动脉直径较细；吻合部位较深，位于心脏侧面、后面；心室大，血流动力学不稳定，耐受不了搬动的心脏，不适合用 OPCABG。其禁忌证如下：① 巨大心脏、C/T ＞ 0.75、LV ＞ 73 mm。② 严重心律失常。③ 左主干严重病变合并右冠状动脉闭塞。④ 心脏不能耐受搬动，一搬动即出现血压低、心律失常。⑤ 合并心内手术。

移植血管的提取同常规体外循环下搭桥。不停跳搭桥患者全身所需肝素用量为常规体外循环所需的1/3；常规开胸，开胸后用专门的固定器对所需搭桥的冠状动脉固定，切开冠状动脉。

3) 微创CABG：由于近年来非体外循环下停跳技术的发展，以及器械的进步，使得微创、心肌血运重建成为可能。它集中体现在手术切口一般长 7～9 cm，明显小于常规手术。微创CABG 一般采用左胸前外侧切口，做左前降支或对角支搭桥；右胸切口搭 RCA；移植血管多采用乳内动脉，在胸腔镜辅助下取得。微创 CABG 具有组织损伤较小、出血少、伤口小、恢复快、住院日短、费用低的优点。但它存在手术野较小、技术难度较大、供选择搭桥的血管有限、少数术中改行 CABG 的缺点[15]。

CABG 由于大量的临床实践，技术有了很大进步。我国某些大的心脏中心，已达到国际先进水平。随着 CABG 手术医师队伍的不断扩大，麻醉和手术技术的改进，某些先进器械和设备的应用，微创冠状动脉搭桥术所占比例会越来越大，CABG 手术越来越朝着微创和无创方向发展[16]。

（4）手术并发症：CABG 是一种要求高度精确的手术，术中需要准确决断，如主动脉插管的位置，心肌保护方法的选择，冠状动脉吻合口的位置、大小、数目，移植血管的材料和长度等。手术操作要轻巧、快捷，吻合口要精确、严密。同时，手术中还可能遇到各种各样的困难。如处理得好，绝大多数患者可顺利康复。如缺乏认识、经验，或处理不当，可导致严重或致命的并发症[17]。关键在于积极预防和处理。

1) 心律失常：较为常见，多为室上性心动过速或心房颤动 (20%～30%，术后 2～3 天为发病高峰，相关危险因素包括老年男性、心肌桥的数量、右冠病变、左侧乳内动脉的应用和主动脉阻断时间等），也可见室性期前收缩。应尽早去除病因，静脉注入胺碘酮，可有效地控制心律失常，如系室性期前收缩，应给予利多卡因等治疗。

2）围术期心肌梗死：发病率为2.5%～5%。CABG术后远期心肌梗死发病率3年为10%，15年为26%～36%，应及时发现，积极处理。

3）术后出血：发生率＜1%。术中要避免严重的损伤和确切的止血。

4）低心排血量综合征：由于患者术前心功能差、肺动脉高压，术中同时进行其他手术如瓣膜置换等，而致手术时间长，或因手术者技术欠佳，心肌保护不好，主动脉阻断时间过长，心肌缺血解除不满意等。一旦发生，要积极治疗密切监测。

5）心脏压塞：如患者术后出血，引流不畅，应积极开胸探查，解除心脏或对冠状动脉移植血管的压迫，彻底止血，左胸腔置引流管。

6）术后猝死：10年为3%，合并左心功能低下，发生率明显增高。

7）精神行为异常：术后较为常见，约3/4的患者有，大多轻微。

8）切口感染：患者脂肪多，抵抗力差，合并糖尿病，术中伤口污染，伤口内止血不彻底，缝合不严密，留有无效腔，可导致胸部切口或下肢切口感染，应及时清创和全身使用抗生素治疗。

9）气胸、血气胸：很少发生，应及时胸腔穿刺、引流。

10）呼吸系统并发症：可致患者术后呼吸功能不全、肺不张或合并感染，应及时进行相应处理。

三、冠状动脉心肌桥的介入治疗

Greuntzig在瑞士苏黎世成功地进行了世界上第一例经皮冠状动脉腔内成形术（percutaneous trasluminal coronary angioplasty, PTCA），从此开创了介入心脏病学的新纪元。以PTCA为基础的冠心病介入治疗技术迅速发展，已经成为冠心病血管重建的重要手段。目前，除PTCA外，冠状动脉介入治疗（percutaneous coronary intervention, PCI）还涵盖其他多项能解除冠状动脉狭窄的新技术，如激光消融术、旋磨术、旋切术、旋吸术、支架置入术等[18]。PCI是采用机械的方法减轻或消除狭窄而达到血管重建的目的，即通过血管，应用器械减少斑块负荷或挤压斑块使冠状动脉内径扩大、血流通畅。球囊扩张主要是挤压斑块，对于软斑块有非常好的效果。球囊扩张对硬斑块的挤压变形作用不明显，主要是通过撕裂硬斑块来扩张正常血管、扩大血管内径。因此，球囊抽瘪后血管有明显的回弹，而且容易并发夹层，甚至导致急性闭塞。后来出现了减少斑块负荷的方法，如激光消融、旋磨、旋切、旋吸等方法[19]。这些方法使

PCI的成功率提高,但并发症也随之增加,而再狭窄率并没有像预期那样下降。支架的出现和应用可以说是PCI的里程碑。支架最重要的贡献是增加了PCI的安全性,在血管急性闭塞或濒临闭塞的紧急情况下,置入支架可以迅速恢复血流,避免急诊冠状动脉搭桥手术,在提高了PCI成功率的同时,降低了死亡率和急性心肌梗死的发生率。其次,支架较球囊扩张能明显增加血管内径,可大大改善PCI的效果,能有效地制止血管弹性回缩和负性重构,降低了再狭窄率。随着PCI方法不断进步的同时,PCI的器械也在不断地改进,指引导管的外径变小,而内径相对增加;支持力增加,创伤减小;操作更加简单、方便。球囊的推力增加,表面阻力降低,通过病变的能力大大增加;现在有适应各种病变情况的导丝,如常规导丝、亲水涂层导丝、不同硬度适用于慢性闭塞的导丝等;支架改进更多,如支持力、柔顺性、支架覆盖面积、支架表面的光洁度、X线可视,几乎达到了无可挑剔的程度。所有这些,均使PCI的安全性和成功率得以进一步提高,目前,PCI的格局是以PTCA为基础,充分利用冠状动脉支架术,结合旋磨术及旋切术,使冠心病的近、远期疗效均有很大的改善[20]。

　　PCI与最新的科学技术成就紧密结合,使得PCI具有强大的生命力和无穷的发展潜力。近年来,支架作为载体在局部用药防治再狭窄的手段已受到重视,药物涂层支架临床应用进一步降低了再狭窄率,提高了PCI治疗效果。血管远端保护装置,用基因直接刺激血管生长以治疗心肌缺血的可能,为PCI带来了新的契机;干细胞或肌细胞种植术及经皮冠状动脉搭桥术可能成为介入治疗史上的又一次革命。所有这些新进展强烈地预示着介入性心脏病学一个崭新时代的来临。

　　冠心病PCI治疗经过几十年的发展,在临床和基础方面进行了大量卓有成效的研究,取得了巨大的成功,成为一项十分有效的治疗手段,并且日益规范化。冠状动脉心肌桥介入治疗,亦应该是PCI治疗的一部分,从国内外有限资料看,近期疗效满意,仍有待深入研究和进一步发展,以取得更多的经验。

　　冠状动脉心肌桥的介入治疗应包括两种情况,即孤立性心肌桥的介入治疗,心肌桥合并冠心病的介入治疗。

　　1. 孤立性心肌桥的介入治疗

　　(1) 适应证:PCI由于经验累积和新技术、新器械的出现,其适应证在不断地扩展。收益大于风险是相对适应证,反之就是相对禁忌证。平衡收益和风险之比需要考虑以下很多因素:① 患者的全身情况能否耐受操作。② 心肌缺血的严重程度。③ 介入操作成功的可能性。④ 处理并发症的能力。⑤ 远期效果。⑥ 费用。适应证主要根据患者的临床症状、心肌缺血的客观证据、PCI成功的把握性、左心室功能、是否合并其他疾病而定。PCI的主要作用是缓解心绞痛、改善心肌缺血、改善左心室功能、提高运动耐量。临床医师需要与患者本人和家属客观和认真地讨论PCI、CABG和药物治疗的利弊,要尊重患者本人的意见和选择。根据文献报告,孤立性心肌桥的介入治疗适应证为:患者心绞痛症状明显,有心肌缺血的影像学证据,冠状动脉造影显示壁冠状动脉收缩期狭窄属Nobel Ⅲ级,经过正规、足量药物治疗效果不佳者。患者为有上述临床表现及无创和有创检查的客观证据,但平时心率多在60次/分以下,不能应用β受体阻滞剂或钙通道阻滞剂治疗者[21]。

（2）操作要点:冠状动脉造影术和支架术经股动脉实施,按常规方法操作。术中选用的指引导管为F_7或F_6的Judkins指引导管。多数患者于心肌桥处直接将支架置入壁冠状动脉内。如壁冠状动脉完全闭塞或狭窄十分严重,亦可先用$2 \sim 5$ mm的球囊线性预扩张后再置入支架。支架长度的选择以能完全覆盖心肌桥的长度为准,按参照血管1.0:1.1的比例选择支架直径,或所选用的支架直径比参考血管直径大$0.25 \sim 0.5$ mm,以保证贴壁良好,防止支架受心肌桥压迫回缩。支架的选择上常选用柔韧性强、支撑力大的支架,如Multi-link支架,支架释放压力为12个大气压(atm),常使用高压扩张(> 14 atm),以达到支架满意扩张程度。多选用管状支架;有用普通支架,亦有用西罗莫司药物洗脱支架。后者对预防远期再狭窄效果好。以支架置入后冠状动脉无收缩期狭窄,且无并发症为介入治疗成功的判断标准[22]。

所有患者在支架置入术前24 h内,均被给予抗血小板药物,如阿司匹林及氯吡格雷各300 mg顿服。支架术开始时静脉给予肝素10 000 U,术后6 h继以皮下注射低分子量肝素1周。术后阿司匹林每日150 mg,长期服用;氯吡格雷每日75 mg,服用1年以上,常规加用他汀类调脂药物。定期门诊随诊观察。

（3）支架植入并发症[23]

1）急性或亚急性血栓形成:一般发生在安放支架后$2 \sim 14$日,可导致急性心肌梗死,甚至死亡,须紧急血管重建,是冠状动脉支架植入术最为严重的并发症。其处理一般首选PTCA结合冠状动脉溶栓术,若不成功可实施紧急CABG。

2）支架脱落:应用裸支架和早年的预装支架偶尔发生,因支架绑载不牢靠,病变预扩张不完全和导引导管与冠状动脉口对接不到位所致,发现应及时取出。

3）冠状动脉穿孔:极少发生,可见于支架球囊过大(与血管直径之比> 1.2),在支架外高压扩张或慢性完全闭塞病变引导钢丝未通过血管真腔而由内膜下通过的情况下植入支架。一旦发生,应在穿孔近端用球囊低压扩张阻断血流,尽快手术治疗。

4）冠状动脉内支架术后再狭窄:其发生率较PTCA明显降低,但由于平滑肌细胞过度增生,仍在20%左右($15\% \sim 40\%$)。预防支架内再狭窄最重要的进展是血管内放射治疗和药物涂层支架(DES)。DES已成为当前介入治疗研究的新热点。西罗莫司涂层支架、紫杉醇涂层支架的应用,使施加再狭窄率明显降低,但远期疗效有待进一步观察。

5）冠状动脉夹层:即由于明显的内膜损伤而在造影时显示不同程度的管腔内充盈缺损、

造影剂向管腔外渗出或管腔内线状密度升高。造影检出率在 20%～40%。病变在球囊扩张以后常引起轻微夹层，通常呈良性过程。但严重、复杂的夹层可引起急性血管闭塞而必须急诊 CABG 或导致急性心肌梗死，甚至死亡。大约 4% 的患者发生严重缺血并发症。对轻度无症状者无须特殊处理；对严重内膜撕裂、血管直径 ≤ 2.5 mm 者，可考虑原球囊低压再次持续（3～15 min）加压扩张；产生低血压、休克等紧急情况或病变复杂难以处理时，应考虑急诊 CABG。

6）冠状动脉痉挛：早年发病率为 5%，近年已降至 1.3%。主要和导管、导引钢丝和球囊的刺激有关。患者出现胸痛和 ST 段抬高，冠状动脉普遍变细。大部分患者痉挛可由药物缓解，不至于造成不良后果。但有部分患者可发生急性心肌梗死。处理原则应为迅速退出导管、球囊和导引钢丝，及时向冠状动脉内注入硝酸甘油 200～300 μg，可重复应用。必要时含服硝苯地平（心痛定）5 mg，或冠状动脉内注入维拉帕米 0.1 mg。

7）冠状动脉闭塞：可由冠状动脉痉挛、夹层和血栓形成或上述因素共同造成，应分别处理。发生率约 5%，临床可表现为持续性心绞痛、急性心肌梗死，心电图示 ST 段抬高，冠状动脉造影发现血管完全闭塞。处理原则是冠状动脉内注入硝酸甘油；也可再次插入钢丝和球囊，在闭塞部位再次扩张，或必要时植入冠状动脉内支架；冠状动脉内注入 t-PA 或尿激酶以溶解血栓。上述处理难以奏效时，应考虑急诊 CABG。

8）持续性心绞痛：行球囊扩张时，多数患者体验到轻重不等的心绞痛，球囊抽瘪以后，心绞痛即可消失。少数患者（约 5%）胸痛持续存在，用硝酸甘油不能缓解，其中一半与冠状动脉痉挛、夹层或闭塞有关，另一半与上述并发症无关。其治疗主要针对相关联的并发症[24]。

9）急性心肌梗死：发病率为 4%～5%。大多数由于冠状动脉夹层或急性闭塞所致，一部分与严重、长时间的痉挛有关，少部分患者在成功的 PTCA 后发生，可能由扩张部位的血栓形成所致。处理原则同冠状动脉闭塞。

10）PCI 其他并发症[25]

A. 无再流现象。其是指 PCI 后冠状动脉原狭窄病变处无夹层、血栓、痉挛和明显的残余狭窄，但血流明显减慢（TIMI 0～1 级）的现象。若血流减慢为 TIMI 2 级时，称为慢血流现象，发病率为 1%～5%。多见于血栓性病变（如急性心肌梗死）、退行性大隐静脉旁路移植血管病变的介入治疗和使用斑块旋磨术、旋切吸引导管及人为误推入空气时。临床表现与冠状动脉急性闭塞相同。发生无再流现象时，死亡率增高 10 倍。其产生机制尚不清楚，可能与微循环功能障碍有关，包括痉挛、栓塞（血栓、气栓或碎片）、氧自由基介导的血管内皮损伤、毛细血管被红细胞和中性粒细胞堵塞和因出现所致的心肌间质水肿。治疗措施为冠状动脉内予硝酸甘油和钙通道阻滞剂（维拉帕米 0.1～0.2 mg，总量 1.0～1.5 mg；或地尔硫䓬 0.5～2.5 mg，总量 5～10 mg）；循环支持（包括多巴胺升血压、主动脉内气囊反搏），维持血流动力学稳定；若为气栓,可通过引导导管加压注入动脉血,清除微循环内气栓子。

B. 分支闭塞。较常见。小分支闭塞可无缺血症状,大分支闭塞则可引起严重的后果,如急性心肌梗死、急诊CABG或死亡。分支闭塞应以预防为主,原则上根据分支大小和分支开口本身有无病变来确定是否使用双钢丝技术保护分支,或对吻球囊技术扩张分支。对分支病变置入支架时应选用侧孔大的支架,以免影响分支,分支一旦闭塞,应再行扩张。分支病变处置入"Y"或"T"形支架因技术复杂、易损伤冠状动脉主支和再狭窄率更高,已很少使用。

死亡、AMI和急诊CABG是冠心病介入治疗最严重的并发症,是冠状动脉损伤导致急性闭塞或濒临闭塞的结果。由于支架的广泛应用,其发生率已分别降至＜1%和1%～2%。冠状动脉心肌桥开展介入治疗的病例还不够多,以上可供参考,以减少其并发症[26]。

2. 心肌桥近端合并严重动脉粥样硬化病变的介入治疗

Ge等用血管内超声显像发现,86%的心肌桥患者壁冠状动脉近端有粥样斑块。临床研究已发现,由于受肌桥收缩的异常血流动力学的影响,肌桥近端的血管易发生病变,出现血管痉挛、斑块和血栓等改变[27]。

有作者等进行了心肌桥和心肌桥近端合并严重动脉粥样硬化病变的介入治疗疗效观察[28]。试验组(A组)为2000年1月～2003年12月随机选择冠状动脉造影,证实冠状动脉前降支近段或中段有严重心肌桥,且心肌桥近端合并动脉粥样硬化并狭窄≥70%的患者,在硝酸甘油试验时肌桥血管收缩期狭窄≥95%。心肌桥近端动脉粥样硬化病变的定义为心肌桥与动脉粥样硬化病变之间有1.0 cm以上的正常血管。入选28例,男19例,女9例,年龄60±13(41～77)岁。心绞痛24例,合并急性心肌梗死(AMI)4例。对照组为有症状心肌桥组(B组):为单纯前降支近段或中段心肌桥不合并其他心脏病的患者,在硝酸甘油试验时,肌桥处血管在收缩期狭窄≥95%,心电图运动试验阳性,并有心绞痛症状。入选16例,男11例,女5例,平均年龄42±11(37～72)岁,合并AMI者2例。另为单纯前降支动脉粥样硬化严重狭窄组(C组)。单纯前降支近段或中段动脉粥样硬化严重狭窄≥70%,无心肌桥。入选59例,男45例,女14例,平均年龄58±13(41～81)岁。有心绞痛者51例,AMI者8例。对28例心肌桥近端动脉粥样硬化严重狭窄患者,行支架置入术,但不治疗心肌桥,应用普通冠状动脉支架,按标准方法进行;对16例有症状单纯心肌桥患者的心肌桥,行介入治疗,选用的支架直径要比参考血管直径大0.25～0.50 mm。对59例单纯前降支严重病变但无心肌桥的患者行常规普通支架治疗。三组均成功行介入手术。A组6个月内4例(14.3%)再狭窄,B组6个月内7例(43.7%)出现再狭窄,C组8例(14.8%)再狭窄。三组中再狭窄患者均再次接受介入治疗。A组4例支架内再狭窄,3例术前为心绞痛,在支架术后2个月时出现再狭窄症状,表现为劳力型心绞痛,另1例AMI在术后5个月时出现支架内完全闭塞,但因右冠状动脉代偿前降支远端,未发生再次心肌梗死。均再次行介入治疗,随诊直至20个月,无心绞痛症状发作。B组16例中7例手术后1个月和3个月出现支架内再狭窄,再次球囊扩张后继续临床随访6个月。其中6例未再出现任何心脏不良事件;另外1例因心绞痛发作再次行冠状动脉造影发现支架内再狭窄,并行第三次介入治疗,应用西罗莫司涂层支架后继续临床随访直至20个月,无症状。C组8例在6个月内发生支架内再狭窄,其中6例再次行介入治疗,另2例行CABG术,临床随访至29个月,未再出现任何心脏不良事件。本研究表明,心肌桥近端严重动脉粥样硬化病变的介入治疗疗效未受心肌桥近端异常血流动力学的影响,是一种理想的介入治疗方法。但对于单纯肌桥病变的患者,应用支架置入术治疗病变的心肌桥血管,远期再狭窄率较高。但支架内再狭窄后,再次介入治疗仍可取得一定疗效。

冠状动脉心肌桥患者合并冠心病有以下四种情况:① 心肌桥轻,冠心病重,则遵循冠心病介入指南,选择合适患者进行PCI处理。② 心肌桥重,冠心病轻,对心肌桥适合冠状动脉内支架术者则按常规进行,对冠心病则采用药物治疗。③ 心肌桥重,冠心病重,可同时介入治疗。④ 心肌桥轻,冠心病轻,采用药物治疗。

四、冠状动脉心肌桥的中医治疗

现代医学对于心肌桥的治疗方法往往有一定的局限性,药物治疗仅仅局限于控制症状,而手术创伤风险较大且费用昂贵,容易复发。而中医学虽无"心肌桥"这一病名,但可归属于中医学"胸痹"的范畴[29]。各家根据多年临床经验认为心肌桥胸痹的病因病机主要是由以下证型:① 气滞证;② 气滞血瘀证;③ 气虚血瘀证。临床上治疗心肌桥胸痹要以益气活血、行气活血、疏肝解郁等多方面入手,明显改善患者的症状,取得了较好的临床效果。

(1) 注重胸痹气滞证的论治。心肌桥胸痹一般好发于40~60岁女性,且个性为忧虑多愁,多认为是郁结于心,日久必导致气机不畅引起的。有研究发现心肌桥患者有较大部分存在焦虑、抑郁状态,医生应进行个体化治疗,积极进行心理干预治疗,必要时加用药物治疗[30]。有作者认为心肌桥胸痹可能是由七情内伤所致,其病因病机为肝郁气滞,气机不畅,经脉痹阻,从而引发胸痹。逍遥散具有舒肝解郁、养血柔肝、解痉之功,主要治疗气滞型心肌桥的胸痹,临床效果较好。

(2) 注重胸痹气滞血瘀证的论治。中医研究认为心气瘀滞,血脉不畅,瘀血形成是心肌桥致心绞痛发作的重要病因病机之一,因此活血行气的中药可早期干预心肌桥致心绞痛发作。顺气通脉胶囊中当归、丹参活血化瘀,通行血脉,川芎为血中气药、延胡索活血行气止痛,能行血中气滞，气中血滞，两药合用相得益彰。顺气通脉胶囊治疗心肌桥胸痹患者，能减少心绞痛发作的次数，同时能减少患者不适症状。

（3）注重胸痹气虚血瘀证的论治。杨佳瑞等用益气活血法治疗气虚血瘀型心肌桥患者，结果表明，患者心绞痛症状明显改善，治疗组的中医证候（包括胸闷、胸痛、心悸、气短、神倦乏力等）较对照组明显改善。研究发现芪参益气滴丸治疗气虚血瘀型心肌桥伴心绞痛的患者后，心绞痛的症状明显改善，动态心电图检查显示缺血型ST段变化的次数、最长持续时间、心肌缺血总负荷下降，表明芪参益气滴丸能提高气虚血瘀型孤立性心肌桥伴心绞痛患者的临床疗效[31]。

心肌桥是一种先天性冠状动脉血管畸形的器质性病变，可能引起急性冠状动脉综合征、严重的心律失常甚至猝死。西医外科手术和介入治疗均无法根治心肌桥，对于冠状动脉心肌桥的治疗主要以药物改善症状为目的。而西医药物治疗以β受体阻滞剂、钙通道阻滞剂改善心肌供血，保护心肌的作用为主要目的，但是对于部分心率较慢患者，往往不能耐受药物的负性心率作用甚至加重病情，中医则针对心肌桥患者的具体病证进行辨证论治，明显改善患者症候，提高患者的生存率，体现了出中西医结合治疗心肌桥独特的治疗优势。目前中医对于心肌桥胸痹的认识尚不完整，心肌桥胸痹的中医辨证治疗尚待进一步完善，中西医结合治疗冠状动脉心肌桥的方案尚未达成共识。开展相关以西医药物标准化治疗冠状动脉心肌桥为主和中医辨证治疗心肌桥胸痹相结合的研究，发挥中医学的优势，紧跟现代精准医学的脚步，进一步改善心肌桥患者的症候，提高患者的生存率[32]。

五、冠状动脉心肌桥的预后

1. 心肌桥的临床意义

由于冠状动脉心肌桥在普通的人群尸检中发现率很高，有的为5.4%～85.7%，有的为15%～85%，亦有的为40%～85%，多数＞50%。因此，长时期以来，人们认为其是一种良性的解剖变异。尽管这种畸形在出生时就存在，但通常在30岁以后才表现出症状。而且在冠状动脉心肌桥人群中，多数没有症状，人们常认为是一种良性病变。通常当一个心绞痛的患者，尤其是在中、青年患者无常见的冠心病危险因素和心肌缺血的证据时，要考虑到冠状动脉心肌桥。并不是所有心肌桥患者都有心肌缺血的客观征象，大多数情况下是严重变异的结果[33]。

为了评价孤立性心肌桥的临床意义，有作者等回顾了658例冠状动脉造影和左心室功能均正常的患者，结果发现81例（12%）患者有左前降支的心肌桥。在这81例中，仅有11例收缩期管腔直径狭窄大于50%，而15例有典型的心绞痛发作[34]。有关闭塞的长度未做报道。有1/3 (25/81) 的患者做了运动诱发试验，试验中有3例心肌缺血阳性，随访5年，生存率95%，且无心源性猝死的发生。另有研究报道28例孤立性心肌桥随访11年[35]，根据收缩期狭窄的程度分为两组，即小于50% (15例) 和大于50% (13例) 两组，在随访期间无1例心肌梗死发生。对61例患者，进行长达11年的研究，发现无论收缩期压迫是否大于50%，随访中无1例出现心肌梗死或与心脏疾病相关的死亡[36]。

随着人们对冠状动脉心肌桥认识的深入，其临床意义的重要性已为广大临床医师所接受。心肌桥的临床表现无特异性，尤其是中老年伴冠心病易患因素的人群，更容易长期被误诊误治为冠心病，使病情延误甚至加重恶化。患者的心肌缺血表现可随着冠状动脉受累程度或合并冠状动脉粥样硬化等情况逐渐加重。近年有不少报道，冠状动脉心肌桥不仅可出现各种类型心绞痛，而且可以发生心肌梗死、急性冠状动脉综合征、心肌顿抑、左心功能不全、室间隔穿孔、恶性心律失常甚至猝死。这是因为心肌桥冠状动脉血流动力学特点表现为周期性收缩期血管压缩，伴有局部的峰压、持续的舒张期直径减少、增快的血流速度、衰减的血流及冠状动脉血流储备的减少，这些特征可以解释心肌桥患者出现的症状和缺血发作[37]。心肌桥部位冠状动脉受压可用一个病理过程以示受压程度的演变，即心绞痛→心动过速→心律失常→心肌缺血→心肌梗死→猝死。心肌桥可使其压迫的冠状动脉结构发生变化，血流动力学出现明显异常，并可导致不同程度的心脏事件的发生，从而揭示了心肌桥的临床意义[38]。

姚道阔等[39]报道了1例心肌桥引起急性心肌梗死伴晕厥报道。患者，男性，57岁，因突发晕厥2次，胸闷、胸痛1日，于2006年2月10日入院，诊断为急性前壁心肌梗死、血管迷走性晕厥。冠状动脉造影示左前降支中段可见2处肌桥。造影过程中出现晕厥，心率60次/分，血压40/20 mmHg，经用多巴胺后3 min血压恢复至100/60 mmHg。该患者心肌桥血管近端无明显冠状动脉病变，决定进行药物治疗，并进行随访，病情稳定。

蒋艳伟等[40]报道了心肌桥猝死1例。患者，女性，26岁。某日因感头痛、流涕、发热，以"感冒"自购药物治疗。次日中午开始发生抽搐、神志不清，于12时20分被入送医院抢救。入院查体：血压115/84 mmHg，脉搏92次/分，律齐，昏迷状，颈软，双瞳孔等大、等圆，对光反射灵敏。诊断"抽搐原因待查"。经医院抢救治疗无效，于当晚7时40分死亡。死后2天尸检。心重275g，左心室壁厚1.3 cm，右心室壁厚0.3 cm；左冠状动脉前降支距起始部0.5 cm开始进入室间隔肌层内行走，壁冠状动脉走约1.0 cm后向外穿出，肌桥厚1.2 cm，壁冠状动脉直径0.1 cm。镜下部分心肌细胞肥大，部分心肌横纹不清或消失，左心室前壁部分心肌是灶性收缩带状坏死，心尖部肌纤维灶性纤维化，心脏传导系统检查未见明显异常。双肺重960 g，表面光滑，切面淤血；镜下肺呈灶性水肿、气肿及出血。鉴定结论为左前降支心肌桥致急性心力衰竭死亡。

从以上临床资料中可以看出，多数冠状动脉心肌桥的临床过程是良性的，但是发生急性冠状动脉事件的报道仍时有发生，值得临床医师高度重视，对有症状的冠状动脉心肌桥患者应积极治疗，密切观察、防止不良事件的发生。目前尚缺乏大样本、多中心有关壁冠状动脉收缩期和舒张期狭窄都很重、症状明显、心肌缺血证据充分，经过积极治疗的患者长期随访调查的资料。也缺乏权威性的结论。

2. 预后的影响因素及预防

冠状动脉心肌桥在普通人群尸检中发现率很高，因此被认为是一种良性的解剖变异。多数患者无临床症状，一般预后良好。孤立性心肌桥患者长期预后良好，5年生存率为97.5%。一组左前降支心肌桥的患者，11年的生存率为98%，未见与冠状动脉心肌桥相关的死亡。有些患者有心绞痛、心肌梗死、心律失常等症状，经药物、介入或手术治疗后，也有发生猝死者。故对冠状动脉心肌桥患者的预后，应做进一步的分析、研究，以期进一步改善患者的预后，防止或减少心脏时间的发生[28]。

（1）影响预后因素

1）心肌桥的解剖结构

A. 表浅型与纵深型：表浅型，是指壁冠状动脉位于浅表的心肌，厚度一般不超过2 mm，一般不会引起肌桥段冠状动脉收缩期狭窄。纵深型，是指壁冠状动脉位于较深的心肌之中，厚度常常在2 mm以上，可能压迫并扭曲血管，不仅导致收缩期壁冠状动脉狭窄，血流灌注减少，而且影响舒张早中期血流，从而导致心肌缺血。表浅型比纵深型预后要好。

B. 单发型与多发型：单发型，指一个心脏只有一个心肌桥，大多数为单发型，常见于左前降支冠状动脉。多发型，一个心脏有2个或以上的心肌桥，较少见。

C. 心肌桥的长度、宽度、厚度：心肌桥的长度为4～40 mm，宽度为10～30 mm，厚度为1～4 mm，心肌桥越长，其厚度就越大，对血流动力学影响越明显。有作者将心肌桥的厚度视为决定血管收缩期狭窄程度的指标之一，但是肌桥具体多厚时才能引起临床症状的心肌缺血尚不明确。

D. 心肌桥肌束位置：心肌纤维与冠状动脉的夹角近似直角者最多，成斜角者较少，近平行者更少。心肌桥的位置离冠状窦越近，心肌桥对血管的压迫作用越明显。心肌桥的肌束位置与走向会影响收缩期压迫程度，当肌纤维横向跨过血管朝向心尖及心肌桥较深围绕前降支近段时，管腔受压程度重。有时心肌桥不仅仅覆盖冠状动脉，有研究发现心肌桥可同时跨过动脉和静脉，当剧烈运动时，可以引起心肌缺血和血流同流，导致心肌供氧不足。

2）壁冠状动脉受压程度：根据冠状动脉造影，Nobel将壁冠状动脉收缩期狭窄按程度由轻而重分为3级。Ⅰ级狭窄＜50%，Ⅱ级为50%～75%，Ⅲ级＞75%。从预后角度考虑，应该是狭窄程度轻，预后好；狭窄程度重，预后差。

3) 临床有无症状：按临床上有无症状，冠状动脉心肌桥可以分为以下3型。单纯型，各种医学检查诊断有心肌桥的存在，但没有临床症状，最多见；功能型，指在排除其他心脏病变或存在不足以引起明显心肌缺血症状的心脏病变的情况下发现的心肌桥，较少见；混合型，存在心肌桥同时合并其他心脏病变，如冠状动脉粥样硬化或肥厚型心肌病并有临床症状，不少见。有时单纯型会向功能型和混合型转化，其演变趋势值得重视。一般来说，单纯型预后良好[41]。

4) 孤立性心肌桥或合并其他冠状动脉或心脏病变

A. 孤立性心肌桥：患者长期预后良好，5年生存率为97.5%。一组左前降支心肌桥的患者，11年的生存率为98%，未见与心肌桥相关的死亡。8年期间连续冠状动脉造影，发现有左前降支心肌桥61例，检出率为0.82%（0.41%～1.16%）。对28例孤立性心肌桥有收缩期压迫的患者进行了长达11年的预后研究，根据壁冠状动脉收缩期受压程度分为两组。A组（收缩期受压＜50%），15例，71%患者自觉很好或良好，50%患者有临床症状，64%患者服用抗心绞痛药；B组（收缩期受压≥50%），13例，50%患者自觉良好，70%患者有临床症状，50%患者服用了抗心绞痛药[42]。11年随访中，两组无一例出现心肌梗死或与心脏疾病相关的死亡。

B. 心肌桥近端合并严重动脉粥样硬化病变，王宁夫等进行了心肌桥和心肌桥近端合并严重动脉粥样硬化病变的介入治疗疗效观察及随访，共分3组。A组为冠状动脉前降支近段或中段有严重心肌桥，且心肌桥近端合并动脉粥样硬化并狭窄≥70%的患者，在硝酸甘油试验时，肌桥血管收缩期狭窄≥95%。入选28例，对心肌桥近端动脉粥样硬化严重狭窄患者行支架置入术，但不治疗心肌桥。B组为有症状心肌桥组，为单纯前降支近段或中段心肌桥不合并其他心脏病的患者，在硝酸甘油试验时，肌桥处血管在收缩期狭窄≥95%。入选16例，进行了介入治疗[43]。C组为单纯前降支动脉粥样硬化严重狭窄组，单纯前降支近端或中段动脉粥样硬化严重狭窄≥70%，无心肌桥，入选59例，进行普通支架治疗。三组均成功进行了介入治疗。A组4例支架内再狭窄，B组7例再狭窄，均再次介入治疗。B组有1例行第三次介入治疗，随访20个月，无症状。C组8例支架内再狭窄，6例再次介入治疗，2例行CABG，临床随访20个月，均无心脏不良事件。

C. 心肌桥合并冠心病：有研究报道冠状动脉心肌桥患者有50%合并冠心病，这比单纯孤立性心肌桥患者增加了病情的严重性，如果及时采用药物治疗、或介入治疗、或手术治疗，仍然可以取得良好的效果。目前尚缺乏大系列、多中心有关心肌桥，心肌桥合并近端严重动脉粥样硬化病变，心肌桥合并冠心病的药物治疗、介入治疗、手术治疗效果比较及长期预后随访的研究。

D. 心肌桥合并肥厚型心肌病：心肌桥在肥厚型心肌病患者中检出率较高，可达30%[44]。有心肌桥的肥厚型心肌病患儿较无心肌桥的患儿有更频繁的胸痛、心脏停搏、室性心动过速、运动时ST段明显压低及校正Q-T间期离散度增加。其5年生存率（67%）明显低于无心肌桥的患儿（94%，P=0.004）[45]。肥厚型心肌病的成年患者，无论是否存在心肌桥，其远期生存率无明显差异。以上资料提示心肌桥在肥厚型心肌病的成年患者的意义不如儿童患者重要。

E. 心肌桥合并瓣膜性心脏病：冠状动脉心肌桥患者有部分患者合并瓣膜性心脏病，这无疑增加了心肌桥患者病情的严重性，使心功能不全有所加重。但如及时进行瓣膜置换术，仍然可以取得良好的效果，远期预后仍有待于对比观察、随访[46]。黄晓红等[47]报道了冠状动脉心肌桥合并其他心脏病外科治疗和随访观察的经验。选自1999年1月～2006年12月24例心肌桥合并其他心脏病患者进行了心肌切开术和（或）CABG，合并其他心脏病同期手术，如瓣膜置换术、瓣膜成形术等，患者心功能明显改善，所有22例患者在随访中未发生心肌梗死、死亡或需再次血运重建。这需要更多病例长期对比随访研究。

5）是否及时早期正确诊断治疗：要改善冠状动脉心肌桥患者的预后，一定要及时发现、正确诊断、积极治疗，以防心血管事件的发生。多数患者无症状，预后良好，对有症状的患者，及时去医院检查，若有心肌缺血的征象，发现心肌桥的特征性改变，如64层螺旋CT冠状动脉成像或冠状动脉造影，以便采取相应的治疗，使病情稳定。如以前未能被发现，亦有突然发生急性冠状动脉综合征，甚至猝死的病例。这些影响预后的因素，仅供参考。在急性下壁心肌梗死患者中，位于左前降支的心肌桥、右心室心肌梗死和高肌酸肌酶水平是出现休克的不良预示因素。心肌桥合并其他心脏病，会影响预后，合并左心功能不全亦会影响预后，这均有待长期预防观察。

（2）预后的危险分层：关于冠状动脉心肌桥的危险分层[48]，目前文献上尚未提到，国内外亦未制定相应指南，这与目前尚未开展大规模、多中心的长期研究有关。

1）低危心肌桥

A. 浅表肌桥，单发心肌桥的位置离冠状窦远。

B. 壁冠状动脉按Nobel分级属Ⅰ级。

C. 无临床症状或症状轻微。

D. 无心肌缺血征象，如心电图、平板运动试验、动态心电图、超声心动图、心肌核素显像等无异常发现。

2）中危

A. 浅-深肌桥，单发或多发，心肌桥的位置离冠状窦较近。

B. 壁冠状动脉按Nobel分级属Ⅱ级。

C. 有中度临床症状。

D. 有心肌缺血征象，如心电图、平板运动试验、动态心电图、超声心动图、心肌核素显像等。

　　3）高危

　　A. 纵深型肌桥,单发或多发,心肌桥的位置离冠状窦位置近。

　　B. 壁冠状动脉按 Nobel 分级属Ⅲ级。

　　C. 有明显临床症状,可出现不稳定型心绞痛、急性心肌梗死、严重心律失常、左心功能不全等。

　　D. 有明显心肌缺血征象,如心电图、平板运动试验、动态心电图、超声心动图、心肌核素显像等。

　　E. 合并有肌桥近端严重动脉粥样硬化病变、冠心病、肥厚型心肌病、心脏瓣膜病等。

六、冠状动脉心肌桥的预防

　　1. 防病因

　　冠状动脉心肌桥尸解检出率文献报道不一,可为 5.4%～85.7%,诊断方法和标准需要统一,使人群中发生率有一个比较准确的判定。目前冠状动脉造影的检出率较低,在 0.4%～4.6%,亦有达 16% 报道。多层螺旋 CT 冠状动脉成像可提高其检出率,达 18.6%。总之,目前认为是一种良性冠状动脉解剖变异,有人归之为"先天性心脏病"。这与胚胎时期心脏血管发育位置异常有关。有可能与胚胎发育时染色体变异有关,对此尚需要进行分子生物学研究,如何避免或减少这种冠状动脉解剖变异,才可以避免或减少心肌桥的发生。后天某些因素可能参与其形成,尤其是在心脏移植患者和肥厚型心肌病患者中发生率较高,这些都值得进一步研究。后天哪些因素参与心脏桥的形成,如果避免或控制这些因素就可以减少后天心肌桥的产生。心肌桥可能存在先天性和获得性两种类型,后者是在心肌肥厚、心肌收缩力增强及室壁应力增加等条件下形成的。心肌肥厚时心肌收缩力增加,对壁冠状动脉的压迫更强,可使本已存在但并不明显的心肌桥程度加重,故推测心肌肥厚可以促进心肌桥的临床发生。郭丽君等[49] 分析了心肌桥的临床表现与预后的关系。对该院 2871 例冠状动脉造影患者中检出 35 例心肌桥病例,其中 24 例为孤立性心肌桥,有肌桥前段血管粥样硬化者 15 例,包括冠心病者(固定狭窄 ≥ 50% 者)9 例。此 9 例中急性下壁、后壁心肌梗死 2 例,急性下壁、右心室心肌梗死 1 例,急性前间壁心肌梗死 1 例,其余 5 例表现为心绞痛或不典型胸痛。合并肥厚型心肌病者 3 例,合并高血压者 13 例,有左心室肥厚者 7 例。其中 24 例孤立性心肌桥患者中,急性前侧壁心肌梗死 1 例,典型心绞痛 10 例,不典型胸痛 13 例,心电图异常和正常组各 12 例。本研究发现,心肌桥前段血管粥样硬化组的肌桥收缩期狭窄程度(68%±13%)与无粥样硬化组(54%±14%)差异有非常显著意义($P < 0.01$)。心电图异常组的肌桥收缩期狭窄程度

(63%±13%)，重于心电图正常组 (49%±13%，$P < 0.05$)，但与心绞痛的典型症状 (58%±15%) 与否 (54%±15%) 关系不大。左心室肥厚者的肌桥收缩期狭窄程度 (69%±9%)，重于非肥厚者 (58%±16%，$P = 0.09$)。$3 \sim 50$ (26.6±17.7) 个月的随访期内无恶性临床实践发生。通过本研究说明：① 心肌桥的狭窄程度越严重，造成的心肌缺血越严重，即出现心电图异常的可能性就越大。② 心肌桥有促发或加速其前段冠状动脉血管粥样硬化病变的倾向，且与心肌桥的狭窄程度有关。③ 左心室肥厚可促进本不严重的心肌桥的发生。④ 心肌桥的预后良好。

2. 防诱因

(1) 防止过度劳累，防止过度体力劳动、过度体育运动、过度增加负重，以防止心脏负荷过重、心率增快，使壁冠状动脉收缩期受压加大，产生心绞痛及缺血征象。要注意劳逸适度。

(2) 防止情绪激动、暴怒、生气，使交感神经兴奋、心率加快、血压增高，加重壁冠状动脉收缩期受压，产生相应症状及征象。心情要保持平静。

(3) 防止吸烟、酗酒、暴饮暴食，以免增加心脏负荷、激活交感神经，产生相应症状及征象。也要防止吃刺激性食物，饮食要清淡适量。不喝浓茶、咖啡。

(4) 防止发热、感冒、感染、体温上升、心率加快，否则，既增加壁冠状动脉受压，又可以诱发心肌缺血。

(5) 防止应用正性肌力药物，如洋地黄类、多巴胺、多巴酚丁胺、氨力农、米力农等，以免增强心肌收缩力，增加心率，加重壁冠状动脉受压而诱发心肌缺血。硝酸酯类药亦应避免，因其也可加重壁冠状动脉收缩期受压。

3. 及早诊治

对心肌桥易发人群，加强普查，以期早期发现、早期治疗。对有可疑心肌桥症状患者，及时进行相关检查，以期及早发现，并对其进行危险分层，采取相应的治疗，以获得良好的效果，并进行认真的随访。

4. 预防为主抓苗头

对已诊治的冠状动脉心肌桥患者，要做好二级预防，服用必要的药物，保持健康的生活方式，防治冠心病的危险因素，定期复诊、定期复查，使病情保持长期稳定。如患者有不适，应及时就医，及时诊治；如需要住院，应尽快采取有效治疗方法，使其病情早日控制，取得最佳治疗效果。

------- 参考文献 -------

[1] 熊宁，琚璐，王强，等.冠状动脉心肌桥的临床诊断与治疗分析.临床军医杂志，2013，41(8)：774-776.
[2] 陈敏捷，王玉玉，王桂云.冠状动脉心肌桥的临床和长期预后的探讨.医学综述，2013，19(14)：2646-2647.

[3] 黄柳, 杨蓉, 李拥军, 等. 倍他乐克联合右美托咪啶对心肌缺血再灌注大鼠NADPH氧化酶亚基-细胞外基质重构的机制研究. 中国生化药物杂志, 2014, 12 (9)：42-45.

[4] So YK, Young SL, Jin BL, et al. Evaluation of myocardial bridge with multidetector computed tomography. Circ J, 2010, 74(1): 137-141.

[5] Rujic D, Nielsen ML, Veien KT, et al. Nitroglycerine induced acute myocardial infarction in a patient with myocardial bridging. Case Rep Cardiol, 2014, 28(9)：87-89.

[6] Federico N, Edoardo V, Jian-Xin He, et al. Variant angina associated with coronary artery endothelial dysfunction and myocardial bridge: a case report and review of the literature. Intern Med, 2011, 50(21): 2601-2606.

[7] Zawis lak B, Dziewierz A, Kmita A, et al. Ventricular septal rupture in a patient with non-ST-segment elevation myocardial infarction caused by myocardial bridge. Intern Med, 2015, 125(5): 386-388.

[8] 张志寿, 杨瑞峰. 冠状动脉心肌桥的研究进展. 心脏杂志, 2009, 21 (3)：419.

[9] 郭少先, 吕小东, 吴清玉, 等. 冠状动脉肌桥的外科治疗. 中华胸心血管外科杂志, 2004, 20 (5)：300.

[10] 黄晓红, 王永云, 许建屏, 等. 冠状动脉心肌桥合并其他心脏病外科治疗和随访观察. 中国循环杂志, 2007, 22 (4)：229-301.

[11] 杜奇容, 王宜青, 陈德海, 等. 微创冠状动脉旁路移植术治疗左前降支心肌桥一例. 中国胸心血管外科临床杂志, 2008, 15 (3)：240.

[12] 王圣, 程兆云, 赵子牛, 等. 冠状动脉心肌桥外科治疗的临床分析. 中国胸心血管外科临床杂志, 2016, 23 (2)：194-196.

[13] Kursaklioglu H, Barcin C, Iyisoy A, et al. Angiog raphic restenosis after my ocardial bridge stenting. Jpn Heart J, 2004, 45(4): 581-589.

[14] Singh H, Singh C, Kumar A, et al. Acute my ocardial infarction secondary to myocardial bridge treated w ith drug-eluting stent. Indian Heart J, 2005, 57(6): 734-737.

[15] Lozano I, Baz JA, López-Palop R, et al. Long-term prognosis of patients with myocardial bridge and angiographic milking of the left anterior descending co ronary artery. Rev E sp Cardiol, 2002, 55(4): 359-364.

[16] Juillié re Y, Berder V, Suty-Selton C, et al. Isolated myocardial bridges with angiographic milking of the left anterior descending coronary artery: a long-term follow-up study. Am H eart J, 1995, 129(4): 663-665.

[17] Berry JF, von M ering GO, Schm alfuss C, et al. Systolic compression of the left descending coronary artery: a case series, review of the literature, and therapeutic options including stenting. Catheter C ardiovasc Interv, 2002, 56(1): 58-63.

[18] 刘继红, 何学志, 庄熙晶, 等. 微创冠状动脉搭桥治疗冠状动脉肌桥2例. 中国循环杂志, 2007, 22 (4)：318.

[19] 刘幼文, 刘强, 金光临, 等. 支架置入术治疗有心肌缺血症状心肌桥的疗效观察. 临床心血管病杂志, 2004, 20 (6)：332-333.

[20] 苏永才, 张小乐, 吴剑胜, 等. 心肌桥对冠脉内支架内再狭窄的影响. 中国心血管病研究, 2007, 5 (11)：813-815.

[21] 马辉, 王宁夫, 潘浩, 等. 心肌桥介入治疗后支架内再狭窄及其再次治疗效果的观察. 心脑血管病防治, 2007, 7 (4)：229-231.

[22] 程中伟, 张抒扬. 心肌桥内经皮冠状动脉介入术致冠状动脉破裂引起缩窄性心包炎一例. 中国介入心脏病学杂志, 2007, 15 (1)：229-231.

[23] 吕树铮, 宋现涛, 陈韵岱. 中国内地2006～2007年经皮冠状动脉介入治疗注册登记分析. 中华心血管病杂志, 2009, 37 (1)：26.

[24] Mohlenkamp S, Hort W, Ge J, et al. Update on Myocardial Bridging. Circulation, 2002, 106: 2616-2622.

[25] 李为民, 李悦, 盛力, 等. 心肌桥支架植入导致冠状动脉破裂2例. 中华医学杂志, 2007, 87：1006.

[26] Kalaria VG, Koradia N, Breall JA . Myocardial bridge: a clinical review. Catheter Cardiovasc Interv, 2002, 57(4): 552-556.

[27] Diaz Widmann J, Cox SL, Roong sritong C. Unappreciable myocardial bridge causing anterior myocardial infarction and postinfarction angina. South Med J, 2003, 96(4): 400-402.

[28] 王宁夫, 潘浩, 童国新. 心肌桥和心肌桥近端合并严重动脉粥样硬化病变的介入治疗疗效观察. 中华心血管病杂志, 2005, 33 (8)：684-686.

[29] 张惠琼,曾煊炫,黄银辉.心肌桥研究的新进展.海南医学,2014,25(4):538-540.

[30] 周仲瑛.中医内科学.北京：中国中医药出版社,2013:136-137.

[31] 史海波,王振兴.心肌桥致胸痹的证型分析.中西医结合心脑血管病杂志,2009,11(7):1279-1280.

[32] 叶康,方宏钧,高俊杰,等.中西医结合治疗冠状动脉心肌桥的研究进展.中国中医急症,2017,26(2):271-274.

[33] Alegria JR, Herrmann J, Holmes DR Jr, et al. Myocardial bridging. Eur Heart J, 2005, 26(12): 1159–1168.

[34] Miwa Y, Masai H, Shimizu M. Differential effects of calcium-channel blockers on vascular endothelial function in patients with coronary spastic angina. Circ J, 2009, 73(4): 713–717.

[35] Kim SS, Jeong MH, Kim HK, et al. Long-term clinical course of patients with isolated myocardial bridge. Circ J, 2010, 74(3): 538–543.

[36] Kunamneni PB, Rajdev S, Krishnan P, et al. Outcome of intracoronary stenting after failed maximal medical therapy in patients with symptomatic myocardial bridge. Catheter Cardiovasc Interv, 2008, 71(2): 185–190.

[37] Rezayat P, Hassan D, Amirreza S, et al. Myocardial bridge: Surgical outcome and midterm follow up. Saudi Med J, 2006, 27(10): 1530–1533.

[38] Ural E, Bildirici U, Celikyurt U, et al. Long-term prognosis of non interventionally followed patients with isolated myocardial bridge and severe systolic compression of the left anterior descending coronary artery. Clin Cardiol, 2009, 32(8): 454–457.

[39] 姚道阔,南方,赵敏,等.心肌桥引起急性心肌梗死伴晕厥一例报告.北京医学,2006,28(10):637.

[40] 蒋艳伟,吴小瑜,朱少华,等.心肌桥猝死1例.法律与医学杂志,2006,13(4):294.

[41] 贾新未,魏盟,陆志刚,等.冠状动脉心肌桥的预后因素分析.上海医学,2006,29(9):618-620.

[42] Low AF, Chia BL, Ng WL, et al. Bridge over troubling spasm: is the association of myocardial bridging and coronary artery spasm a distinct entity? Three case reports. Angiology, 2004, 55(2): 217–220.

[43] Haager PK, Schwarz ER, vom Dahl J, et al. Long term angiographic and clinical follow up in patients with stent implantation for sym ptomatic myocardial bridging. Heart, 2000, 84(4): 403–408.

[44] Jung GC, Cheon HP, Cheol SL, et al. Ventricular fibrillation due to coronary spasm at the site of myocardial bridge-a case report. Korean J Anesthesiol, 2010, 58(1): 99–103.

[45] Sunbul M, Kepez A, Tigen K, et al. Successful treatment of myocardial bridge with alcohol septal ablation in hypertrophic obstructive cardiomyopathy. Int J Angiol, 2014, 23(1): 69–70.

[46] Kazuhisa T, Shinichiro F, Shuji N, et al. Anatomical characteristics of myocardial bridge in patients with myocardial infarction by multidetector computed tomography. Circ J, 2011, 75(3): 642–648.

[47] 黄晓红,王永云,许建屏,等.冠状动脉心肌桥合并其他心脏病外科治疗和随访观察.中国循环杂志,2007,22(4):299-301.

[48] 张志寿.心肌桥.中国医药出版社,2009,12-59.

[49] 郭丽君,谭婷婷,毛节明.冠状动脉心肌桥的临床和预后分析.中华医学杂志,2003,83(7):553-555.

第二篇

影像诊断

第9章

冠状动脉心肌桥多层螺旋CT血管造影检查与诊断

　　由于以前冠状动脉造影及冠状动脉CT血管造影 (CTA) 等检查没有普及,心肌桥患者的检出率较低,临床症状极易与冠心病混淆,常常误认为冠心病来进行治疗[1],心肌桥患者往往临床治疗效果不佳,故心肌桥的诊断尤为重要[2]。临床诊断心肌桥的冠状动脉造影术和冠状动脉CTA,两者各有利弊。冠状动脉CTA作为一种无创、安全、经济的检查方法,以通过多种图像的三维重建技术处理来评估心肌桥整体冠状动脉的形态和走行,冠状动脉CTA既能观察到心肌桥,测量其厚度,又能观察到壁冠状动脉,测量其长度,从而减少漏诊和误诊,同样对于心肌桥的诊断、治疗方案的制订和术前的评估,都具有极大的应用价值。冠状动脉CTA对心肌桥合并粥样硬化斑块性质的判断有独特优势,能准确显示斑块位置、斑块与肌桥的关系,是临床无创性诊断心肌桥的首选方法[3]。冠状动脉CTA对于心肌桥患者的诊断也有一定的局限性,不能动态观察到常规冠状动脉造影的冠状动脉造影的"挤牛奶现象",不能准确反映壁冠状动脉的真正狭窄程度。随着CT的进步,CT心肌灌注成像 (CTP) 有助于确认心肌桥壁冠状动脉狭窄的临床意义[4]。

　　多层螺旋CT成像 (multiple-slice, MSCT) 是目前CT的主流技术和机型,具有无创性、辐射剂量低、准确性高等特点,被认为可以作为MB-MCA诊断的首选影像学检查。MSCT成像技术的发展日新月异,特别值得提出的是新一代SOMATOM Force CT。它创造性地开放了CT后台编程源代码,引领了一场包括球管、高压发生器、探测器、成像原理、重建算法等一系列CT影像链核心技术的全面颠覆性革命,引领CT影像进入全新纪元。SOMATOM Force CT是最领先的心脏冠状动脉检查技术,其时间分辨力和空间分辨力得到了很大提升,在无须控制心率、无须屏气的情况下即可扫描;其剂量降至0.1 mSv左右,为健康体检及儿童检查提供了最佳CT设备;其独有双能量一站式检查,可获得心脏全面信息——冠状动脉狭窄程度、斑块成分分析、心脏功能及心肌能量灌注等,为临床提供形态学及功能性信息;利用心脏负荷灌注检查,获得动态数据,研究心肌缺血程度与范围[5]。在动态评价MB-MCA方面,可在无创的前提下获得与冠状动脉造影相类似的影像资料,通过强大的CT后处理平台应用迭代重建、MPR、MIP、VR等多种后处理技术对图像信息进行处理,可以直观地显示MCA与MB的位置关系及MB的厚度、长度和收缩期狭窄程度等影像信息，比冠状动脉造影检出心肌桥更敏感，对心肌桥的检出率为 5.7%～58%，尤其是对浅表型心肌桥的检出率较高[6]。有文献报道的176例行冠状动脉CT成像的患者中共发现心肌桥18例，发现率为10.23%，略高于常规冠状动脉造影，但明显低于尸检中的发现率，其原因可能有两点[7]：① 在多层螺旋CT上有少数血管因运动伪影等影响图像质量而无法判断有无心肌桥，使发现率减低；② 在小分支上发生的心肌桥或桥厚较小或壁冠状动脉长度较短，未造成冠状动脉明显狭窄等情况下，MSCT易出现漏诊。

一、患者准备、护理准备及CTA扫描技术

1. 患者准备

64排128层CT检查方法：检查前对患者进行屏气训练，心率控制在60～80次/分，律齐，心率较快者，在医师指导下服用药物控制。64排或以上螺旋CT原则上需要患者把心率控制在70次/分以下。双源CT和GE后超高端CT理论上不需要患者屏气，也不需要控制心率，是冠状动脉影像或心脏影像的技术变革。实际操作需要具体看患者情况。由于存在造影剂过敏风险，任何对禁用或慎用造影剂的患者，同时也是冠状动脉CTA检查的禁忌证。

2. 护理准备

（1）评估：询问病史，有无过敏史，糖尿病史，询问床位医生患者的肾功能情况。测心率，心率在80次/分左右，无严重心律不齐，身体状况良好，认知理解程度良好，配合充分。给予相应指导后上机行检查。如心率大于100次/分，心律不齐，可遵医嘱予酒石酸美托洛尔片25 mg、安定5 mg口服。并指导患者安静休息，待心率降至70次/分，选择开始扫描。

（2）饮食指导：检查前无须禁食，但应告知患者勿饮浓茶、咖啡等含咖啡因的饮品，以免加快心率，影响图像质量。

（3）心理指导：很多患者对检查过程不了解，存在紧张恐惧心理，从而会直接影响心率变化。采用让患者直接进入工作室，透过铅玻璃直视上一患者检查过程，并给予讲解及指导，解除其恐惧心理。对于年龄大文化水平低下，对检查方法及注意事项不能理解并配合者可指导家属陪伴共同协助顺利完成检查。

（4）屏气训练：是CT冠状动脉造影检查成功与否的关键。上机前反复示范正确的屏气方法并训练患者直到符合要求为止，不能有丝毫马虎。否则会导致检查失败。告知患者检查过程中勿打喷嚏、咳嗽和做吞咽动作。双源CT屏气时间短，第一次、第二次为3～5 s，第三次为10 s。屏气前用话筒提醒患者听广播里的指令，以达到最佳效果[8]。

（5）地塞米松应用：过敏皮试阴性者，上机前予地塞米松10 mg加生理盐水10 mL缓慢静脉

推注,以预防碘过敏迟发反应及减轻对比剂反应。地塞米松勿直接快速静脉推注否则患者会出现恶心、呕吐、全身发麻、会阴部刺痛或痒感等不适。用生理盐水稀疏后缓慢静脉推注可减轻上述症状,部分患者可无任何不适症状。缓慢静脉推注同时也可减轻患者由于不适感带来的紧张情绪。

（6）静脉留置针应用:老年患者尤其是糖尿病患者容易引起血管病变,而导致留置失败。还易出现在测峰值试针时无渗出表现,而在最后高压注射时由于血管弹性差不能承受高压而导致对比剂渗出,导致检查失败,而且给患者造成痛苦甚至伤害[9]。故选择合适的留置针及血管极其重要。静脉尽量选择肘部或腕部血管粗直、弹性好、易固定的血管。试针时仔细观察局部情况,询问患者有何不适感受。确保静脉通路顺畅,保证检查顺利进行。留置针选择密闭式静脉留置针,20 G × 1.16″ 1.1 mm × 30 mm。试针毕,告知患者高压注射对比剂后全身会有发热感,勿紧张,此为正常现象,身体千万勿动。以免影响图像质量,出现伪影,甚至血管中断现象。

（7）抢救器材准备:机房内备好抢救器材及药品、氧气,且均处于备用状态,便于对对比剂过敏的患者及时用药及抢救。

（8）检查中的监测:检查过程中如患者一般情况差,理解配合能力差需由家人在内陪护,除打开对话装置随时询问情况外,护士应从观察窗口注意观察患者心率、心律变化及高压注射泵工作情况。有情况变化及时终止检查,立即处理患者出现的紧急情况。

（9）检查后的观察:检查毕,患者应留置观察 30 min。30 min 后患者无任何不适症状后再拔出留置针,指导患者按压 10 min。回去后多饮水,近两日内每日 2 000 ～ 3 000 mL 饮水量。以利于对比剂尽快排出体外。如有检查后出现轻微头晕、恶心症状,予卧床休息,严密观察,对症处理后,症状可缓解。

对于老年患者的护理干预措施,从预约检查开始,有计划、有目的地进行系统性连续干预,对焦虑程度较高的患者给予耐心、细致的心理疏导和行为干预,特别是老年人常有孤独忧郁、悲观失望、恐惧多疑等心理,在检查前与患者进行有效的沟通,使患者了解检查的步骤,耐心解释患者提出的问题,应用规范化的指导语言,实现对患者的心理调控和心理支持,取得患者信任,使患者放松心情,轻松接受检查,有效降低患者的焦虑恐惧心情,保证检查顺利进行,减少不良反应的发生,提高检查质量。患者来检查时如有不同程度的心律增快,对患者进行必要的心理干预和适当地使用药物控制心律是保证检查顺利进行的必要手段。确保静脉穿刺一次成功是检查顺利进行的关键。应选择粗、直、弹性好的上肢静脉进行穿刺,尽量避开关节处。冠状动脉 CT 检查中造影剂主要是通过肾脏排泄,肾功能不全的患者会出现造影剂滞留体内反过来加重肾脏的负担。检查前详细询问病史了解患者的肾功能情况,检查后嘱其多饮水以帮助造影剂的排泄,减少造影剂对肾功能的损害[10]。

3. CT 扫描技术

不同公司设备和不同档次的 CT 扫描技术有较大差距。64 层螺旋 CT 机,冠状动脉成像采用后心电门控扫描模式,使用层厚为0.625 mm×64i的探测器,球管电压120～140 kV,球管电流600～1 000 mAs/slice,机架转速0.4 s或0.5 s/360°,螺距为0.20 mm或0.24 mm,以5 mL/s的速度注射非离子型含碘对比剂碘帕醇(370 mgI/mL)50～80 mL。同时对于心率控制:要求患者心率＜70次/分,于检查前口服倍他洛克25～50 mg,30 min后监测心率,若仍心率＞70次/分,仍继续服用25～50 mg,但总用药量≤100 mg。使用自动对比剂跟踪技术启动扫描,选取气管隆突水平做同层动态扫描,于降主动脉内取ROI,当ROI内CT值达至90 HU的阈值后延时3.8 s(机器最小延时时间)启动扫描,扫描范围为气管隆凸至横膈上1.0 cm,扫描时间为6～10 s,最后对于相关图像均做统计学处理[11]。对于图像收集的数据,采用0.5 mm厚,0.3 mm的图像间隔,对图像进行合理的重建,并且从心电周期的0%～90%的期相、以10%间隔的条件对多期相的图像进行重建,收集的数据进行多平面的重建及容积的重建和冠状动脉曲面的重建,并观察动态容积的再现图像。扫描采用后(回顾性)心电门控,可以多期相(收缩期45%和舒张期75%)观察MCA的狭窄情况,为诊断提供更为丰富的信息,但患者接受的辐射剂量较前瞻性心电门控大,而前瞻性心电门控只能观察一个期相(舒张期75%)的图像[12]。

二、CTA重建方法

64层或以上及螺旋CT冠状动脉血管成像动态容积再现图像是目前世界上较为尖端的一项技术,此设备运用大量的冠状动脉分析的软件,以协助医生诊断患者,通过此技术,我们可以很清楚地观察到患者的冠状动脉数目形态和走向、冠状动脉是否出现先天性的发育异常,冠状动脉是否出现扩张或者狭窄、有无心肌桥等各类异常的状况发生[13]。64层以上或双源螺旋CT冠状动脉CTA动态容积再现图像辅助诊断技术可以很好地在疾病的早期发现病变的发生,此为目前诊断心肌桥的首要选择方法之一。不同厂家的螺旋CT冠状动脉CTA动态容积再现图像技术大同小异,都能直接地展示各型心肌桥的状态,并且能够对心肌桥进行精确测量,对心肌桥和心肌桥下面的壁冠状动脉做出分类(图9-1)。能够进行多平面和容积动态的再现,能够直观地显示出心肌桥的具体位置,具有很好的临床疗效,在临床上,均有很好的应用效果,临床上常应用此技术[14]。CT冠状动脉CTA动态容积再现图像技术诊断心肌桥和壁冠状动脉有较好的准确性、高效能,能够很好地提供患者的心功能的相应数据,为临床估测心肌桥的风险提供了十分可靠的影像学方法。影像医师在工作站独立分析图像,扫描原始数据要进行图像后处理,常规采取75%及45% R-R间期的数据重组,包括应用工作站将原始数据进行容积再现(VR)、最大密度投影(MIP)、多平面重组(MPR)、曲面重组(CPR)并结合轴位图像进行分析,记录MB-MCA的部位、MCA的长度和MB的厚度(心肌表面至MCA

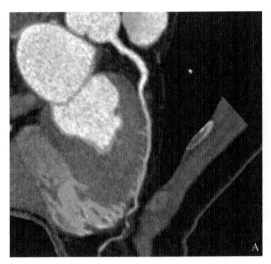

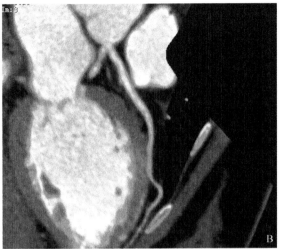

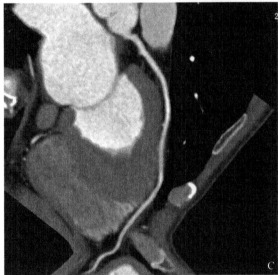

图 9-1　冠状动脉心肌桥（1）

男，14 岁。A. CTA 曲面重建显示冠状动脉左前降支中远段大范围走行于心肌表面（浅表型心肌桥）；B. CT 曲面重建显示冠状动脉左前降支中段局部扭曲，走行于心肌表层（浅表型心肌桥）；C. CTA 曲面重建显示冠状动脉左前降支中段走行于心肌表层，心肌表面见薄层心肌覆盖（浅表型心肌桥）

深侧血管壁的距离）、MCA 的狭窄程度、邻近段是否存在钙化、斑块或狭窄等血管硬化表现（图 9-2）。心肌桥 CT 诊断标准为在横断位显示冠状动脉位于心肌组织内[15]。近年来，双源 CT 冠状动脉造影广泛应用于心脏冠状动脉检查，空间分辨率的提高保证了各种数据的采集，提高了图像质量，利于显示冠状动脉与心肌的关系；时间分辨率的提高，使冠状动脉在舒张期和收缩期均能获得良好的成像并能制作 4D 电影，利于观察心肌桥在不同收缩和舒张时相对壁冠状动脉的挤压作用；后处理技术的发展能多方位显示心肌桥并测量心肌桥的长度、厚度、壁冠状动脉的管腔直径。横断位后处理图像对于心肌桥被埋于心肌下厚度及包绕程度具有明显优势。VR 图像可以立体、直观地显示冠状动脉及分支的起源、走形及邻近心肌的相关位置关系；MIP 图像不同层面的结构可以作为一个整体显示在同一平面上；MPR 图像既可显示壁冠状动脉管腔内部结构，也可显示血管邻近结构，还可以反映血管全程完整图像，评估病

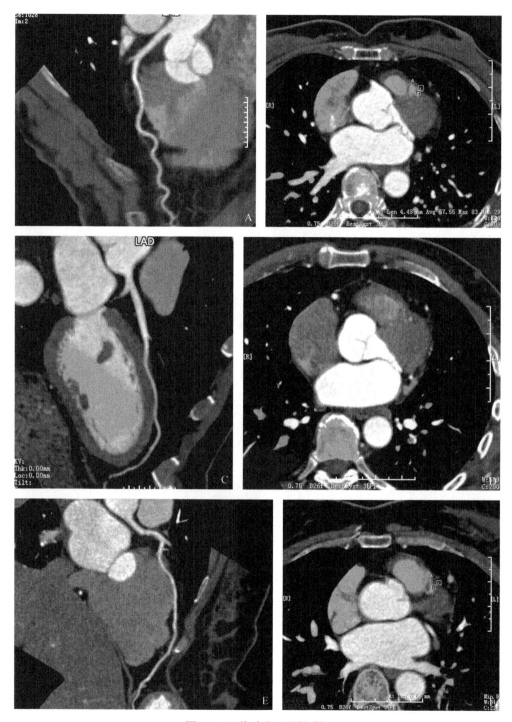

图9-2　冠状动脉心肌桥 (2)

女, 55岁。A. CTA曲面重建显示冠状动脉左前降支中段局部扭曲, 穿行于心肌内, 表面心肌覆盖厚度大于2mm; B. CTA轴面原始图像显示冠状动脉左前降支深埋于左心室心肌内; C. CTA曲面重建显示冠状动脉左前降中段走行于心肌表层, 部分深埋于心肌内, 表面心肌覆盖厚度大于2mm; D. CTA轴面原始图像显示深埋走行平面冠状动脉为心肌包围覆盖; E. CTA曲面重建显示冠状动脉左前降支近段局部扭曲, 穿行于心肌内, 表面心肌覆盖厚度大于2mm; F. CTA轴位原始图所示包埋于心肌内冠状动脉变在血管全程中的具体部位,观察管壁增厚、钙化,判断斑块性质及管腔狭窄程度。而 MPR 选择性最大密度投影对于壁冠状动脉位置长度、狭窄程度量化、远段血管改变等具有明显优势。MPR、MIP、VR 等二维、三维重建技术已经成为临床常用技术,多种重建技术互补不但可以整体全面观察心脏血管的形态和走行,减少发生漏诊和误诊[15],还可用于冠状动脉搭桥术的术前评估及为介入治疗前提供判断心肌桥位置及狭窄程度的充分依据。

三、冠状动脉心肌桥的 CTA 表现

冠状动脉发育时,原始小梁动脉网没有外移,因此动脉或其分支被部分心肌覆盖,这部分心肌即为心肌桥,其覆盖下的血管即称为壁血管(MCA),1737 年由 Regman 在尸体解剖中发现,1960 年 Portmann 和 Lwig 首次报道了心肌桥的冠状动脉造影的影像学特征。心肌桥的检出都是在对冠心病进行 CTA 或 CAG 检查时发现的[16]。CTA 诊断 MB-MCA 的标准:显示冠状动脉节段性被心肌完全或不完全包绕,当血管整个环周被心肌完全包绕时,判断为深在型 MB-MCA;血管的 1/2 以上环周,但小于整个环周被心肌不完全包绕时,判断为浅表型 MB-MCA。根据冠状动脉在心脏收缩期与舒张期狭窄程度的对比(采用目测法和冠状动脉测量方法),可见明确判断其冠状动脉的狭窄程度,由于 CAG 不能显示心肌,因此不能观察到肌桥及肌桥的厚度;CTA 检查时由于受到时间分辨率限制,无法准确测量冠状动脉的收缩期狭窄程度及其舒张状态的管径,但是 CTA 检查病变血管能观察到肌桥,并能测量其厚度(即 MCA 的深度),为临床治疗提供诊断依据(临床症状明显的深肌桥可以手术治疗)[17]。CTA 可以利用多种重建的方法,从多角度、多方位观察,利用智能化血管分析技术,将迂曲的血管拉直,在血管长轴方向上测量冠状动脉心肌桥的长度,亦可以在血管断面上观察血管与心肌桥的关系,就是说,CTA 即能观察到冠状动脉心肌桥,测量其厚度,又能观察到 MCA,测量其长度(图 9-3),同时可以帮助心血管外科术前做出准确评价[18];不足之处是由于受到时间分辨率限制,螺旋 CT 在心室收缩期的狭窄程度评价有困难。CTA 和 CAG 诊断心肌桥是互补的,过去认为 CAG 是诊断心肌桥的金标准,目前看来也不十分准确,因为随着 CT 技术的发展,CTA 对心肌桥的检出率越来越高,对心肌桥的诊断应为既能观察到冠状动脉心肌桥,又能观察到 MCA,并准确判断其狭窄程度,才是最准确的诊断,才能为临床提供最有价值的治疗依据;对心肌桥的预防和治疗都有积极的意义[19]。

前降支胚胎发育期位于心肌内,这可能是心肌桥多发生在左前降支的原因。发生在右冠状动脉或左回旋支的肌桥罕见(图 9-4)。肌桥有时同时存在于 1 支冠状动脉的 2 处,或 2 支冠状动脉或冠状动脉分支同时见到肌桥(图 9-5)。冠状动脉 CTA 可以直接显示心肌内血

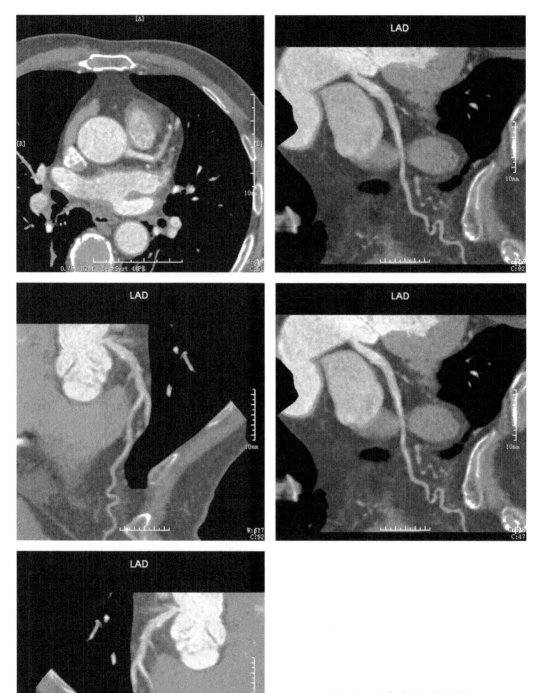

图 9-3　冠状动脉心肌桥 (3)

男，70岁。A. CTA横断位：左前降分支心肌桥，可见走行在心肌内的点状冠状动脉横断面；B. CTA曲面重建：左前降支分支心肌桥，冠状动脉受心肌粘连牵拉成角；C. CTA曲面重建：左前降支分支心肌桥，壁冠状动脉狭窄；D. CTA另一角度曲面重建：左前降支分支心肌桥，壁冠状动脉狭窄；E. CTA另一角度曲面重建：左前降支分支心肌桥，壁冠状动脉狭窄、成角

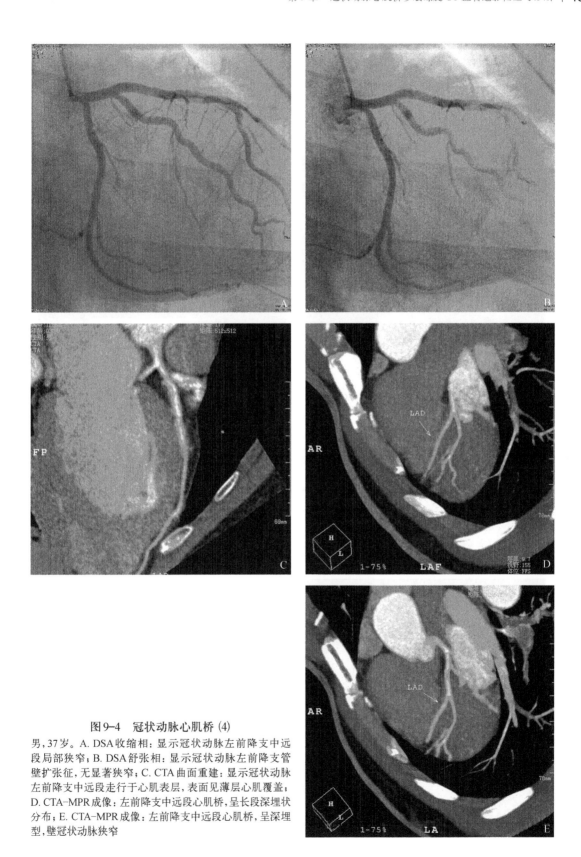

图 9-4　冠状动脉心肌桥 (4)

男，37 岁。A. DSA 收缩相：显示冠状动脉左前降支中远段局部狭窄；B. DSA 舒张相：显示冠状动脉左前降支管壁扩张征，无显著狭窄；C. CTA 曲面重建：显示冠状动脉左前降支中远段走行于心肌表层，表面见薄层心肌覆盖；D. CTA-MPR 成像：左前降支中远段心肌桥，呈长段深埋状分布；E. CTA-MPR 成像：左前降支中远段心肌桥，呈深埋型，壁冠状动脉狭窄

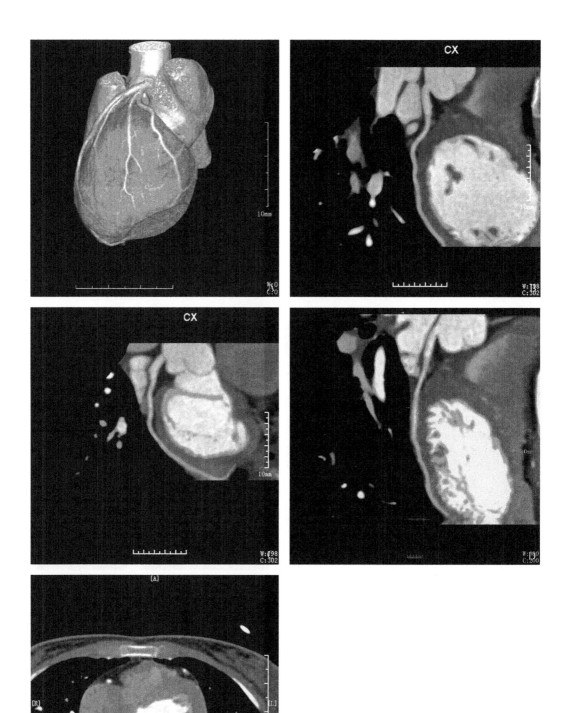

图9-5　冠状动脉心肌桥 (5)

女, 54岁。A. CTA-VR：回旋支中远段显示模糊；B. CTA曲面重建：回旋支中远段长段肌桥, 壁冠状动脉长约21 mm；C. 另一角度CTA曲面重建：回旋支中远段长段肌桥, 壁冠状动脉长度显示略有缩短；D. CTA曲面重建放大：壁冠状动脉全程完全埋于心肌内；E. 冠状动脉CTA横断位：回旋支及其分支埋于心肌内, 呈圆点状高密度位于回旋支走行区域管走行,对血管、肌肉的分辨率较高,这样可以使大量浅表型肌桥容易检出,而冠状动脉造影只能检出纵深型肌桥[20]。冠状动脉 CTA 安全可靠,对人体基本没有创伤,可作为筛查 MB-MCA 的一种有效手段,缩小行冠状动脉造影检查的人群范围。有学者建议对于没有症状或者临床症状轻微、心电图无明显异常的患者,可以早期行冠状动脉 CTA 检查冠状动脉情况,对于有明显症状、心电图明显异常、冠状动脉 CTA 结果显示,中重度冠状动脉狭窄行冠状动脉造影是必需的[21]。MB-MCA 在 CTA 上表现为:壁冠状动脉在心肌组织内走行一段距离后又浅露于心肌表面,即"上下台阶现象",壁冠状动脉较邻近血管管腔变窄,边缘稍模糊 (图 9-6)。以往及现有的影像学技术中以冠状动脉造影 (CAG) 作为诊断 MB-MCA 的金标准[22],对于心肌桥-壁冠状动脉的诊断 CAG 主要以"挤牛奶现象"及"上下台阶现象"为标准,但是由于一部分心肌桥较浅或 MCA 较短,在收缩期心肌桥对 MCA 挤压不明显致血管缩窄不明显时而不能诊断。有作者应用 256 层 CT 对 MB-MCA 的形态学进行定量分析,并利用多时相重建来分析肌桥在心脏收缩期和舒张期的变化[23],认为高档 CT 可以描述 MB-MCA 的形态学特点 (图 9-7),还可以利用多时相重建技术在一定程度上评价 MCA 在心脏收缩期和舒张期的变化情况。

四、不同方法评价心肌桥-壁冠状动脉的狭窄比较

冠状动脉心肌桥的壁冠状动脉狭窄后导致血流动力学发生变化,不但可造成其近端的冠状动脉粥样硬化和斑块形成,进一步加大血流受阻的风险,还可直接造成心肌缺血、心肌梗死。影像医师对壁冠状动脉狭窄程度的评价主要采取估测方法,即用目测,这可能会使狭窄程度被高估或低估,或影响临床医师对心肌桥的正确治疗。冠状动脉在心肌桥段的 CTA 狭窄程度评价有估测、直径测量和实测面积三种方法。冠状动脉狭窄程度标准如下,无狭窄或管腔不规则:狭窄 < 25%;轻度狭窄:25%≤狭窄 < 50%;中度狭窄:50%≤狭窄 < 75%;重度狭窄:75%≤狭窄 < 100%;闭塞:狭窄 100%。冠状动脉血管管腔狭窄的程度决定了血流的多少[25]。冠状动脉的血液供应大部分在舒张期,70% 时相图像效果优于 40% 时相。在 70% 时相的图像可以清晰地显示 MB-MCA 的解剖,进行客观评价。用肉眼观察冠状动脉狭窄的程度,即目测是影像医师常用的方法,具有便捷、省时的优点。目测狭窄程度分别与直径测量和实测面积比较,直径测量和实测面积两种方法可得到真实的数据,计算狭窄程度,而肉眼观测仅可得到大致模糊的数据,这无疑与观察者的阅片经验和判断程度有关。轻中度或中重度狭窄临界值的判断存在一定难度[26]。直径测量和实测面积测量两种方法的理论上存在差异性。为了减小误差,将测量点均选择为壁冠状动脉狭窄前正常管腔和最狭窄处管腔两处。轻

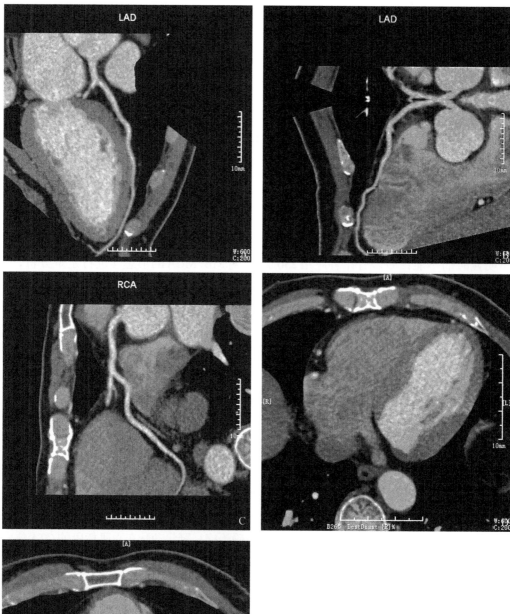

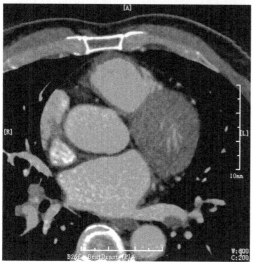

图9-6　冠状动脉心肌桥 (6)

男，52岁。A. CTA：左前降支中段肌桥，冠状动脉贴近心肌走行，与心肌分界不清，壁冠状动脉近端冠状动脉呈阶梯样抬高；B. 另一角度的CTA曲面重建：左前降支中段肌桥的阶梯样抬高征象更明显；C. CTA曲面重建：右冠状动脉中段短段与心肌分界不清，长约4 mm；D. CTA横断面成像：右冠状动脉的局部壁冠状动脉位于心肌内，肌桥厚约1 mm；E. CTA横断面：左前降支壁冠状动脉大部位于心肌内，肌桥厚约1 mm

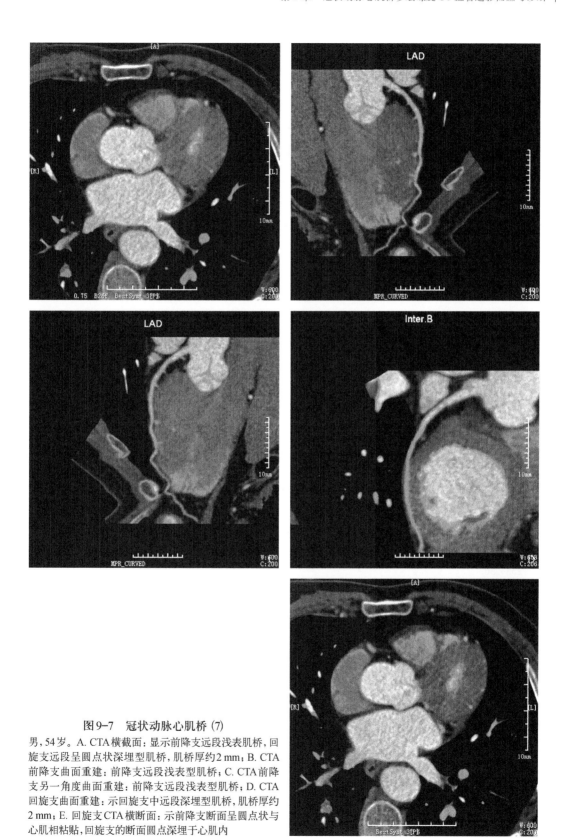

图 9-7　冠状动脉心肌桥 (7)

男, 54 岁。A. CTA 横截面: 显示前降支远段浅表肌桥, 回旋支远段呈圆点状深埋型肌桥, 肌桥厚约 2 mm; B. CTA 前降支曲面重建: 前降支远段浅表型肌桥; C. CTA 前降支另一角度曲面重建: 前降支远段浅表型肌桥; D. CTA 回旋支曲面重建: 示回旋支中远段深埋型肌桥, 肌桥厚约 2 mm; E. 回旋支 CTA 横断面: 示前降支断面呈圆点状与心肌相粘贴, 回旋支的断面圆点深埋于心肌内中度狭窄的临界值或中重度狭窄的临界值，只有真实的数据才能较正确反映狭窄的程度，仅用肉眼估测是会产生误差的。理论上分析直径测量计算管腔面积误差性要大于后处理软件实际测量面积，实际得出结论可证实两者在评价壁冠状动脉狭窄前正常面积和狭窄处面积存在统计学差异性，但两者在评价管腔狭窄程度上却无统计学差异，即可认为两者在评价壁冠状动脉狭窄程度上存在一致性。冠状动脉的走行和其他动脉血管一样，自起始端向终末端像树枝状逐渐变细，管腔直径并不是唯一值。心功能处理软件可自动用曲线勾勒出壁冠状动脉狭窄前后管腔形态，如实地计算出管腔面积，为更好地评估心肌桥的风险提供了可靠的影像学方法[27]。

参考文献

[1] 林丽红, 钟朝辉, 胡毅, 等.64层螺旋CT冠状动脉CTA动态容积再现图像辅助诊断心肌桥的临床应用价值.中国CT和MRI杂志,2014,12(1)：8-10.

[2] 刘天壤, 李武, 徐海杰, 等.64排CT冠状动脉血管成像与冠状动脉造影诊断冠状动脉心肌桥的价值比较.中国CT和MRI杂志,2015,13(1)：109-111.

[3] 赵新斌, 傅昱, 董小波, 等.256层CTCA结合负荷/静息核素MPI探讨心肌桥对心肌供血的影响.临床放射学杂志,2016,35(1)：51-54.

[4] En-sen Ma, Guo-lin Ma, Hong-wei Yu, et al. Assessment of Myocardial Bridge and MuralCoronary Artery Using ECG-Gated 256-Slice CT Angiography: A Retrospective Study. Hindawi Publishing Corporation The Scientific World Journal, 2013, 10: 1-6.

[5] 关长旭, 宋瑞娟, 刘智君, 等.宝石能谱CT冠状动脉成像对心肌桥-壁冠状动脉的诊断价值.实用医学影像杂志,2016,17(5)：433-436.

[6] 刘慧.多层螺旋CT冠状动脉造影评价心肌桥-壁冠状动脉循证医学的应用价值.临床医药文献杂志,2016,3(43)：8550.

[7] 张鹏祥, 综述, 王丽娟.负荷心肌灌注显像在心肌桥临床应用中的研究进展.心血管病学进展,2014,35(2)：253-256.

[8] 刘海明, 张肇惠.冠状动脉CT成像与冠状动脉造影检查心肌桥-壁冠状动脉的结果差异分析.医学影像学杂志,2015,25(12)：2282-2284.

[9] 庞国栋, 马睿校.冠状动脉CT血管成像和Voronoi算法心肌分区对心肌危险区的量化.国际医学放射学杂志,2015,38(2)：187.

[10] 李红尧, 龚波, 吴惠明, 等.冠状动脉心肌桥相关粥样斑块的CT研究.中国医学创新,2016,13(29)：1-5.

[11] 钦建平, 芦钺, 郑义, 等.核素心肌灌注显像与超声心动图对心肌桥患者心肌缺血评估的对比研究.中国医学装备,2016,13(2)：67-70.

[12] 卢明明, 全冠民, 陈为军, 等.静息态下左前降支肌桥对透壁心肌灌注影响的640层CT研究.临床放射学杂志,2013,32(5)：639-643.

[13] 陈青, 杨家虎, 王军娜.双源CT多种图像后处理技术评估心肌桥-壁冠状动脉.心脑血管病防治,2015,15(2)：162-163.

[14] 陆超灵, 张小新, 廖佩娟, 等.无症状心肌缺血患者行CTA联合心动图检查对介入治疗的指导价值.泰山医学院学报,2016,37(12)：1440-1441.

[15] 田希存, 任华, 李春志, 等.心肌桥-壁冠状动脉MSCTA分布及形态特征分析.中西医结合心脑血管病杂志,2015,13(15)：1762-1764.

[16]　Valtteri Uusitalo, Antti Saraste, Juhani Knuuti. Multimodality Imaging in the Assessment of the Physiological Significance of Myocardial Bridging. Nuclear Cardiology (V Dilsizian, Section Editor), 2016, 18: 1-7.

[17]　马恩森, 王武, 马国林, 等.256 层 CT 冠状动脉成像对心肌桥-壁冠状动脉的形态学评价及量化分析.中华医学杂志, 2012, 92(3): 175-178.

[18]　王海蓉, 宋文豪, 涂佩, 等.心肌桥的临床特征及其影像学指标与心肌缺血症状的相关性.中国动脉硬化杂志, 2017, 25(1): 43-47.

[19]　Rine Nakanishi, Rajani, Yukio Ishikawa, et al. Myocardial bridging on coronary CTA: An innocent bystander or a culprit inmyocardial infarction. Journal of Cardiovascular Computed Tomography, 2012, 6(1): 3-13.

[20]　邓炜, 黄益, 李耀国, 等.64 排 CT 双时相冠脉重建在单纯性心肌桥中的临床价值研究.中国 CT 和 MR 杂志, 2011, 9(3): 36-38.

[21]　郑建刚, 龚波, 师干伟, 等.CT 冠状动脉成像和冠状动脉造影对心肌桥的诊断.南京医科大学学报(自然科学版), 2013, 33(5): 679-681.

[21]　Hostiuc S, Curca GC, Dermengiu D, et al. Morphological changes associated with hemodynamically significant myocardial bridges in sudden cardiac death . Thorac Cardiovasc Surg, 2011, 59(7): 393-398.

[22]　Nakanishi R, Rajani R, Ishikawa Y, et al, Myocardial bridging on coronary CTA, an innocent bystander or a culprit in myocardial infarction. J Cardiovasc Comput Tomogr, 2012, 6(1): 3-13.

[23]　Mohlenkamp S, Eggebrecht H, Ebrelidze T, et al Norrmal coronary angiography with myocardial: a variant possibly relvant for ischemia. Herz, 2005, 30(1): 3747.

[24]　Nobel J, Bourassa MG, Peticlerc R, et al. Myocardial bridging and milking effect of the left anterior descending coronary artery: normal variant or obstruction. Am J Cardial, 1976, 37: 993-999.

[25]　罗竹人, 张同, 申宝忠, 等.64 排螺旋 CT 冠状动脉成像对心肌桥的评估.哈尔滨医科大学学报, 2010, 44(12): 177-180.

[26]　邓炜, 黄益, 李耀国, 等.64 排 CT 双时相冠脉重建在单纯性心肌桥中的临床价值研究.中国 CT 和 MRI 杂志, 2011, 03: 36-37, 76.

[27]　Yamaguchi M, Tangkawattana P, Hamlin RL. Myocardial bridging as a factor in heart disorders: critical review and hypotheses. Acta Anta, 1996, 157: 248-260.

第10章
冠状动脉心肌桥的其他影像学检查与诊断

一、冠状动脉心肌桥的DSA诊断

1. 概述

冠状动脉造影术 (coronarography, CAG) , 是利用数字减影血管造影机 (DSA) 进行的技术, 其作为检测冠状动脉心肌桥的金标准有待进一步探讨, CAG是一种有创检查, 不应作为首选。其诊断标准为冠状动脉收缩期显影明显狭窄, 而舒张期管径显影清晰, 即"挤牛奶现象" [1]。虽然有人认为心肌桥的可靠检出手段为冠状动脉造影术, 但其检出率为4.11%[1], 远远低于无创的CTA技术。冠状动脉造影术的优点是能准确判断心室收缩期时的狭窄程度, 并且可以动态地观察冠状动脉心肌桥的变化 (图10-1)。但冠状动脉造影术存在以下不足之处: ① 浅表型心肌桥的壁冠状动脉血管环周包绕程度较小, 收缩期时管腔狭窄变化程度也较小, 故冠状动脉造影术容易漏诊; ② 手术费用高、风险高、创伤大, 并发症发生率较高, 可引起前臂张力性血肿、冠状动脉破裂甚至主动脉夹层等并发症; ③ 冠状动脉造影术只能显示冠状动脉血管腔内部的情况, 不能显示冠状动脉周围空间的心肌, 因此不能观察到肌桥的厚度, 且对于诊断心肌桥长度的准确率也较低。

2. 冠状动脉血管造影术的术前准备和护理

冠状动脉介入手术患者术前的焦虑情绪能启动下丘脑-垂体-肾上腺功能轴和交感神经系统, 导致心率加快、血压升高, 容易再次出现冠状动脉供血不足而引起心肌缺血加重。过度焦虑还可导致血管痉挛, 增加穿刺难度, 延长手术时间。因此, 术前患者的心理护理较重要。在手术之前导管室的护士、病房护士、手术医生和患者及患者家属要共同地确认好患者的身份等资料。应该详细地询问患者既往病史, 有无对药物过敏的症状。手术之前应该注意进食、术前腹股沟及右桡动脉术区备皮、穿全棉质宽松衣服、排空膀胱, 还要注意老年患者, 适当地可以给予留置导尿管。其实患者本身对冠状动脉介入的

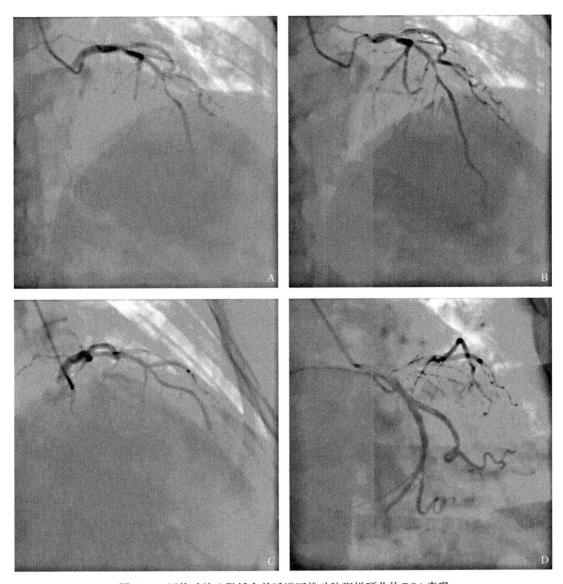

图10-1　冠状动脉心肌桥合并近端冠状动脉粥样硬化的DSA表现

女,74岁。A. 心脏收缩期:DSA示左前降支中远段可见长约11 mm狭窄,其近段冠状动脉见局限性狭窄;B. 心脏舒张期:DSA示左前降支中远段狭窄程度较收缩期减轻,其近端冠状动脉粥样硬化性狭窄同前;C. 另一体位的心脏收缩期:DSA示左前降支中远段狭窄;D. 另一体位的心脏舒张期:DSA示左前降支中远段狭窄程度较收缩期减轻,其近端冠状动脉粥样硬化性狭窄同前

知识是匮乏的，术前很容易有紧张的情绪。因为患者紧张可导致心率加快诱发冠状动脉痉挛等，医护人员适当地给予患者心理上的安慰是十分重要的，首先要简单地说明手术的目的和疗效，对环境温度的调整、身体的舒适度、心理调适、护理技术的熟练程度都会减轻患者的心理负担，适当的情况下可以对部分患者给予音乐治疗，调试好情绪后才可让身体恢复正常的指标。

导管室必须要保持24 h空气净化和消毒,其环境必须要符合手术操作的要求。使用的药物都必须要在有效期使用之内,在手术之前准备注射器,配备好阿托品、阿拉明、多巴胺硝酸甘油等药品,还要在手术之前准备好抗过敏、抗心律失常、抗心绞痛等药品,配备好肝素生理盐水等。

手术之前准备好多种型号的动脉鞘管造影导丝、造影导管指引导管导引导丝,多种型号的球囊、冠状动脉支架等还要保证准备物品的数量和质量;准备好气管插管设备、多功能心电监护仪复苏球囊、临时起搏器、微量泵、除颤仪、输液加压器、主动脉内球囊反搏机等,接好电源,打开开关,调试各种抢救器械性能良好,处于急救备用状态。冠状动脉介入中可能由于造影剂短时间快速注入冠状动脉会引起冠状动脉内的缺血而造成心肌缺氧的心电图变化,有一部分的人还会出现ST段抬高或下移持续的时间比较长,常与心脏血管病变的严重程度有关。因此,在持续的缺血严重者中,应该在注射造影剂后,叮嘱患者多咳嗽几下,这样可以增加胸腔内压力,加速冠状动脉内造影剂排空,可以在最短的时间内恢复心脏供血。

3. 冠状动脉血管造影术中护理和并发症的观察

(1) 夹层的观察和护理:在冠状动脉支架治疗中,需要球囊扩张使病变部位血管重塑形,塑形过程中,内膜的撕裂和内膜与中膜的分离对增加血管内径具有重要的作用,但严重的内膜撕裂及内膜与中膜分离在造影中就表现为冠状动脉夹层。直径小的夹层无临床症状,无缺血性心电图改变;直径大的夹层可导致患者出现心前区剧烈疼痛、大汗淋漓,严重则合并低血压、休克。造影结果提示夹层风险高的患者,手术医生使用球囊扩张病变部位时,护士应主动询问患者的主诉,严密观察意识及生命体征的变化,一旦造影发现夹层,配合医生迅速植入支架并使用止痛等药物。术后收治CCU,绝对卧床休息,严密监测心电、血压、心率、呼吸等生命体征变化,发现异常及时报告医生,记录24 h出入量,给予清淡易消化的半流质饮食或软食,给予通便药以保持大便通畅。

(2) 迷走神经反射的观察和护理:血管迷走反射是急诊冠状动脉介入治疗术后少见却极危险的并发症[2]。一般发生在术中拔出鞘管时,主要表现为面色苍白、大汗淋漓、四肢发冷、胸闷、恶心、呕吐、心率减慢、血压下降等。经止痛,静脉注射阿托品、多巴胺等处理后,患者心率、血压可恢复正常。由于血管迷走神经反射常发生在拔出鞘管时,术前护士应配好阿托品、多巴胺等药品,并在拔出鞘管前做好解释工作,转移其注意力,减少患者紧张情绪,同时严密观察生命体征、面色及神志的变化,一旦发生立即进行救治。

(3) 心律失常的观察和护理:心律失常一般发生在急诊冠状动脉介入治疗中,或缺血的心肌部分或者全部恢复血流灌注过程中。所以要求护士术前对患者的病史、诊断、心律要有所了解,并备好急救药物,使抢救用物(除颤仪、临时起搏器、主动脉反搏仪)处于备用状态；术中导丝、球囊支架通过病变部位时应警惕心律失常随时发生；做好随时配合抢救的准备。

（4）冠状动脉穿孔的观察和护理：冠状动脉穿孔是造影剂经明确的冠状动脉撕裂处流至血管外。冠状动脉穿孔是冠状动脉介入治疗中少见但非常重要和严重的并发症，发现和处理不及时，常可危及患者生命。一旦发生应配合医生持续低压力球囊扩张，遵医嘱使用鱼精蛋白中和肝素，同时准备好心包穿刺包，询问患者有无恶心、胸闷、气促，观察心率有无增快，血压有无下降。

（5）术后并发症的观察和护理

1）出血及皮下血肿的观察和护理：出血和皮下血肿是术后最常见并发症，绝大多数在穿刺部位，偶尔在胃肠道或腹膜后间隙。主要发生原因与患者本身因素、使用抗凝剂及动脉压迫止血不当有关。局部皮下血肿一般不需要特殊治疗，可自行吸收，较大的血肿可手术取出。此外，术前常规检查凝血时间及血小板功能；术中应严密监测血压，评估失血量，观察穿刺部位及介入路径的异常情况；术后除注意观察穿刺部位出血外，还应注意身体各个部位有无出血倾向，密切监测血压、神志，复查凝血功能的各项指标。如有发生，暂时停用抗凝治疗。

2）假性动脉瘤的观察和护理：假性动脉瘤是一个包裹性血肿，它与动脉相通，常表现为局部搏动性肿块，伴有杂音和震颤。多因穿刺部位太低和多次穿刺动脉造成。大部分直径小的假性动脉瘤可自行愈合，无须特殊处理。而直径较大者可通过压迫、瘤体内凝血酶注射和外科修复等方法进行根治，前提是停用肝素、低分子肝素等抗凝药物。此情况一旦发生，立即行局部按压 1～2 h 后加压包扎，使患者制动 24 h，待包块消失后行血管超声检查，在动脉瘤的观察上应注意与动-静脉瘘区别，前者表现为穿刺局部出现搏动性肿块和收缩期杂音，后者表现为连续性杂音。

3）造影剂肾病的观察和护理：术前根据患者的年龄，病情，肝功能、肾功能的情况对患者造影剂肾病发病做风险评分。术前对患者进行心理辅导，减少患者的焦虑心理，向患者讲解水化疗法的必要性，增强患者的依从性。术中尽量减少造影剂的输入量。术后对患者进行严密监护，记 24 h 尿量，及时留取血、尿标本，以监测肾功能的情况；应认真听取患者的主诉，观察有无乏力、尿少、水肿，发现异常及时处理。

4）急诊支架内血栓形成的观察和护理：支架内血栓形成主要与患者病情特点、术中操作、手术用药有关。一般发生在术后 24 h 内，特别是行急诊冠状动脉治疗的患者。临床表现为术后心前区仍有胸痛症状，心电图有明显的心肌缺血改变。因此，术后要认真听取患者的主诉，严密观察生命体征及心电图的变化，急诊支架内血栓一旦发生，应配合做好溶栓、血栓抽吸、重新植入支架准备，并按医嘱应用替罗非班。

4. DSA 检查方法及其对肌桥的诊断

心肌桥大部分在症状性冠心病患者介入治疗时无意中发现，首次在活体冠状动脉造影上观察到是因心肌桥的存在使左前降支于心肌收缩期出现短暂闭塞，从此冠状动脉造影成为临床诊断心肌桥的重要方法，并以左肩位造影发现率高，多体位投照更有助于心肌桥的发现[2]。患者在行检查前，每例患者常规行心电图检查，患者均采用 Seldinger 选择性冠状动脉造影术。经皮穿刺股动脉或桡动脉，采用常规多体位、多角度投照（图10-2）。左冠状动脉

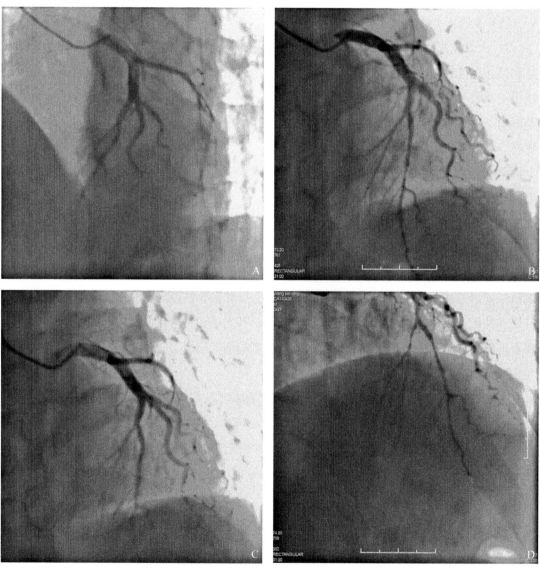

图10-2　冠状动脉孤立性心肌桥DSA表现

A. 左前降支DSA成像（舒张期）：左前降支中远段长段轻度狭窄，边缘模糊不清；B. 左前降支DSA成像（收缩期）：左前降支中远段长段明显狭窄，呈线状；C. 另一角度DSA左前降支成像：左前降支中远段长段轻度狭窄，边缘模糊不清；D. 另一角度DSA左前降支成像：左前降支中远段长段明显狭窄，呈线状

造影采用右前斜位＋头位、右前斜位＋足位、左前斜位＋头位和左前斜位＋足位，必要时加用后前位＋头位；右冠状动脉造影采用左前斜位和后前位＋头位。对发现心肌桥或可疑心肌桥者，硝酸甘油200 μg冠状动脉内注入后再重复造影。以冠状动脉于心室收缩期出现短暂间歇性狭窄而于舒张期恢复正常者诊断为冠状动脉心肌桥。按狭窄程度分为3级：Ⅰ级＜50%，Ⅱ级为50%～75%，Ⅲ级＞75%。心肌桥DSA的表现是"挤牛奶现象"，即至少在一个投影位置上表现为冠状动脉收缩期一过性狭窄，呈线状、串珠状、显影不清或显影中断 (图10-3)，而舒张

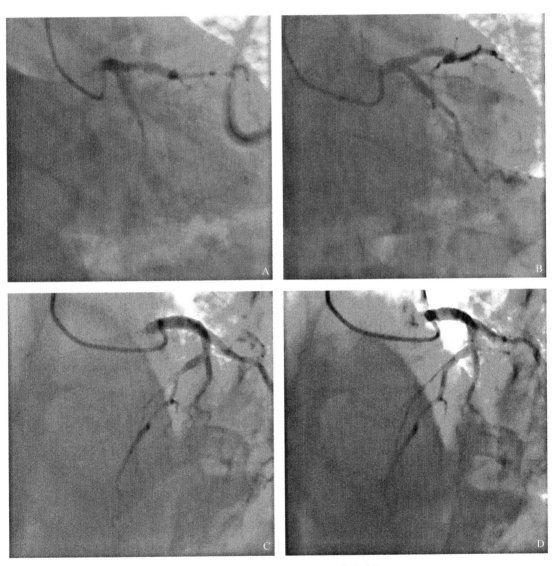

图10-3　冠状动脉心肌桥DSA表现 (1)

女，63岁。A. 左前降支成像收缩期：前降支中段肌桥在心脏收缩期明显狭窄，显影浅淡，边缘较模糊；B. DSA左前降支成像舒张期：前降支中段肌桥在心脏舒张期明显缓解，但未恢复到正常水平，壁冠状动脉仍见狭窄；C. 换个角度DSA成像收缩期：前降支中段肌桥在心脏收缩期明显狭窄，显影浅淡，边缘较模糊；D. 换个角度DSA成像舒张期：前降支中段肌桥在心脏舒张期缓解，壁冠状动脉仍见狭窄

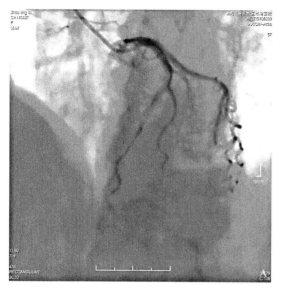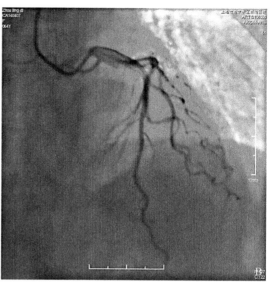

图10-4　冠状动脉心肌桥DSA表现 (2)

A. DSA收缩期成像：左前降支中远段长段狭窄，边缘清晰；B. DSA舒张期成像：左前降支中远段长段狭窄恢复到正常水平，边缘清晰

期病变段血管部分或完全恢复正常 (图10-4)[3]。有研究者将心肌桥分为三级：一级＜50%；二级为50%～70%；三级＞70%，并认为二级以上狭窄更易导致心肌缺血等相应临床症状[4]。心肌桥距冠状动脉起始部位越近，对近端冠状动脉越有加速动脉粥样硬化的作用，肌桥越宽、越厚、与动脉成直角，心率快者越易引发病理改变。肌桥纤维包绕壁冠状动脉且血管周围间隙小，引起心肌局部不同程度的缺血[5]。

　　DSA诊断肌桥的标准为至少在两个投影位置上发现冠状动脉典型的收缩期一过性狭窄征象，即冠状动脉的某一段收缩期变得狭窄、模糊或者显影不清，而舒张期显影正常。选择性冠状动脉造影检查并不能显示心肌桥本身，但可显示壁冠状动脉于心脏收缩期因受压而发生不同程度的狭窄，呈线状、串珠状，有的显影模糊，甚至完全不显影，而在舒张期该段冠状动脉管径正常，显示清晰，这种改变和冠状动脉粥样硬化导致的在整个心动周期中固定性狭窄不同，具有特征性，故被称为"挤牛奶现象"，目前临床上普遍将它作为诊断心肌桥的依据[6]。

参考文献

[1] 张津津,夏云峰,刘润梅,等.冠状动脉心肌桥的造影检查及其临床意义分析.山西医药杂志,2016,45(7)：827-829.

[2] 蔡衡,万征,林青,等.心肌桥的冠状动脉造影特点及临床意义.中国循环杂志,2003,18(1)：31-33.

［3］ 张国辉, 葛均波, 王克强, 等. 心肌桥对冠状动脉内皮细胞形态和粥样硬化的作用. 中华心血管病杂志, 2003, 31(4): 293-295.

［4］ Ge JB, Erbel R, Rupprecht HJ, et al. Comparison of intravascular Ultrasound angiography in the assessment of myocardial bridging. Circulation, 1994, 89(4): 1725-1732.

［5］ Kim PJ, Hur G, Kim SY, et al. Frequency of myocardial bridges and dynamiccompression of epicardial coronary arteries: a comparison between computed tomography and invasive coronary angiography. Circulation, 2009, 119(10): 1408-1416.

［6］ Basson C, Maron B, Corrado B, et al. Deep my cardial bridging is a risk factor for sudden death in hypertrophoc cardiomyopathy. Circulation, 2006, 114(8): 331-334.

二、冠状动脉心肌桥的血管内超声(IVUS)诊断

1. 概述

20世纪80年代, 美国斯坦福大学的保罗·雅克(Paul Yock)教授发明了腔内断层超声成像的灰阶血管内超声(intravascular ultrasound, IVUS), 经过不断的发展, 目前腔内影像学手段还包括组织特性频谱分析IVUS、OCT及能够检测血管壁血脂含量的近红外线光谱(NIRS)。IVUS和OCT等应用的都是腔内技术, 在病变区域产生与导管长轴相垂直的断层影像。IVUS因有创性、价格高等条件限制, 未被广泛应用于MB-MCA的诊断。MB-MCA特征性的血管内超声表现是"半月现象"[1], 存在于整个心动周期(图10-5)。冠状动脉造影对无明显狭窄的冠状动脉心肌桥患者不易检出, 而IVUS可表现为"半月现象", 从而提高了冠状动脉心肌桥的检出率。IVUS是一种有创性介入检查技术, 不仅可以清晰显示血管的横截面, 提供血管腔及血管壁的解剖图像, 还可以对其血流进行定量分析(图10-6)。DU在测定血流时发现多数冠状动脉心肌桥患者会出现一种特殊的舒张早期"指尖现象"[2], 即舒张

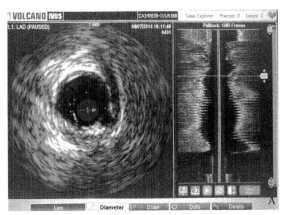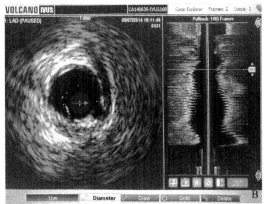

图10-5　冠状动脉心肌桥IVUS表现

A. 左前降支中段IVUS收缩期: 可见"半月现象"的壁冠状动脉显像, 呈条状低流空区; B. 左前降支中段IVUS舒张期: 与收缩期对比, 壁冠状动脉显像宽径无明显变化

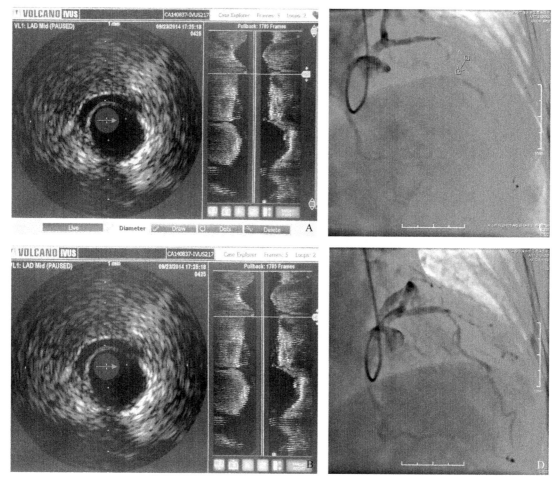

图 10-6　冠状动脉心肌桥左前降支 IVUS 与 DSA 表现对照

A. 左前降支 IVUS 收缩期：左前降支壁冠状动脉呈半月形低回区声；B. 左前降支 IVUS 舒张期：左前降支壁冠状动脉呈半月形低回区声，形态与收缩期一样；C. 左前降支 DSA 收缩期：左前降支中远段肌桥的壁冠状动脉狭窄明显；D. 左前降支 DSA 舒张期：左前降支中远段肌桥的壁冠状动脉狭窄有所缓解，仍有轻度狭窄

早期血流突然加速，出现舒张早期血流峰值，随后血流减速，之后再跟一个舒张中晚期的流速平台，当收缩期开始时，血流速度再次迅速下降，其中严重病例近端可见血流停止，甚至产生逆向血流。

2. 肌桥血管内超声检查方法、原理和表现

血管内超声检查是近年来诊断及评价心肌桥的又一重要手段。在心肌桥患者中我们研究发现血管内超声图像特征为血管周围可见特征性的"半月现象"，即存在于心外膜组织和壁冠状动脉之间的半月形无回声区或低回声区，存在于整个心动周期。半月征仅见于壁冠状动脉，而其近端、远端或其他冠状动脉节段均无该征象，因此，半月征是心肌桥存在的高度特异性征象。轻度心肌桥患者造影无明显狭窄，而血管内超声可有特征性改变，据此我们可发现冠状动脉造影阴性的轻度心肌桥患者，以提高临床检出率。此外，血管内超声还通过对血管横截面的显示，可提供更多血管壁和血管腔的相关信息用于心肌桥的检测和评价，对冠状动脉造影是很好的补充。IVUS探头发射超声至血管的各个层面并返回至探头，从而形成断层影像。IVUS有两种成像手段：机械成像及相共振成像[3]。机械成像的探测导管为单片晶体，在驱动器上旋转进行实时成像。机械探头的成像频率为40 Hz，最新的为60 Hz。相共振成像导管头端由多个晶体固定排成1周，顺序成像最后合成。相共振探头频率为20 Hz，故而空间及时间分辨率较差，但穿透性最强。机械探头由于旋转不一致及导管内的气泡可导致伪像，而相共振系统无此缺陷。探头回撤可以通过机械自动回撤，也可以通过人工回撤。

3. 腔内影像IVUS/OCT指导冠状动脉介入和诊断肌桥的意义[4]

腔内影像IVUS/OCT指导冠状动脉介入的意义主要体现在以下几个方面：

（1）判定狭窄程度与临床的相关性。

（2）识别罪犯病变及预测未来不良事件的发生风险。

（3）优化支架植入，最大限度地减少支架相关并发症。

（4）揭示支架血栓及支架再狭窄的原因。

（5）发现肌桥壁冠状动脉的特异性表现，以明确诊断。

4. IVUS应用可指导支架植入

9项随机对照试验、30项注册研究显示，与造影指导的药物洗脱支架（DES）植入相比，IVUS指导的DES植入可降低主要心血管事件的联合终点，IVUS指导的DES植入应用后扩张球囊的比例较高，后扩张球囊直径较大，支架较大，最终的造影管腔面积及IVUS下的支架面积较大，病变盖完全，夹层处理积极。

IVUS在复杂病变，如急性冠状动脉综合征、左主干病变、分叉病变、慢性完全闭塞（CTO）病变及长病变中的应用价值更大。IVUS选择扩张球囊的直径取决于近段及远端的外弹力膜直径（通常比测定值减少0.5 mm），参考段IVUS测量的直径比造影要大，特别是在小血管。关于支架的选择，由于病变部位很少为无病变血管，所以支架近端与远端的着位点要落于相对的管腔面积最大及斑块负荷最小处。钙化是动脉粥样硬化的标志，是支架膨胀不良的主要因素。IVUS对钙化的判定比造影更加敏感及特异。然而，IVUS不能穿透钙化，只能通过钙化弧度及长度进行评估；相反OCT能穿透钙化，能评估钙化的厚度及体积[5]。钙化的含量过度与支架膨胀不良相关。目前尚无导致支架膨胀不良的钙化程度。有些OCT研究显示较薄的钙沉积（＜0.5 mm）而并非钙化角度决定预扩张程度，钙化发生断裂意味着支架膨胀良好。

IVUS指导左主干介入的优越性在于术前准确评估左主干、前降支及回旋支开口的病变严重程度,有助于选择合适的支架植入策略,预测边支阻塞,优化支架植入。同样,这也适合于非左主干的分叉治疗。除了优化支架的植入,在CTO的介入治疗中,IVUS的用处更大。在前向技术中,应用IVUS可以透视近端纤维帽,有助于内膜下的导丝再进入真腔,在植入支架前确定导丝在真腔。在逆向操作中,可以指导逆向导丝由假腔进入真腔。IVUS的主要局限性是斑块内的钙化使阻塞的头端显影不清,或影响探测被挤压的真腔。IVUS可以送入阻塞部位或者是旁边的侧支,以显示闭塞的残端。研究显示,IVUS指导介入可改善CTO患者的长期预后[6]。IVUS指导复杂介入的优点在于无须造影剂,在心血管事件高危的患者中可以降低费用。IVUS预测早期支架内血栓及支架内再狭窄的主要指标为支架膨胀不良及病变覆盖不全等,而并非单纯贴壁不良。支架扩张完全是支架长期通畅的保障,随机试验显示,如果支架面积大于远端血管面积,1年事件发生率为1.5%[7]。

参考文献

[1] Ge J, Jeremias A, Rupp A, et al. New signs characteristic of myocardial bridging demonstrated by intracoronary ultrasound and Doppler. Eur Heart, 1999, 20: 1707-1716.
[2] Ge J, Erbel R, Rupprecht HJ, et al. Comparison of intravascular ultrasoundand angiography in the assessment of myocardial bridging. Circulation, 1994, 89(4): 1725-1732.
[3] Ferreira AG Jr, Trotter SE, Konig B Jr, et al. Myocardial bridges morphological and functional aspects. Br Heart J, 1991, 66(5): 364-367.
[4] Noble J, Bourassa MG, Petitclerc R, et al. Myocardial bridging and milkingeffect of the left anterior descending coronary artery: normal variant or obstruction. Am J Cardiol, 1976, 37(7): 993-999.
[5] Schwarz ER, Klues HG, vom Dahl J, et al. Functional, angiographic and intracoronary Doppler flow characteristics in symptomatic patients with myocardialbridging: effect of short-term intravenous beta-blocker medication. J AmColl Cardiol, 1996, 27(7): 1637-1645.
[6] Klues HG, Schwarz ER, vom Dahl J, et al. Disturbed intracoronary hemodynamics in myocardial bridging: early normalization by intracoronary stent placement. Circulation, 1997, 96: 2905.
[7] 刘弢, 李阳, 樊泽元, 等.血管内超声与定量冠脉造影应用于冠脉临界病变诊治的比较.心脏杂志, 2017, 29 (3): 342-345.

三、冠状动脉心肌桥的光学相干断层扫描(OCT)技术诊断

1. 概述

冠状动脉造影上的图像特点是出现特征性的"挤牛奶现象";在血管内超声(IVUS)中的特征图像表现为"半月现象",即环绕在动脉血管外呈半月形的无回声区域,且该节段血管随心动周期出现周期性的管腔变小现象[1]。光学相干断层扫描技术(optical coherence tomography, OCT)是利用光干涉的基本原理,通过对不同结构表面对光反射或衰减的时间延

迟进行测量,其分辨率能够达到10 μm级,因此OCT可作为观察近管腔面的接近组织学的影像工具[2]。

2. OCT成像技术操作方法及表现

在完成冠状动脉造影之后,动脉内追加2 000 IU普通肝素,交换6 Fr指引导管,于冠状动脉内注入200 μg硝酸甘油后开始行IVUS检查,图像采集起点至少超过肌桥远端边缘10 mm,然后以0.5 mm/s进行自动回撤。完成IVUS图像采集后,撤出超声成像导管,换用OCT成像导管,OCT导管需达远端边缘10 mm[3]。OCT图像采集包括两个部分:① 通过指引导管匀速推注碘帕醇的同时,以25 mm/s的回撤速度采用系统自带的自动回撤功能进行图像采集;② 在完成自动回撤后将OCT导管头端光学探头所在处置于肌桥压迫最重处(判断标准为结合冠状动脉造影图像),在匀速推注碘帕醇的情况下手动截取10~20幅图像。图像分析可采用目前常用的离线分析软件[4]。分析内容包括对肌桥最重处的收缩期(舒张期)管腔面积、EEM横截面积、血管及血管周围特殊光学信号的改变及对近端(远端)参考节段的常规图像分析、测量。对参考节段的分析采用第1步中的自动回撤,对压迫最重处的测量选取的是第2步图像采集中的静态截图[5]。

冠状动脉心肌桥在接受OCT检查时均可见一紧邻动脉管壁外的边界清晰、不均质的、低信号梭形区域,该梭形区域在且只在肌桥节段被观察到。在OCT长轴图像中,该梭形区域都是呈连续性的,在截面图像上可见该区域的形态随心动周期的变化而变化,即在舒张期梭形区域的边界清晰,而在收缩期则边界及其内信号都相对模糊[6]。需要注意到的是,在其他非肌桥节段的血管,尤其是无病变的正常血管外膜外也可见到类似的图像信号,但这些节段的图像形态通常是边界模糊、形状不定的。将OCT探头置于依据造影图像所得到的冠状动脉心肌桥受压最重处进行人工采图时,可以明显观察到在收缩期,该梭形区域变薄、变小且较为模糊;而在舒张期该区域的轮廓则逐渐清晰,呈现出一种随心动周期改变的周期性变化。在OCT图像中,冠状动脉心肌桥节段血管受压时可以观察到管腔的两种形态变化,在受压时呈卵圆形或呈分叶形。有作者的研究结论认为[7]:① OCT检测发现冠状动脉心肌桥节段内一紧邻动脉管壁外的边界清晰、不均质的、低信号梭形区域,且这一图像与IVUS中所能观察到的无回声的"半月现象"并不一致;② 在舒张期更易观察到这一特征性的图像表现;③ 当梭形区域与动脉外管壁接触弧度越大,肌束对血管的压迫程度越轻。OCT具有极高的分辨率,但它可能不是观察冠状动脉心肌桥的最佳腔内影像学手段,主要是因为其有限的穿透力和过快的回撤和成像速度(OCT为20 mm/s,而IVUS为0.5 mm/s)。研究也发现,在肌桥肌束下,受压的左前降支外存在血管周围组织,这一组织主要包括脂肪组织和其他结缔组织,功能上类似"冠状动脉脂肪垫"(coronary cushion),可以帮助血管对抗收缩期肌束的压迫。依据先前的病理学证据,OCT所观察到的该梭形区域就是这一血管周围组织[8]。

3. OCT与IVUS两种技术的应用比较

OCT的成像是通过能够旋转的单光纤维与成像光镜相结合，发射近红外线光源至血管壁，并从血管壁反射回来，通过干涉仪对组织反射回来的光进行测量。OCT提供的分辨率高（10～20 μm），能够评估血管表面斑块的组成及微小结构。但OCT由于穿透力较差（1～2.5 mm），可在血液、红血栓、脂质及坏死核等结构中衰减，从而在描绘血管外界及斑块负荷方面存在一定限制，故操作时OCT需要应用造影剂来清除红细胞以保证成像的质量。目前应用的频阈OCT，探头旋转速度极快，数秒钟即可对靶血管进行成像，显示长轴轮廓。导致支架内血栓及支架再狭窄的原因有多种：新生内膜过度增生，慢性支架膨胀不良（真正的慢性回缩少见）、新生动脉硬化、支架断裂等。早期支架血栓（植入30天内）多与技术操作相关，如支架膨胀不良、边缘夹层或壁内血肿；相反，晚期的支架血栓（1年后）多与支架贴壁不良有关（多为获得性贴壁不良，也包括急性贴壁不良、在随访时持续存在新生动脉硬化及支架覆盖不全）。

OCT比IVUS在评价支架内再狭窄、支架内血栓方面更有优势，OCT对支架结构的可视性强，可更清晰发现血栓及新生动脉硬化，OCT下的新生动脉硬化与不良预后有关。OCT在血管支架随访中的价值也较大。

OCT指导介入治疗优于造影指导，与IVUS相当（ILUMIEN Ⅲ试验、DOCTORS试验、OPINION试验）。目前并不能说IVUS与OCT何种更有优势，也没有证据显示OCT在检测支架边缘夹层、组织脱垂、血栓及支架贴壁不良方面的优势相对于IVUS能带来更好的预后。

相反，OCT在CTO病变中，由于需要注射造影剂，可使夹层的平面扩大，应用受到限制。OCT指导左主干及非左主干分叉病变介入治疗与IVUS相似，后者评估主动脉开口病变处有一定限制。但在评估斑块组成、确定导丝进入边支网眼的位置及最后进行球囊对吻扩张时有一定意义。

最新一代的OCT可以与造影同步，三维重建，并能自动检测支架贴壁不良，有助于更好的支架植入；还可以通过OCT观察随访时支架内膜的覆盖情况，以指导是否能早期停用双联抗血小板用药[9]。

IVUS的优势在于可评估血管的重塑及斑块负荷：正向重构（病变部位的外弹力膜区域比参考血管的外弹力膜区域大）在急性冠状动脉综合征（ACS）中常见，与斑块破裂、黄色斑块（血管镜）及血栓形成相关；相反，负向重构（外弹力膜区域小于参考血管面积）在稳定的靶血管病变中多见。

OCT的优势在于高分辨率，能够清晰描绘出破裂管腔及残余的纤维帽片段，从而识别破裂的斑块；OCT相对IVUS能更好地识别斑块侵蚀，在此类患者中可以避免支架植入。OCT比IVUS更容易识别血栓，区分白色血栓及红色血栓。OCT还可以用来观察抽栓及药物治疗前后血栓负荷的变化[10]。

────────────── 参考文献 ──────────────

［ 1 ］ Ge J, Erbel R, Rupprecht HJ, et al. Comparison of intravascular ultrasound and angiography in the assessment of myocardial bridging. Circulation, 1994, 89: 1725–1732.

［ 2 ］ Tsujita K, Maehara A, Mintz GS, et al. Comparison of angiographic and intravascular ultrasonic detection of myocardial bridging of the left anterior descending coronary artery. Am J Cardiol, 2008, 102: 1608–1613.

［ 3 ］ Lee BK, Lim HS, Fearon WF, et al. Invasive evaluation of patients with angina in the absence of obstructive coronary artery disease. Circulation, 2015, 131: 1054–1060.

［ 4 ］ Mohlenkamp S, Hort W, Ge J, et al. Update on myocardial bridging. Circulation, 2002, 106: 2616–2622.

［ 5 ］ Mintz GS, Nissen SE, Anderson WD, et al. American College of Cardiology clinical expert consensus document on standards for acquisition measurement and reporting of intravascular ultrasound studies (IVUS). A report of the American College of Cardiology Task Force on clinical expert consensus documents. J Am Coll Cardiol, 2001, 37: 1478–1492.

［ 6 ］ Tearney GJ, Regar E, Akasaka T, et al. Consensus standards for acquisition, measurement, and reporting of intravascular optical coherence tomography studies: a report from the International Working Group for Intravascular Optical Coherence Tomography Standardization and Validation. J Am Coll Cardiol, 2012, 59: 1058–1072.

［ 7 ］ Bestetti RB, Costa RS, Zucolotto S, et al. Fatal outcome associated with autopsy descending coronary artery. Eur Heart J, 1989, 10: 573–576.

［ 8 ］ Chambers JD Jr, Johns JP, Berndt TB, et al. Myocardial stunning resulting from systolic coronary artery compression by myocardial bridging. Am Heart J, 1994, 128: 1036–1038.

［ 9 ］ Saidi H, Ongeti WK, Ogeng'o J. Morphology of human myocardial bridges and association with coronary artery disease. Afr Health Sci, 2010, 10: 242–247.

［10］ 叶梓, 来晏, 姚义安, 等. 光学相关断层摄影技术观察壁冠状动脉的可行性研究. 同济大学学报 (医学版), 2016, 37(5)：47–53.

四、冠状动脉心肌桥的核素扫描检查与诊断

1. 概述

核素扫描本身对心肌桥无诊断价值,心肌桥引起的心肌缺血的程度和范围可用核素心肌灌注成像技术明确。心肌桥能引起冠状动脉血流储备下降,导致心肌缺血已经形成共识[1]。心肌桥引起的心绞痛、急性心肌梗死等病例也屡见报道。冠状动脉血管造影和CTA对于检出的心肌桥是否引起相应支配区域的心肌灌注异常则无法明确。而心肌灌注显像则已经广泛应用冠心病诊断、危险度分层及治疗效果评估,是评价心肌缺血的重要手段[2]。

2. 负荷心肌灌注显像原理

核素心肌灌注显像是以放射性核素标记的心肌灌注显像剂在心肌组织的灌注而成像的,它反映了即刻的心肌血流灌注状况[3]。心肌对显像剂的摄取主要取决于心肌血流量及心肌细胞活性,心肌血流量越多,心肌摄取显像剂越多;反之,则摄取量减少。只有保存了完整细

胞结构的心肌细胞才能摄取显像剂。此外，由于缺血心肌对某些显像剂的清除较正常心肌慢，注射一段时间后这些显像剂可在心肌发生再分布。利用心肌显像剂的这些特点，通过计算机断层扫描，显示其在心肌中的分布情况，反映心肌血流灌注情况，通过不同征象可判断心肌是否存在灌流减低或缺损。一般情况下心脏具有很强的储备能力，正常冠状动脉为适应心肌耗氧量可增加其血流达3～5倍，然而病变的冠状动脉血流无法相应增加，导致灌注不足，负荷心肌灌注显像可见相对应心肌部位呈可逆性核素分布减低。心肌桥通过前述各种机制影响心肌血流灌注，故心肌桥患者亦可有相同征象。因此通过负荷心肌核素显像可评价心肌桥患者心肌血流灌注情况[4]。

3. 负荷试验方法及原理

（1）踏车运动试验：嘱咐患者在踏车运动至次极量或极量后再静脉注射显像剂。由于运动极量不易控制，加之常诱发严重的心肌缺血或心肌梗死，尤其在老年及下肢运动障碍的患者应用受到限制[5]，因此，目前国内应用逐渐减少。

（2）腺苷、双嘧达莫、三磷酸腺苷负荷心肌灌注显像在正常情况下，机体可通过两条途径合成腺苷：腺嘌呤核苷酸途径和S-腺苷蛋氨酸途径；体内的大部分细胞表面都有腺苷受体，主要包括A_1、A_2、A_3受体，腺苷与血管平滑肌细胞A_2受体结合后，激活腺苷酸环化酶使环磷酸腺苷生成增多，钾通道激活，细胞内钙摄取减少，从而使血管（包括冠状动脉）扩张[6]；而与A_1受体结合则可在心脏产生心率减慢、房室传导延缓的效应。静脉给予外源性腺苷可产生类似的效应。静脉注射三磷酸腺苷后，三磷酸腺苷在体内进行三次脱磷酸后生成腺苷而发挥作用。双嘧达莫则因其阻断细胞对腺苷的再摄取而使细胞外腺苷浓度升高，由腺苷通过相应受体而扩张血管[7]。这些血管扩张剂可使正常冠状动脉灌注区域的血流比静息时增加3～5倍，但是狭窄血管支配区域的血流增加小于正常血管支配区域，从而造成正常与狭窄部位心肌间血流分布的差异，即"窃血作用"，这是腺苷负荷心肌灌注显像判断心肌缺血的基础[8]。

（3）多巴酚丁胺负荷心肌显像：多巴酚丁胺是一种人工合成的儿茶酚胺类药物，为肾上腺素能β_1、β_2、α受体兴奋剂，该药选择性兴奋β_1受体，对受体β_2、α的作用较弱，主要作用于心肌β_1受体，起到增强心肌收缩的作用，并使心率加快，在较大剂量时可使收缩压增高[9]。综合以上三方面因素，可增加心肌耗氧量，其血流动力学的改变与运动负荷试验相仿，结果导致冠状动脉血流需求量增加，狭窄的冠状动脉则限制了其扩张，使局部心肌的氧供不能满足心肌代谢的需求，结果产生与运动负荷相似的灌注缺损[10]。

4. 负荷心肌灌注显像在心肌桥中的临床应用

目前冠状动脉造影为诊断心肌桥的金标准，通过影像学技术及心肌桥形成的特征性"挤牛奶现象"等一些影像学表现明确诊断心肌桥，但冠状动脉造影及冠状动脉血管造影只能显示冠状动脉结构情况而无法直观地显示心肌缺血程度及部位。负荷心肌灌注显像可弥补其不足。负荷心肌灌注显像在冠心病诊断、危险分层及预后评价等各方面都显示出其优越性。负荷心肌灌注显像联合冠状动脉血管造影或冠状动脉造影提高了冠状动脉疾病诊断的灵敏性、特异性,进一步提高了评价"罪犯病变"和诊断冠心病的准确性[11]。马菊琴等研究指出[12],应用核素心肌灌注显像可对冠心病患者进行正确的危险度分层及预后评估,心肌桥作为一种特殊的冠状动脉病变,导致冠状动脉血流储备下降,引起心肌缺血。负荷心肌灌注显像可进一步评价心肌桥对心肌供血的影响。Vallejo等[13]研究提示在探测心肌桥引起心肌缺血方面心肌灌注显像较运动心电图更敏感,心肌灌注显像可作为评价心肌桥功能的重要手段。胡道来等通过病历分析研究指出心肌灌注显像可有效地指导壁冠状动脉的临床诊疗。因此,负荷心肌灌注显像可明确诊断心肌桥是否引起心肌损伤,为临床进一步干预提供可靠依据,避免不必要诊疗。

5. 核素心肌灌注检查的成像表现

　　肌桥的心肌缺血评价,入选患者要排除其他导致心肌缺血的疾病,如冠心病、心律失常、瓣膜病、心肌病等。以^{99m}Tc-甲氧基异丁基异腈(MIBI)心肌灌注显像对冠状动脉CTA查出的心肌桥是否引起心肌缺血进行临床评估为例[14],检查时机在ICA及冠状动脉CTA发现心肌桥后1个月内完成心肌灌注显像。有必要评价心肌在运动和静息2种状态下的灌注显像情况。显像设备进口主流机型为美国GE公司和德国西门子公司SPECT-CT仪。MIBI由江苏省原子医学研究所江原制药厂提供,标注所用高锝酸盐(^{99m}Tc)由北京原子高科股份有限公司提供,自行标注^{99m}Tc-MIBI,放化纯度 > 95%。注射剂量740 ~ 1110 MBq。所有患者先行静息心肌灌注显像,24 h后行踏车运动负荷试验,采用Bruce方案,出现下列情况之一时认为达到运动终点:心率达到最大预期心率的85%以上;心电图出现阳性表现;出现典型心绞痛症状;出现严重心率失常;血压较运动前下降 ≥ 10 mmHg,或上升至 ≥ 200/20 mmHg;明显疲乏无力,不能继续运动。于运动高峰时注射显像剂,继续运动1 min,60 ~ 90 min后行心肌断层显像。采集条件:配置平行孔低能高分辨准直器,180°采集,6°/帧,矩阵64×64,放大倍数2.0,重建后得到心脏短轴、水平长轴、垂直长轴图像。灌注图像的判断标准[15]:① 运动和静息心肌显像均无放射性稀疏或缺损,诊断为正常。② 运动心肌显像时心肌出现放射性稀疏或缺损,而静息心肌显像正常,诊断为心肌缺血。③ 运动和静息心肌显像均为放射性缺损,诊断为心肌梗死。④ 运动心肌显像时心肌出现放射性缺损,而静息心肌显像原缺损部分改善,诊断为心肌灌注缺损。使用心肌灌注显像对经冠状动脉CTA发现的心肌桥是否引起相应支配区域的心肌缺血进行研究,且入组时排除引起心肌缺血的其他疾病,且心肌缺血的部位需要与心肌桥累及的冠状动脉供血区一致,从而判断心肌桥是否对心肌供血造成影响。既往研究显示在出现症状的心肌桥患者中有

33%～63%的患者心肌灌注显像存在缺血，这说明冠状动脉储备血流受心肌桥的影响并不相同，同时也说明了有症状的心肌桥患者其临床症状也可能并非由心肌桥引起。心肌桥患者仅依靠是否有临床症状才去进行相关检查治疗是不可靠的，会遗漏一部分无症状而有心肌缺血的患者，从而导致心脏不良事件的发生。Bourassa等[3]研究认为MCA长度对相应冠状动脉的血流动力学有影响，是引起相应部位心肌缺血的重要因素之一，且随着MCA长度的增加引起血流动力学异常的概率也会增加。而国内学者王跃涛[16]等的研究显示心肌缺血组MCA长度虽然高于正常组，但两组差异无统计学意义。冠状动脉心肌桥的厚度对MCA血流的影响既往报道比较一致，均认为随着冠状动脉心肌桥厚度的增加，其对MCA血流的影响会加重。有研究发现，心肌桥的厚度影响收缩期血管管腔的狭窄程度，深在型血管狭窄发生率明显高于浅表型。研究认为[17]：① 仅依靠临床症状决定是否对MB-MCA患者进行相关检查和治疗是不全面的。对于经冠状动脉CTA发现的MB-MCA患者有必要进一步进行心肌灌注显像来明确是否已经引起心肌灌注异常。② MCA的长度、冠状动脉心肌桥的厚度及MCA近远端血管形态均会对血流灌注造成影响。总之，心肌灌注显像可对MB-MCA是否引起心肌供血异常做出评价，对于后续的治疗及疗效评价提供客观依据，是值得推广的无创判断MB-MCA是否引起心肌缺血的诊断方法之一。

6. 心肌核素显像及血流储备分数 (fractionalflow reserve, FFR)

FFR可作为评价冠状动脉心肌桥的辅助方法。核素心肌灌注显像是一种无创性心肌影像检查技术，用于评价心肌灌注情况，但难以鉴别心肌灌注差异的原因。研究表明[18]，心肌缺血部位与冠状动脉心肌桥发生部位的冠状动脉所供应的心肌部位一致。有文献报道冠状动脉心肌桥对血管的压迫越严重，负荷心肌灌注显像发现心肌缺血的比例越高；但亦有研究表明静息或运动后核素显像并未提示缺血性改变。因此，心脏核素显像检查对MB-MCA的诊断意义还有待进一步明确。FFR能对冠状动脉狭窄对远端血流产生的影响进行功能性评价，国外学者[19]首先提出FFR的概念，即狭窄冠状动脉的最大血流量与理论上同一支冠状动脉无狭窄时的最大血流量的比值。FFR是一种可以很好地评价MB-MCA引起的功能性改变（如心肌缺血）[20]，可被应用到MB-MCA的诊断、治疗、预后评估及其他冠状动脉疾病的评估中。

7. 展望

心肌桥作为一种特殊的冠状动脉解剖异常，临床上并不少见，随着冠状动脉造影等相关检查及技术的普及、发展，心肌桥的检出率越来越高。其可引起冠状动脉血流储备下降，常导致心肌缺血表现。负荷心肌血流灌注显像能准确地评价心肌桥患者心肌缺血的程度及部位，为临床诊断和治疗提供客观、可靠的影像学证据。心肌桥导致患者心绞痛、急性心肌梗死等报道屡见不鲜，但对心肌桥患者的下一步治疗方案的选择目前尚无统一标准。负荷心肌灌注显像可对心肌桥心肌供血的影响做出进一步评价,为下一步治疗方案的选择及评价患者预后提供客观依据,同时作为临床上评价心肌桥治疗效果的一种可靠的无创性检查方法,值得临床广泛推广。

------------------------------------ 参考文献 ------------------------------------

[1] Rispler S, Keidar Z, Ghersin E, et al. Integrated single-photon emission computed tomography and computed tomography coronary angiography for the assessment of hemodynamically significant coronary artery lesions. J Am Coll Cardiol, 2007, 49: 1059.

[2] VCorban MT, Hung OY, Eshtehardi P, et al. Myocardial bridging: Contemporary understanding of pathophysiology with implications for diagnostic and therapeutic strategies. J Am Coll Cardiol, 2014, 63: 2346–2355.

[3] Bourassa MG, Butnaru A, Lesperance J, et al. Symptomatic Myocardial bridges: overview of ischemic mechanisms and current diagnostic and treatment strategies. J Am Coll Cardiol, 2003, 41: 351–359.

[4] Angelini P. Coronary myocardial myocardial bridges pathophysiology and clinical relevance. J Am Coll Candiol, 2014, 64(20): 2178–2079.

[5] Ishikawa Y, Kawawa Y, Kohda E, et al. Significance of the anatomical properties of a myocardial bridge in coronary heart disease. Circ J, 2011, 75: 1559–1566.

[6] Pereira AB, Castro DS, Menegotto ET, et al. Myocardial bridging: the rapeutic and clinical development. Arq Bras Cardiol, 2010, 94: 175–178.

[7] Nakanishi R, Rajani R, Ishikawa Y, et al. Myocardial bridging on coronary CTA: an innocent bystander or a culprit in myocardial infarction ?. Cardiovasc Comput Tomogr, 2012, 6: 3–13.

[8] Vernuccio F, Fazio G, Lo Re G, et al. Diagnosis, prognosis and treatment of "myocardial bridging" : state of the art and unresolved issues. Recenti Prog Med, 2013, 104: 493–497.

[9] Klocke FJ, Baird MG, Lorell BH, et al. ACC/AHA/ASNC guidelines for the clinical use of cardiac radionuclide imaging-executive summary: a report of the American College of Cardiology/American Heart Association Task Force on Practice Guidelines(ACC/AHA/ASNC Committee to Revise the 1995 Guidelines for the Clinical Use of Cardiac Radionuclide Imaging). J Am Coll Cardiol, 2003, 42: 1318–1333.

[10] Yetman AT, McCrindle BW. McDonald C. et al. Myocardial bridging in children with hypertrophic cardiomyopathy-a risk factor for sudden death. N Engl J Med, 1998, 339: 1201–1209.

[11] Mohiddin SA, Bedey D, Shih J, et al. Myocardial bridging does not predict sudden death in children with HCM but is associated with more severe cardiac disease. J Am Coll Cardiol, 2000, 36: 2270–2278.

[12] 马菊琴,薛莉.核素心肌显像对冠心病患者的预后评估.宁夏医学杂志,2009,31(4):329–330.

[13] Vallejo E, Morales M, Sánchez I, et al. Myocardial perfusion SPECT imaging in patients with myocardial bridging. J Nucl Cardiol, 2005, 12: 318–323.

[14] 张鹏祥,陈松,王丽娟,等.三磷酸腺苷负荷 ^{99m} 锝-甲氧基异丁基异腈门控心肌灌注显像在评价心肌桥引起心肌缺血患者中的临床价值.中国循环杂志,2015,30:455–459.

[15] Berman DS, Shaw LJ, Hachamovitch R, et al. Comparativeuse of radionuclide stress testing, coronary artery calcium scanning, and noninvasive coronary angiography for diagnostic and prognostic cardiac assessment. Semin Nucl Med, 2007, 37: 2–16.

[16] 王跃涛,傅宁,黄宜杰,等.心肌灌注显像对症状性冠状动脉心肌桥患者的临床应用价值.中华核医学杂志,2008,28:369–372.

[17] Demir H, Tan YZ, Kozdag G, et al. Comparison of gated SPECT, echocardiography and cardiac magnetic resonance imaging for the assessment of left ventricular ejection fraction and volumes. Ann Saudi Med, 2007, 27(6): 415–420.

[18] 胡道来.ECT在冠状动脉肌桥诊疗中的应用研究.中国医药导报,2011,8(5):135-136.

[19] Caglar M, Mahmoudian B, Aytemir K, et al. Value of ^{99m}Tc–Methoxy-isobutylisonitrile (^{99m}Tc-MIBI) gated SPECT for thedetection of silent myocardial ischemia in hemodialysis patients: clinical variables associated with abnormal test results. Nucl Med Commun, 2006, 27(1): 61–69.

[20] Hoffmann R, Von Bardeleben S, Ten Cate F, et al. Assessment of systolic left ventricular function: a multi-centre comparison of cineventriculography, cardiac magnetic resonanceimaging, unenhanced and contrast-enhanced echocardiography. Eur Heart J, 2005, 26(6): 607–616.

五、冠状动脉心肌桥的心电图诊断

1. 概述

心血管疾病已经成为威胁我国人口生命健康的第一大杀手,特别是心肌缺血在早期多无症状,容易被患者自身及临床医生所忽视,因而危险性更高。冠状动脉心肌桥是一种先天性的冠状动脉发育异常,为冠状动脉或其分支的某一段被心肌纤维覆盖,致使心脏收缩时冠状动脉的管腔狭窄甚至闭塞,舒张期恢复正常,其中覆盖在其表面的心肌纤维束称为心肌桥。心肌桥有较高的发病率,尸检检出率在40.0%左右。冠状动脉造影是心肌桥诊断的金标准,但在临床上的检出率仅1.0%左右,也可能影响了临床医生对心肌桥临床意义应有的重视程度。许多心肌桥患者在早期长期无明显症状,通过冠状动脉造影检查无意中发现心肌桥,但检出率仅在1.0%左右,要远远低于发病率。同时冠状动脉造影为有创性检查,也存在高成本和存在一定的并发症风险,很难作为常规手段进行检查。12导联动态心电图可记录患者24 h的心电变化,特别是对患者的一过性的心脏事件能够起到诊断的作用[1]。有研究采用12导联动态心电图诊断无症状性心肌缺血,得出无症状性心肌缺血占心肌缺血的75.0%以上,占不稳定性心绞痛的80.0%以上。同时随着计算机技术的发展,12导联动态心电图可采用调频系统和调幅技术,能更准确地判断心肌缺血,比传统的动态心电图和床旁监测具有明显的优越性[2]。

2. 心电图检查技术及表现

多数心肌桥患者的心电图未见明确异常。重症或有临床症状者可有胸前导联呈缺血性ST-T改变,这种表现可能与位于左前降支的心肌桥影响左心室前侧壁及心尖部供血有关[3]。亦有部分患者心电图可有早期复极综合征的表现。若行24 h动态心电图有可能发现一过性心肌缺血表现。从机制上分析,当心肌细胞损伤时,在复极后的静息期心室肌细胞膜外可有一部分正电荷不断进入细胞膜内,使得心肌细胞膜外电位高于损伤区心室肌细胞,使ST段相对抬高[4]。不过也有研究认为,ST段抬高的幅度与心肌缺血的严重程度有关,与缺血心肌的面积无关[5];特别是心内膜心肌缺血表现为ST段压低,心外膜和透壁的心肌缺血表现为ST段抬高。冠心病导致的心肌缺血是严重危害人们身体健康的常见病和多发病,其中心肌桥在收缩期压迫壁冠状动脉导致的血流动力学异常是主要的发病因素。而无症状性心肌缺血与有症状性心肌缺血一样,可以引起室壁运动异常和心功能改变。常规心电图仅能对患者的日常工作、活动、生活时的心电变化进行回顾性的分析,而不具备实时监测功能,从而很难得到医生的有效的诊断和治疗。12导联动态心电的连续监测对于静息性心肌缺血和无症状性心肌缺血的诊断价值是显而易见的,能使患者得到早期的及时有效的救治。12导联动态心电图可以较直观准确地评价冠心病心肌桥患者的心肌缺血状况,能指导预测预后不良心脏事件,且多支病变患者动态心电图ST段变化更明显,同时12导联动态心电图也具有无创、安全性高等优点,值得临床推广应用。

3. 心肌桥型缺血引起心电改变的机制

心电图ST段反映心室肌除极终点至复极开始时的无极性变化状态,或是心室除极已毕和复极起始的重叠和抵消状态;T波代表心室肌复极的电势。发生心肌缺血时,心室肌复极过程发生改变,首先表现为复极时间延长,出现T波振幅、形态的改变[6]。当缺血进一步加重,即出现损伤性改变,表现为ST段偏移。心肌桥患者的静息心电图可正常,也可表现为ST段、T波改变。部分患者运动试验阳性或可疑阳性。可能由于静息状态下,心肌桥对冠状动脉血流影响较小,血流灌注尚可满足需求,心电图大多正常。但在心脏负荷明显增加时,部分患者可出现严重心肌缺血、心绞痛、心肌梗死及各种心律失常[7]。心肌桥多发生在左前降支的中远段,收缩期壁冠状动脉受压时主要影响左心室前侧壁、心尖部的血供,因此静息心电图主要表现为$V_4 \sim V_6$导联ST段压低,T波低平或倒置。心电图ST-T改变与冠状动脉狭窄程度、心肌桥厚度有关,Nobel Ⅲ级常有缺血性心电图改变。深在型缺血性ST段和T波改变发生明显高于浅表型,说明表浅型心肌桥对冠状动脉压迫小,产生心肌缺血不明显,深在型心肌桥与左前降支关系密切,可扭曲该血管,不仅致收缩期血流灌注不足,而且影响舒张早、中期血流,明显降低冠状动脉的血流储备[8]。心肌桥患者在运动试验时阳性率高的原因可能随着运动量增加,患者心率加快,舒张期缩短更明显,收缩期血流灌注的作用变得更重要,心肌桥对冠状动脉血流、心肌灌注降低的影响增大,更易诱发心肌缺血;同时心肌收缩力增强,壁冠状动脉受压程度加重;心肌耗氧量增加,而相应的冠状动脉血流储备降低。由此可见运动试验能较好地评估心肌桥患者运动时壁冠状动脉发生狭窄的程度,以及发生心肌缺血时的运动时间,从而有助于制订合理的治疗措施和安全的运动处方,同时应警示和劝导心肌桥患者控烟和戒烟,防止心血管损害的加重[9]。

4. 冠状动脉心肌桥的心电图特点分析

心肌缺血心电图标准:12导联与心电图同步,出现2个及以上导联ST段在J点之后的$60 \sim 80$ ms位置水平型或者下斜型压低超过0.05 mV和(或)双相、T波低平或者倒置定义为

ST-T改变；标准肢体导联J点之后的60～80 ms的部位出现右胸导联达到0.25 mV及以上，ST段抬高超过0.1 mV及以上，左胸导联超过0.1 mV即为ST段抬高。采用静息心电图检测，其阳性率为53.70%，但同时进行24 h动态心电图检查[10]，心电图的阳性率得到了明显的提高，达到了88.89%（48/54）。心肌桥患者的壁冠状动脉血管狭窄与心电图ST-T变化存在密切关系，尤其是当心肌桥的症状加重时，ST-T改变越显著。而通过运用24 h动态心电图可实现对心电图阳性率的提升，可更好地预防误诊、误治的情况。

参考文献

［1］ 蔡思宇，吴祥.冠状动脉心肌桥的心电图诊断价值.心电与循环，2015，33（05）：318-321.

［2］ 武求花，龚春.91例心肌桥的心电图与临床分析.吉林医学，2013，55（32）：6755-6756.

［3］ 马跃新，张广宏，仇军，等.12导联动态心电图在评价心肌桥引起心肌缺血患者中的临床价值.西部医学，2017，29（3）：359-362.

［4］ 张晋康，蔡盛谢，双伦，等.冠状动脉心肌桥静息心电图及运动试验心电图特征.岭南急诊医学杂志，2017，22（2）：177-178.

［5］ WAN Jin, LI Qiyi, WANG Guangyao, et al. Treadmill exercise test in patients with coronary artery myocardial bridging. Chinese Journal of Cardiology, 2012, 40(7): 593-596.

［6］ YE Xinhe, YANG Chengjian, XU Xin, et al. Evaluation on acetylcholine test and myocardial perfusion 99Tcm-methoxy isobutyl isonitrile imaging in patients with myocardial bridge. Chinese Journal of Hypertension, 2014, 22(1): 69-73.

［7］ Kantarci M, Duran C, Durur I, et al. Detection of myocardial bridge with ECG-gated MDCT and multiplanar reconstruction. AJR, 2006, 186 (6 suppl 2): 391-394.

［8］ 田小超，何青.冠状动脉心肌桥与心肌缺血研究进展.心电与循环，2015，17（5）：468.

［9］ 汤益民，沈法荣，何浪，等.前降支心肌桥静息心电图临床分析.心电学杂志，2011，30（3）：236.

［10］ 孙琪，李俊峡.冠状动脉心肌桥的诊疗研究进展.疑难病杂志，2015，2（8）：861-864.

第11章

冠状动脉心肌桥多模态影像病例分析

病例11-1　冠状动脉左前降支中段浅表型心肌桥（图11-1～图11-7）

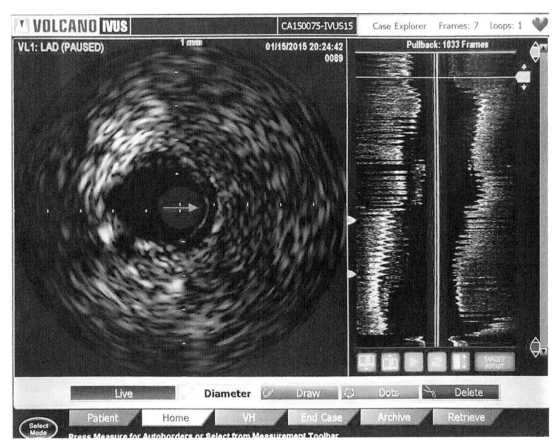

图11-1　左前降支心肌桥IVUS

IVUS探头右侧浅层心肌内见条状低回声流空区，呈半月形提示肌层下方壁冠状动脉

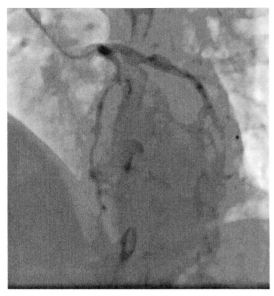

图11-2 冠状动脉DSA心脏收缩期

左前降支中段长段狭窄，狭窄段边缘毛糙不规则，冠状动脉在此处显影浅淡

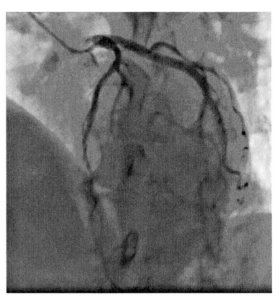

图11-3 冠状动脉DSA心脏舒张期

左前降支中远段长段轻度狭窄，较收缩期冠状动脉管径有增粗，狭窄段冠状动脉密度增高

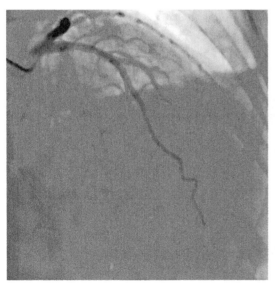

图11-4 另一角度冠状动脉DSA心脏收缩期

左前降支中远段轻度狭窄

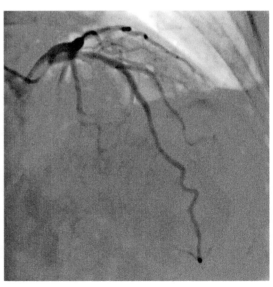

图11-5 另一角度冠状动脉DSA心脏舒张期

左前降支中远段轻度狭窄，程度较收缩期减轻，冠状动脉密度较收缩期增高

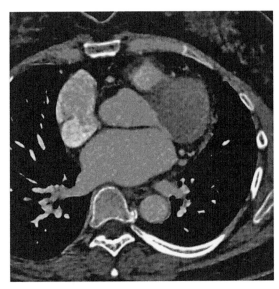

图 11-6　冠状动脉CTA横断面

CTA示左前降支浅表型肌桥,其断面呈圆点状贴近心肌,其下缘与心肌壁分界不清

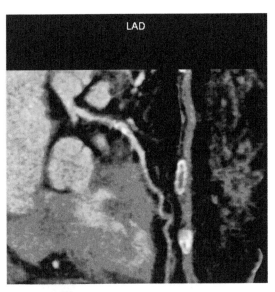

图 11-7　冠状动脉CTA曲面重建

CTA曲面重建示左前降支中段与心肌分界不清,其近端冠状动脉壁钙化

病例11-2 **冠状动脉左前降支心肌桥(图11-8～图11-14)**

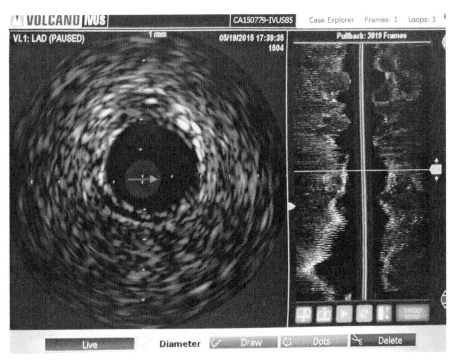

图 11-8　冠状动脉IVUS

IVUS探头下方左前降支局部呈新月形低回声带,与周围心肌分界不清

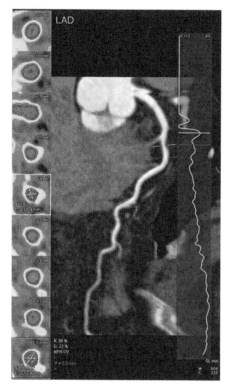

图11-9　冠状动脉CTA探针及曲面重建
CTA提示左前降支中段冠状动脉下缘与心肌分界不清,其
近端冠状动脉可见狭窄和薄层软斑块

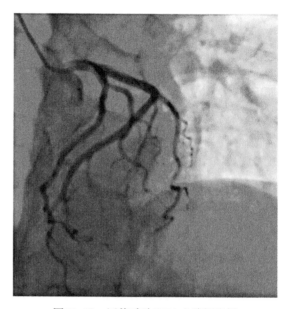

图11-10　冠状动脉DSA心脏舒张期
左前降支中远段轻度狭窄,冠状动脉显影较浓

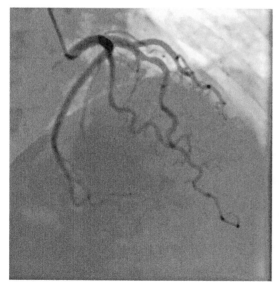

图11-11　冠状动脉DSA心脏收缩期 (1)
左前降支中远段狭窄程度加重,冠状动脉显影较淡

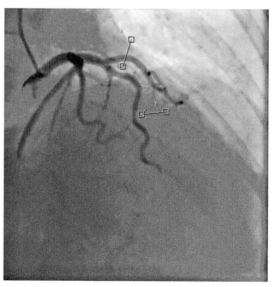

图11-12　冠状动脉DSA心脏收缩期 (2)
DSA造影提示左前降支中远段和前段2处狭窄

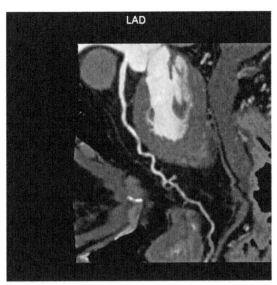

图 11-13　冠状动脉 CTA 曲面重建

CTA 提示左前降支中段局限型狭窄并与心肌分界不清，左前降支近端轻度狭窄

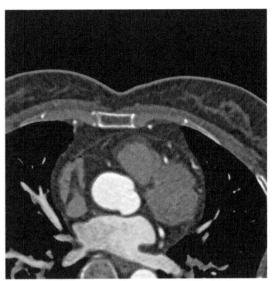

图 11-14　冠状动脉 CTA 横断面

左前降支中段断面呈圆点状与心肌分界不清

病例 11-3 冠状动脉左前降支浅表型心肌桥（图 11-15～图 11-20）

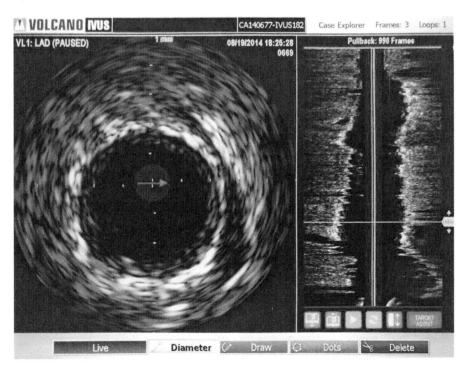

图 11-15　左前降支 IVUS

IVUS 探头右侧见半月形低回声区，与心肌分界欠清晰

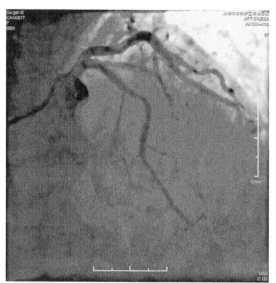

图11-16 冠状动脉DSA心脏收缩期
DSA造影提示左前降支中远段长段狭窄,狭窄段冠状动脉显影浅淡

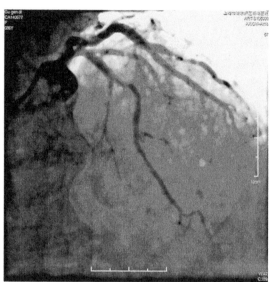

图11-17 冠状动脉DSA心脏舒张期
DSA造影提示左前降支中远段长段狭窄有所减轻,狭窄段冠状动脉显影增浓

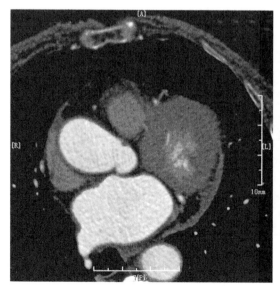

图11-18 冠状动脉CTA横断面成像
CTA提示浅表肌桥与圆点状左前降支断面分界不清

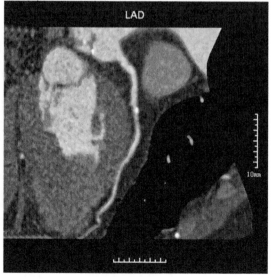

图11-19 冠状动脉CTA曲面重建右侧面观
CTA提示左前降支中远段长段壁冠状动脉与心肌分界不清,可见其近段冠状动脉钙化斑

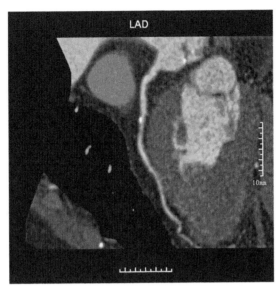

图11-20　冠状动脉CTA曲面重建左侧面观

CTA提示左前降支浅表肌桥，肌桥处壁冠状动脉轻度狭窄，
肌桥近端冠状动脉轻度狭窄

病例11-4　冠状动脉左前降支中段心肌桥（图11-21～图11-26）

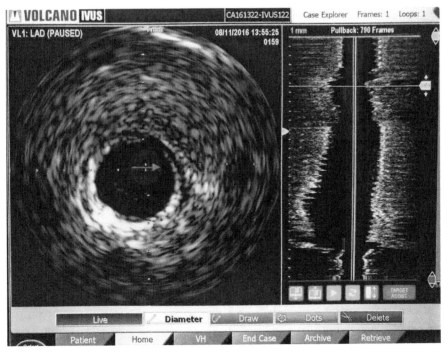

图11-21　左前降支IVUS

IVUS探头右上侧心肌内见长段条状低回声区

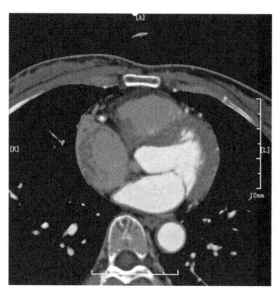

图11-22　冠状动脉CTA横断面成像
左前降支断面部分与心肌分界不清

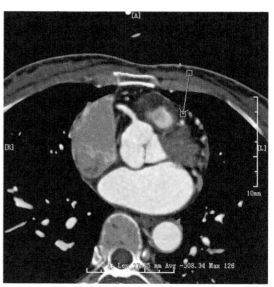

图11-23　冠状动脉CTA横断面成像下一个层面
左前降支断面呈圆点状与心肌分界不清

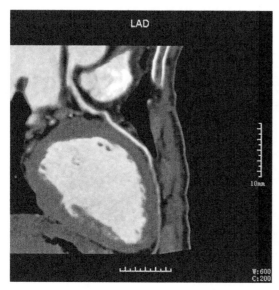

图11-24　冠状动脉CTA曲度重建
左前降支肌桥呈浅表型，与心肌分界不清，其近端冠状动脉抬起呈阶梯样改变

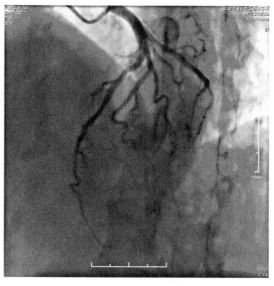

图11-25　冠状动脉DSA心脏收缩期
可见左前降支中段和近段2处狭窄，左前降支中段狭窄和其近端局限性狭窄

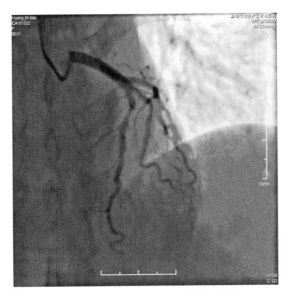

图 11-26 冠状动脉 DSA 心脏舒张期

左前降支中段和近段的 2 处狭窄显示不明显

病例 11-5 冠状动脉左前降支中段心肌桥（图 11-27 ～ 图 11-32）

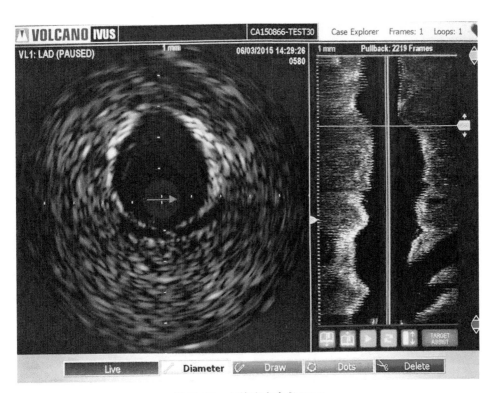

图 11-27 左前降支中段 IVUS

IVUS 探头下方见长条状半月形低回声区，与心肌分界不清

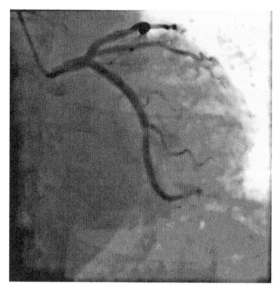

图 11-28　冠状动脉 DSA 心脏舒张期

DSA 图像提示左前降支中段轻度狭窄,冠状动脉显影浓密

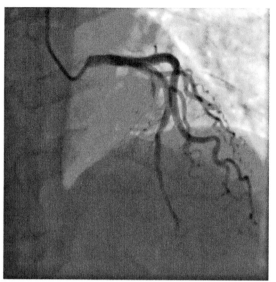

图 11-29　冠状动脉 DSA 心脏收缩期

DSA 图像提示左前降支中段 2 处狭窄,冠状动脉显影浅淡,狭窄明显

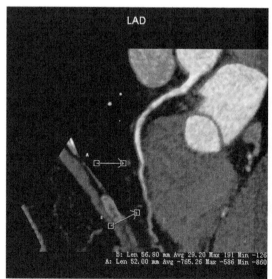

图 11-30　冠状动脉 CTA 曲面重建

CTA 提示左前降支 3 处狭窄,2 处是肌桥狭窄,1 处是肌桥近端的冠状动脉狭窄

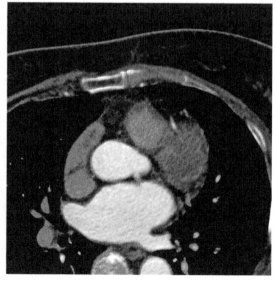

图 11-31　冠状动脉 CTA 左前降支横断面成像

CTA 左前降支圆点状断面与心肌分界不清

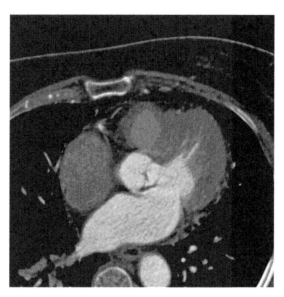

图 11-32　另一角度 CTA 左前降支横断面成像
CTA 左前降支圆点状断面变细且与心肌分界不清

病例11-6　**冠状动脉左前降支心肌桥（图 11-33 ～ 图 11-39）**

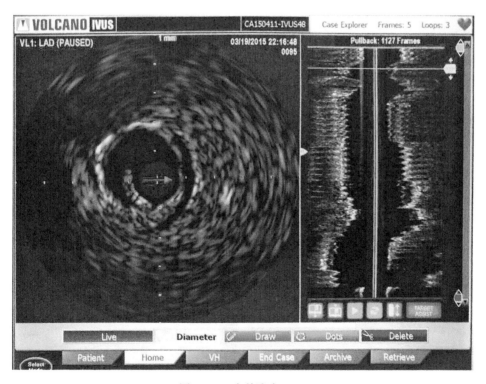

图 11-33　左前降支 IVUS
左前降支冠状动脉内探头下侧见长条状半月形低回声区

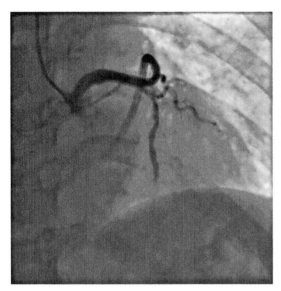

图 11-34 冠状动脉 DSA 心脏收缩期
左前降支中段轻度狭窄，显影淡薄

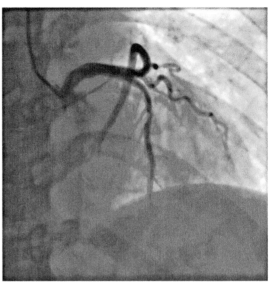

图 11-35 冠状动脉 DSA 心脏舒张期
左前降支中段狭窄，程度较收缩期减轻，冠状动脉显影浓密

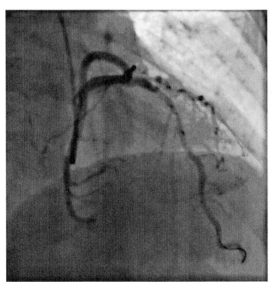

图 11-36 另一角度冠状动脉 DSA 心脏收缩期
左前降支中段轻度狭窄，显影浅淡

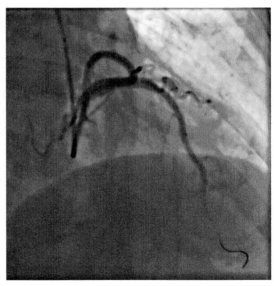

图 11-37 另一角度冠状动脉 DSA 心脏舒张期
左前降支中段狭窄不明显，冠状动脉显影浓密

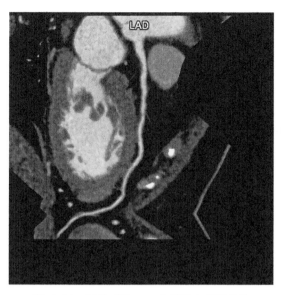

图11-38　冠状动脉CTA左前降支曲面重建
CTA提示左前降支中段及近端冠状动脉多处狭窄

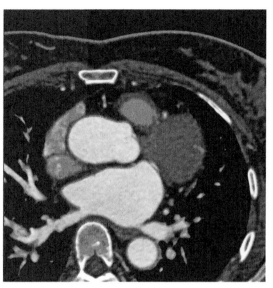

图11-39　冠状动脉CTA横断面成像
CTA示左前降支断面呈圆点状与其下方的心肌分界不清

病例11-7 **冠状动脉左前降支浅表型肌桥（图11-40 ～ 图11-45 ）**

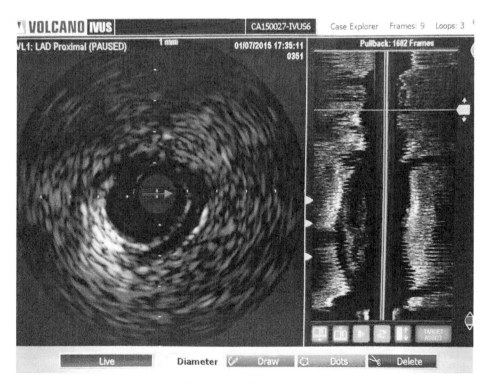

图11-40　左前降支IVUS
IVUS探头右侧及上下方向均见条状半月形低回声区，与心肌组织分界欠清

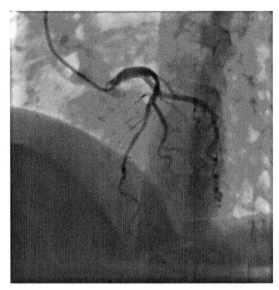

图 11-41　冠状动脉 DSA 心脏舒张期
DSA 提示左前降支中远段长段狭窄,冠状动脉显影均匀

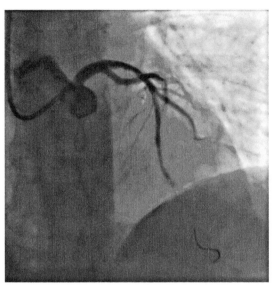

图 11-42　冠状动脉 DSA 心脏收缩期
DSA 提示左前降支中远段狭窄明显,冠状动脉显影欠均匀,
边缘毛糙不清

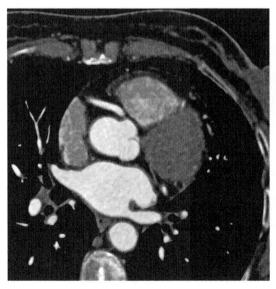

图 11-43　冠状动脉 CTA 横断面
CTA 提示冠状动脉断面与心肌分界不清,冠状动脉断面呈
长椭圆形而非圆形

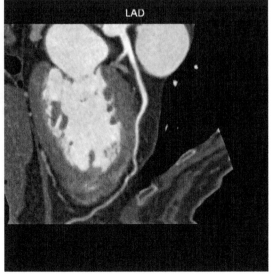

图 11-44　冠状动脉 CTA 曲面重建
CTA 提示左前降支冠状动脉长段狭窄并与心肌分界不清,
左冠状动脉近端轻度狭窄

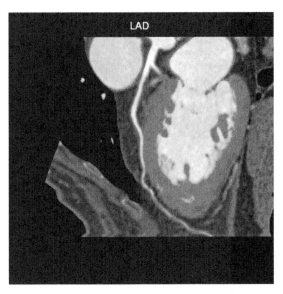

图11-45　冠状动脉CTA曲面重建另一方向

CTA提示左前降支近端狭窄并呈阶梯样抬高改变

病例11-8　冠状动脉左前降支心肌桥（图11-46～图11-52）

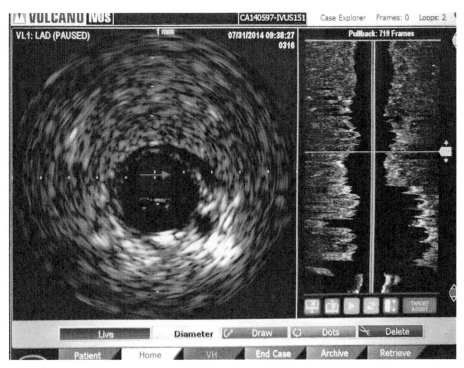

图11-46　左前降支IVUS

IVUS提示探头右上方见长条状低回声区，与心肌分界欠清晰

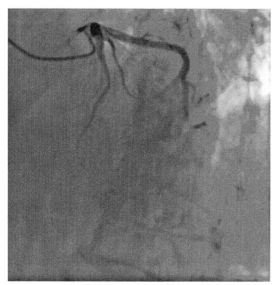

图 11-47　冠状动脉 DSA 心脏收缩期
DSA 提示左前降支中远段显影淡并狭窄

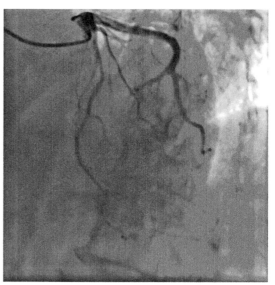

图 11-48　冠状动脉 DSA 心脏舒张期
DSA 提示左前降支中远段部分恢复，狭窄减轻，冠状动脉显影较浓

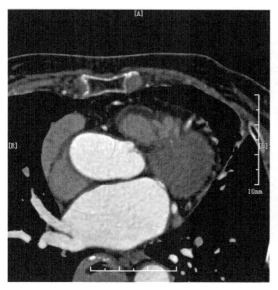

图 11-49　冠状动脉 CTA 横断面成像
左前降支局部呈前后水平走向，与心肌分界不清

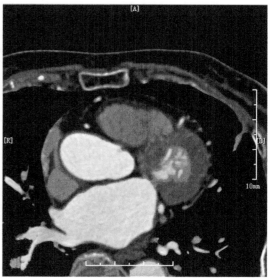

图 11-50　下一个层面的冠状动脉 CTA 横断面成像
左前降支局部呈前后水平走向，与心肌分界不清

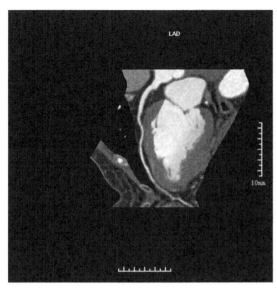 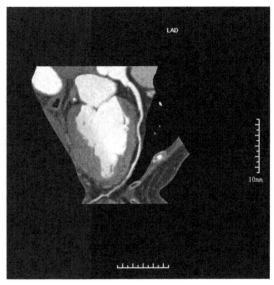

图 11-51　冠状动脉 CTA 曲面重建
CTA 提示左前降支中段局限性与心肌分界不清, 近端冠状动脉呈阶梯样改变

图 11-52　另一角度冠状动脉 CTA 曲面重建
CTA 提示左前降支中段轻度狭窄, 并与心肌分界不清

后　记

　　本书的编写得到了上海市浦东新区卫生和计划生育委员会、上海健康医学院附属周浦医院领导的直接支持和关心。全体编委们从病例收集整理、文献翻译、病例图例选择、图片加工、诊断描述和全书的编排等诸多环节都付出了极大的努力，在此一并感谢。感谢不在编委名单中的其他辅助工作人员，包括作者单位的技术员和文员、科研机关的工作人员等。

　　本书的出版得到了以下科研项目的资助：① 2015浦东新区卫生和计划生育委员会领先人才建设项目（编号：PRWI2015-01）；② 2015上海健康医学院附属周浦医院放射科重点专科建设项目（编号：ZP-XK-2015C-04）；③ 2015上海健康医学院附属周浦医院心内科重中之重学科建设项目（编号：ZP-XK-2015A-01）。

主 编 简 介

　　袁明远，男，主任医师，博士，硕士生导师。现任上海健康医学院附属周浦医院放射科主任，曾在德国、美国、中国香港任高级访问学者。主编专著3本，发表医学专业论文66篇。获市级重点课题资助项目2项，区级科研立项4项，发明专利3项。入选上海市浦东新区领先人才培养计划，现属学科入选区级重点学科和院级重点专科建设单位。3项专业杂志及5项行业学术协会委员任职。

　　李新明，男，博士，博士生导师，二级教授，全国五一劳动奖章获得者，全国百名优秀医生。现任上海市浦东新区卫生计生委副主任，曾任周浦医院院长兼心内科主任。入选国家"百千万"人才工程；留学德国著名心脏介入中心Essen大学医学院。从事心血管疾病诊治25年，11项国家级杂志和心内科行业协会的委员。主持国家级及市级科研项目7项，主编专著3本。发表论文100余篇。

　　王培军，男，博士，博士生导师。现任中华医学会上海分会影像学主任委员，同济大学医学院同济医院副院长兼放射科主任、发表论文200多篇。主持国自然基金7项，5项上海市及国家科技进步一、二等奖获得者。兼任4项国家级行业协会主任委员或副主任委员。